沙静涛
肛肠病学术经验与临证实录

主　编　沙静涛

副主编　赵　伟

编　委　范丽颖　黄　蓓　张　新　胡志飞

　　　　曹　凯　单祖奇　雷　倩　杨志倩

　　　　杜胜花　杨香燕　韩培正　刘慧敏

　　　　金铭锴　李永豪

世界图书出版公司

西安　北京　广州　上海

图书在版编目(CIP)数据

沙静涛肛肠病学术经验与临证实录 / 沙静涛主编. —西安：
世界图书出版西安有限公司，2022.9
ISBN 978 - 7 - 5192 - 9517 - 2

Ⅰ.①沙… Ⅱ.①沙… Ⅲ.①肛门疾病—中医临床—
经验—中国—现代②直肠疾病—中医临床—经验—中国—现代
Ⅳ.①R266

中国版本图书馆 CIP 数据核字(2022)第 117810 号

书　　　名	沙静涛肛肠病学术经验与临证实录
	SHAJINGTAO GANGCHANGBING XUESHU JINGYAN YU LINZHENG SHILU
主　　　编	沙静涛
责任编辑	胡玉平
装帧设计	绝色设计
出版发行	世界图书出版西安有限公司
地　　　址	西安市锦业路 1 号都市之门 C 座
邮　　　编	710065
电　　　话	029 - 87214941　029 - 87233647(市场营销部)
	029 - 87234767(总编室)
网　　　址	http://www.wpcxa.com
邮　　　箱	xast@ wpcxa.com
经　　　销	新华书店
印　　　刷	西安市久盛印务有限责任公司
开　　　本	787mm×1092mm　1/16
印　　　张	16.5
字　　　数	280 千字
版次印次	2022 年 9 月第 1 版　2022 年 9 月第 1 次印刷
国际书号	ISBN 978 - 7 - 5192 - 9517 - 2
定　　　价	58.00 元

医学投稿　xastyx@163.com ‖ 029 - 87279745　029 - 87279675
(如有印装错误,请寄回本公司更换)

《沙静涛肛肠病学术经验与临证实录》

编 委 会

主　编　沙静涛　西安市中医医院肛肠病医院

副主编　赵　伟　西安市中医医院肛肠病医院

编　委　范丽颖　西安市中医医院肛肠病医院

　　　　黄　蓓　西安市中医医院肛肠病医院

　　　　张　新　西安市中医医院肛肠病医院

　　　　胡志飞　西安市中医医院肛肠病医院

　　　　曹　凯　西安市中医医院肛肠病医院

　　　　单祖奇　西安市临潼区中医医院肛肠科

　　　　雷　倩　宝鸡高新医院肛肠科

　　　　杨志倩　咸阳市第一人民医院肛肠科

　　　　杜胜花　陕西中医药大学研究生

　　　　杨香燕　陕西中医药大学研究生

　　　　韩培正　陕西中医药大学研究生

　　　　刘慧敏　陕西中医药大学研究生

　　　　金铭锴　陕西中医药大学研究生

　　　　李永豪　陕西中医药大学研究生

序 一

　　祖国医学源远流长，在疾病防治方面积累了大量的宝贵经验，其中对肛肠疾病的论述最早见于《黄帝内经》《五十二病方》等著作，距今已有两千多年的历史，并随着历史的发展而不断得到完善和提高。治疗方面有内治法和外治法，其疗效显著而沿用至今，为广大肛肠病患者解除了痛苦，得到国际医学界的认可和借鉴。近年来，随着科学技术的进步和医务工作者的努力，肛肠学科飞速发展，一些新技术、新设备广泛应用在肛肠领域，把肛肠学科推向一个新的高点，为世人所瞩目。

　　随着肛肠学科的飞速发展，广大医务工作者不断继承创新，总结临床经验，并把这些经验编撰成书，以为广大从业人员共同学习参考。其中，由沙静涛主任医师带领弟子们编著厘定的《沙静涛肛肠病学术经验与临证实录》一书，如实记录了沙静涛主任医师对肛肠病的中医药治疗方法、手术疗法、围手术期处理、医案医话及弟子们的研究成果。总结了在治疗肛肠病方面的学术理论、临床心得及宝贵经验。本书共四章，第一章为名医传略；第二章总结了沙静涛主任医师的学术经验与特色疗法；第三章重点介绍了肛肠科常见病的概述、病因病机、临床表现、诊断及鉴别诊断、治疗方法、预防调摄、病案举隅，这章也是本书的重点；最后一章介绍了弟子们的研究成果。

沙静涛主任医师作为全国知名肛肠病专家、西安市中医医院肛肠病医院学科带头人，她笃志好学，以科学态度潜心于肛肠病学的临床研究。在继承、发扬祖国医学遗产和中西医结合防治肛肠病方面，积累了丰富经验，造诣颇深，对肛肠病学的发展作出了很大贡献。作为老师，我感到由衷的自豪和高兴！相信《沙静涛肛肠病学术经验与临证实录》的出版，可为肛肠科医生、中医院校的学生提供良好的参考，为临床工作带来帮助。祝贺该书出版，特欣然作序。

中华中医药学会肛肠分会名誉会长

中国中医药研究促进会副会长

国家名中医

田振国

2022 年 4 月

序 二

古语有云："世无难治之病，有不善治之医；药无难代之品，有不善代之人。"古今学医之人，自始至终都要植根于临床而落脚于临床。中医要发展创新，总结学术成果以提高临床疗效是必经之路。今闻《沙静涛肛肠病学术经验与临证实录》付梓成书，欣然受邀，提笔作序。

沙静涛主任医师是中华中医药学会肛肠临床分会常务理事、中华中医药学会全国中医肛肠学科名专家、西安市名中医、西安市劳动模范。从事肛肠专业医、教、研工作三十余年。精通古代医籍经典，熟谙现代医学理论，继承"王氏痔瘘"祖传医疗方法，汲取现代先进技术，论治肛肠科疾病有独到见解，对肛肠科各个病证均有系统的诊疗思路，理法方药尤具匠心，基础理论扎实，临床经验丰富。

本书详细介绍了沙静涛主任医师临证三十多年来的学术临床经验，详述其肛肠病学术成果和临床经验，共分为名医传略、学术经验与特色疗法、临证经验、传薪录四个部分，说理有论可据，求实有例可循，理论与实践结合，继承与发展并重，铢积寸累，汇编成册，总结了沙静涛学术成果和临床经验，以及他的成才之路与传薪、传承学术精华，启迪后学良才。对提高肛肠科临床疗效，完善肛肠专科诊疗路径，传承学术思想和临床经验、治学精神以及培养后辈人才，均有重要意义。

中医药是中华民族的瑰宝，是中华文明宝库的璀璨明珠，闪耀着中华优秀传统文化的光芒。如今，国家对于中医药工作的重视程度不断提高，中医药事业发展取得了长足的进步，对经济社会发展贡献度明显提升，人民群众对于中医药的需求也越来越旺盛，中医药迎来了前所未有的发展良机。我们中医肛肠学科近年来的蓬勃发展，薪火相传，也是凝结了许多像沙静涛主任医师这样的名医专家的心血和付出，正是有了他们的日夜操劳、夙夜匪懈，才有了中医肛肠学科枝繁叶茂、硕果累累。

值此《沙静涛肛肠病学术经验与临证实录》付梓之际，愿本书能为广大中医同仁开拓视野、指导实践。让我辈中医同仁携手同心、砥砺前行、传承精华、守正创新，共同推动中医药事业和产业不断取得高质量发展，继续为建设健康中国、实现中华民族伟大复兴的中国梦贡献自身力量。

中华中医药学会肛肠分会主任委员

2022 年 4 月

序 三

俗话说"十人九痔"，说明肛门直肠疾病的发病率非常高，是临床中的常见病和多发病，轻者影响患者的生活、工作质量，重者对患者的健康和生命构成严重威胁。目前，随着生活水平的提高，人们对肛肠疾病的诊治也日益重视。所以我们没有理由不进行深入研究，好好解决。

很早就听说沙静涛主任医师在写一本临证经验录。2021 年 5 月，在西安召开的一个学术交流会上，我听了她的学术报告，后与之进行学术交流，深感其笃志好学，以科学态度潜心于肛肠病学的临床研究，并在防治肛肠病方面积累了丰富经验，造诣颇深。因此，《沙静涛肛肠病学术经验与临证实录》这本书一定是干货满满。沙静涛主任医师毕业于陕西中医药大学，学习期间接受了系统训练，中医和西医功底同样深厚，这为她后来的成就打下了良好的基础。后来在她的医学实践，以及带领全科开展肛肠病科学研究中充分展现了她的学术修养，在她的带领及其团队的努力下，他们取得了学术和服务患者的双丰收。作为全国知名肛肠专家，西安市中医医院肛肠病医院院长、学科带头人，陕西省中医药学会肛肠专业委员会主任委员，沙静涛主任医师的学术总结和经验分享应该是全面的、先进的、实用的。

　　《沙静涛肛肠病学术经验与临证实录》即将付梓，我们期待它能进一步活跃肛肠领域的学术交流，提高肛肠疾病的诊治水平，更希望丰富中医药这个伟大的宝库。

中国中医科学院

2022 年 4 月

序 四

祖国传统医学历史悠久，中医中药是中华文化的国粹。它既具有完整的理论体系，又具有丰富的实践经验和良好的疗效。中医学通过人体整体观念、辨证论治的原则，历经百代，流传千古，始终具有强大的生命力，是历代医家临证经验、学术思想，点点滴滴、日积月累、代代相传发展而来。为了继承和发扬祖国医学的传统疗法，我们应当努力挖掘它，并加以传承、创新及提高。学生、弟子们总结老师的临床经验、学术思想并著书立说，丰富中医学宝库，使薪火相传，具有十分重要的意义。继承前人宝贵的诊疗理论和丰富的临床经验，是提高临床疗效的捷径。

沙静涛自幼年起便立志当一名医生，在陕西中医药大学读书期间便熟读中医典籍，又先后跟随"陕西王氏痔瘘"传人王中礼、陕西省名中医贺向东、中国中医科学院王宏才教授、全国名中医田振国教授等名医名师学习。我作为她的老师，扶持、陪伴、见证她在肛肠专业的道路上一路成长，如今成为肛肠专业领域的学科带头人、知名专家，作为老师由衷地感到自豪和高兴！

沙静涛三十余年来为络绎不绝的患者尽心服务，她的专业技术水平及医德医风为广大患者及同行所称道。在肛肠疾病手术方法方面不断继承、创新，还运用中医药治疗结直肠炎、便秘、肛肠科疑难杂症、肛肠围手术期疾病处理等，在临床实践中以卓著的疗效诠释了"读中医，跟名师，育后人，求发展"的中医传承与创新的成功途径。

青出于蓝而胜于蓝，中医学继承、发扬的重任落到了年轻人的肩上。希望《沙静涛肛肠病学术经验与临证实录》这本书，能够让广大从事中医专业的工作者、中医院校的学生汲取精华，为临床工作带来帮助。希望后人能够站在前辈的肩膀上，勤奋努力，传承创新，为中医药事业的后续发展不懈努力！

原西安市中医医院肛肠病医院院长

2022 年 4 月

序 五

　　作为一名肛肠科医生，沙静涛是合格的；因为她是在用自己的生命来谱写肛肠医生的使命。有人说：沙主任是从《红楼梦》里走出来的妙人儿。可她却说：我是战士。这是她的选择，更是她对所有患者的尊重。从人山人海的门诊到夕阳下的住院部，在她匆匆而过的背影里我看到了她坚定不移的信念。在我们的交流中，她说医疗技术是属于全人类的科学技术，我想把自己对于肛肠疾病的认知和治疗经验分享出来，和大家一起探讨，于是就有了这本书。古语说：心诚则灵。期待沙静涛有更多的诚心之作。

2022 年 4 月

前言

日子如指尖的细沙，在经意和不经意间慢慢流逝，如今我已从事中医肛肠专业 32 载。当医生治病救人是我儿时的梦想，成为一名医术精湛、为广大患者所欢迎的医生是我从医以来矢志不渝的奋斗目标。

中医文化历史悠久，源远流长。我细读中医经典，品精辟语言，悟深奥哲理，探其中精髓，学高尚医德。一剂汤药，一根银针，一贴膏药……常常惊喜地发现患者病情有了立竿见影的效果，让我无时无刻不在感受着中医的魅力与神奇。

2017 年我当选为西安市首届名中医及西安市名中医师承导师，成立了"沙静涛名中医工作室"。迄今已带了近 10 名师承弟子。自工作室成立起，我们就商议要写一本关于我的临证经验的书籍，不仅将临床工作中的点点滴滴记录下来，还结合学术理论、辨证思维、临床经验、医案医话等进行总结、归纳，全面真实地再现"沙静涛名中医工作室"团队对肛肠疾病的认知、辨证和施治，希望对广大同行有所裨益，让更多的患者尽早摆脱疾病的困扰，回归健康幸福的生活。

5 年来，我的弟子们临床工作繁忙，多利用业余时间辛勤笔耕，尤其是工作室主任赵伟，从此书的总体规划布局，到最后的修改校验，都发挥了重要作用，付出了很多心血，在此向他们表示感谢。也感谢西安市中医医院的有关领导，在书稿编写过程中给予了大量的关心和殷切的指导。

同时感谢世界图书出版西安有限公司的马可为副总编及胡玉平编辑，他们都为此书的书写提出了很多宝贵的意见及建议，为这本书的及时出版作出了贡献。

还要感谢我的好朋友谷雨，她不断给我出谋划策，积极鼓励，促使我早日完稿。最后，感谢我的家人，他们在生活和工作中的默默支持是我前进中不可缺少的力量。感谢所有关心和帮助本书出版的朋友们！

沙静涛

2022 年 8 月

目 录

第一章　名医传略

　　沙静涛，1967年4月17日出生于西安市一个知识分子家庭，其父亲是大型国有企业的干部，母亲是中学的一位语文教师。她从小乖巧聪颖，被父母、哥哥所宠爱。在重视学习及教育的家庭氛围熏陶下，她勤奋好学，学习成绩优异。其父亲年轻时热爱自己的事业，是一个"工作狂"。因长期透支自己的身体而患了肝硬化，最后发展到了出现腹水，医院的医生认为无药可救了，已经判他"死刑"。后来他的一个朋友领他来到长安引镇一位姓王的祖传老中医家里。当年那位老中医已经八十多岁了，他拿出银针给他在腹部针灸，并开中药口服。经过半年时间治疗，达到了腹水逐渐消除的神奇效果，把他从死亡线上拉了回来。后来父亲成了中医爱好者，平时喜欢翻阅中医书籍并运用中医药知识指导自己的养生保健，终年八十六岁。当时父亲治病时，沙静涛也就是七八岁的样子。她目睹父亲的病情在老中医的精心治疗下一天天地好起来，感受到了中医药的神奇和伟大。她从小立志长大了一定要当一名中医大夫，悬壶济世。

　　1985年9月，沙静涛通过高考考入陕西中医学院（现陕西中医药大学）医疗系中医专业，实现了她小时候从医的梦想，开始逐渐步入中医药文化的殿堂。在大学期间，她学习刻苦努力。当时大学学习和生活的环境比较艰苦。夏天天气炎热，教室和宿舍没有空调，她晚上常常在校园的路灯下学习到深夜。大学五年，她系统地学习了《黄帝内经》《伤寒论》《金匮要略》《温病条辨》等中医古籍及中医临床基础知识，为以后的行医生涯打下了坚实的基础。上学期间，她多次被评为"三好学生"，获得奖学金。1989年，她是同级同学中第一个通过全国大学英语四级考试者。

1990年10月，她分配至西安市新城区中医院工作。当时全国妇科名医何同禄担任院长。何院长给她介绍痔瘘科是医院的拳头科室，历史悠久，痔瘘科的创始人是陕西省"王氏痔瘘"名医王庆林、司湘云夫妇，在西北地区乃至全国的患者心中及学术界有一定的影响力，当时他们的儿子王中礼担任科室主任。何院长说痔瘘科缺人，希望沙静涛师从王中礼主任，壮大科室人才队伍，传承科室发展。当时，刚从学校毕业的沙静涛还是一个文静的小姑娘，她本希望从事内科、妇科或者儿科的工作，感到女孩子搞痔瘘科工作又脏又臭还有点难为情。但看到何院长慈祥、殷切、关爱的目光，她点头同意了，成了90年代陕西省为数不多的从事痔瘘专业的女医生之一。她在王中礼主任的指导下，认真学习痔瘘科的专业知识，挖掘整理"王氏痔瘘"的学术与临床经验，从一个不敢划火柴的小女孩逐步成长为一个能"舞文弄刀"的"小"外科医生，业务水平不断提高，并得到广大患者及同行的认可。1993年在西安市新城区团委组织的"学雷锋，争当岗位服务明星"活动中，沙静涛被评为"青年岗位明星"。

2000年10月至2001年10月，沙静涛带着近十年临床工作中遇到的许多问题，来到成都中医药大学附属医院肛肠科进修学习。她师从于全国肛肠名家曹吉勋、杨向东、王晓林、贺平等老师，认真学习、刻苦钻研、虚心求教，把自己在临床工作中遇到的问题及困难在进修学习过程中得到了解决，业务水平有了突飞猛进的提高。她在西安市新城区中医院工作期间，撰写的论文《中药外洗治疗肛门湿疹72例》发表于《陕西中医》1997年2期，获得1997年西安市科学技术协会优秀论文三等奖，并在陕西省医学专科专病专方特色医疗学术研讨会上参加大会交流。论文《古方治便秘临证验案》发表于《陕西中医》1998年3期，获得1998年度新城区优秀论文一等奖，被中华医学会西安分会六十周年大庆组委会评为三等优秀医学论文。论文《论脏腑与肛肠疾病发病关系》发表于《陕西中医》2000年6期。进修期间与贺平老师合著的论文《手术治疗慢性肛门直肠疼痛综合征1例》刊载于《中国肛肠病》杂志2002年第22卷第11期。她在王中礼主任的指导下，认真总结及挖掘陕西"王氏痔瘘"的临床经验与学术精髓，参与编撰当代中医世家系列丛书《王庆林中医世家经验辑要》，任丛书编委，共完成文稿约9万余字。2002年9月起，王中礼主任退休，沙静涛担任痔瘘科主任。因她工作能力强，业务水平高，医德医风高尚，慕名前来就诊的患者越来越多，受到业界同行的认可及广大患者的普遍赞誉。2003年11月职称晋升为副主任医师。2004年4月被西安市劳动竞赛委员会授予2003年度职工经济技术创新工程创新能手，她领导的科室被授予2004年度职工经济技术创新工程创新示范岗。2005年4月被西安市政府授予西安市劳动模范。2007

年2月她主持的《连环内扎外剥术治疗Ⅲ、Ⅳ期环行混合痔》项目，获西安市首届企业青年职工创新发明大赛优秀奖(西安市科技局、西安市总工会、共青团西安市委、西安市知识产权局主办)。

2008年2月19日，沙静涛正式调入西安市中医医院肛肠科工作。2009年9月职称晋升为主任医师。2010年10月至2011年4月，在洋县中医医院对口支援，期间帮助该院组建了肛肠科病房，并带教该科医生的临床诊疗及手术操作，她的工作能力及表现受到医院的称赞，当地慕名前来就诊的患者络绎不绝。2013年被陕西省卫生厅授予2010—2012年度城乡医院对口支援工作先进个人。2011年10月至2012年2月在陕西省人民医院腔镜中心进修学习电子肠镜技术。2012年2月沙静涛被聘为西安市中医医院肛肠科一病区主任。2014年7月被选为陕西中医药大学中医外科专业硕士研究生导师，研究方向为肛肠疾病手术方法的创新，中医药治疗炎症性肠病、便秘，围手术期中医学治疗。至今已培养硕士研究生6人走向工作岗位，成为单位业务骨干。

沙静涛通过陕西中医药大学的学习、中医世家的传承、外出进修学习、多年不辍的科研工作和总结提炼，基础理论扎实，临床经验丰富，理论与实践相结合，形成了一整套独有的肛肠疾病创新治疗体系，尤其在手术方法的创新与中医药治疗手术并发症、结直肠炎、便秘、肛窦炎、肛肠疾病疑难杂症及围手术期疾病的处理方面，中医特色鲜明，成效显著。擅长治疗高位复杂性肛瘘、高位肛周脓肿、环状混合痔、肛裂、肛门湿疹、藏毛窦、直肠脱垂、结直肠炎、便秘等疾病。针对环状混合痔，采用"连环内扎外剥术"，该手术方式既扎除全部内痔组织，又兼顾肛门的组织结构，处理彻底，复发率低，无肛管狭窄、脱出及黏膜外翻等后遗症。针对高位肛周脓肿，治疗采用"低切开窗旷置配合置管冲洗引流术"的方法，该方式能够保留肛门括约肌功能，保持肛周形态完整性、减少损伤及痛苦、提高一次治愈率、缩短愈合时间、减少住院时间及费用、降低形成肛瘘的可能性。能够熟练处理急危重症如术后大出血、坏死性筋膜炎等。

撰写的论文《多切口引流一次根治术治疗肛周脓肿58例》发表于《中国肛肠病》杂志2005年第5期；论文《改良连环内扎外剥术配合中药外洗治疗Ⅲ、Ⅳ期环形混合痔96例》发表于《陕西中医》2007年第7期；论文《中医内治法在肛肠科的应用》发表于《中国临床研究》2008年5月；论文《中西医治疗急性嵌顿性混合痔102例》发表于《陕西中医》2008年第7期；论文《低切开窗旷置配合置管冲洗引流术治疗高位肛周脓肿40例》发表于《陕西中医》2013年第9期；论文《连环内扎外剥术治疗Ⅲ、Ⅳ期环形混合痔的临床观察》发表于《陕西医学》2015年第6期；论文《低切开窗旷置配合置管冲洗引流术治疗高位肛周脓肿的临床观察》发表于《中国肛肠病》杂志2018年第3期；论文《肛周脓肿根治术后复发原因分析及相应对策》发表于《中国肛肠病》杂志2018年第5期；论文《中药消肿促愈汤联合消肿止痛膏治疗小儿肛周脓肿26例疗效分析》发表于《中国肛肠病杂志》2018年第9期；论文《沙静涛从脾胃论治肛窦炎经验》发表于《河南中医》2019年第11期；论文《沙静涛治疗溃疡性结肠炎经验》发表于《湖北中医》杂志2020年第2期；论文《消肿促愈汤溻渍促进肛周脓肿术后创面愈合及对血清超敏C反应蛋白、白细胞介素6水平的影响》发表于《河北中医》2020年第4期；论文《辨证施治、施膳及中药坐浴促进肛瘘术后恢复的临床研究》发表于《河北中医》2020年第9期；论文《升清化浊方口服联合中药保留灌肠治疗肛窦炎的临床研究》发表于《河北中医》2020年第12期；论文《肛周坏死性筋膜炎误诊为褥疮感染的临床分析》发表于《中国中西医结合皮肤性病学杂志》2021年第3期；论文《中医治疗慢性便秘研究进展》发表于《河北中医》2021年第4期；论文《消肿促愈汤溻渍治疗低位肛周脓肿60例》发表于《河南中医》2021年第7期；论文《升清化浊法组方内服联合中药直肠点滴及普济痔疮栓治疗肛窦炎疗效观察》发表于《现代中西医结合杂志》2021年第19期；论文《沙静涛教授运用健脾除湿理论辨治溃疡性结肠炎经验》发表于《现代中西医结合杂志》2021年第20期；《揿针联合生物反馈治疗功能性便秘的疗效及对症状和生活质量的影响》发表于《河北中医》2021年第12期。这些论文是她临床学术经验的凝练与总结。

2010年主持陕西省中医药管理局课题《连环内扎外剥术治疗Ⅲ、Ⅳ期环形混合痔的临床研究》（编号LC94）；2014年主持陕西省科技厅课题《低切开窗配合置管引流术治疗高位肛周脓肿的临床研究》（编号2014JM172）；2017年主持陕西省中医药管理局课题《辨证施治、施护及中药坐浴促进肛瘘术后恢复的临床研究》（编号LCPT058）；2017年主持西安市中医药管理局课题《消肿促愈汤溻渍治疗肛周脓肿术后及对炎症因子水平影响》，均已验收结题。2020年主持西安市卫生健康委课题《揿针联合生物反馈治疗功能性便秘的临床研究》（项目编号2020YB27）；2021年主持陕西省科技厅课题《消肿促愈汤溻渍用于肛周脓肿术后的疗效评价及对创面组织血管内皮生长因子、表皮细胞生长因子水平和pH值的影响》（编号2021SF－403）；2021年主持陕西省中医药管理局课题《揿针疗法改善混合痔术后疼痛的疗效评价及对血清NE、SP、5－HT的影响》（项目编号2021－ZZ－LC004）。

2019年10月沙静涛担任肛肠科负责人兼一病区主任，2021年4月西安市中医医院任命沙静涛为西安市中医医院肛肠病医院院长兼肛肠病医院一病区主任。2019年12月20日当选为西安市中医学会第二届肛肠专业委员会主任委员。2019年12月20日成立中国民间中医医药研究开发协会肛肠分会沙静涛工作室，并由西安市中医医院牵头成立西北中医肛肠专科联盟，沙静涛担任联盟主席。2020年5月14日，陕西中医药学会肛肠专业委员会通过换届选举，沙静涛当选为陕西中医药学会第七届肛肠专业委员会主任委员。2021年9月成为"国家中医药管理局田振国名中医工作室"田振国教授高徒，师从中华中医药学会肛肠分会名誉会长田振国教授。

截至2021年年底，沙静涛的学术荣誉为中华中医药学会全国中医肛肠学科名专家，中国西部肛肠名医、名家，中国西部十大经典中医传承大师，西安市首届名中医。社会学术兼职情况：中华中医药学会肛肠分会委员，全国高等教育学会肛肠分会常务理事，世界中联外科专业委员会第二届理事会副会长，中国西南西北肛肠协会第三届理事会副会长，"国家临床重点专科·中日医院肛肠专科医联体"专家委员会委员，中国健康促进与教育协会肛肠分会第一届委员会常务委员，肛门直肠疾病术后并发症防治学组学术顾问，中国民间中医医药研究开发协会肛肠分会沙静涛工作室主任委员，西北中医肛肠专科联盟主席，陕西省中医药学会第七届肛肠专业委员会主任委员，陕西省保健协会肛肠专业委员会副主任委员，陕西省名老中医贺向东名医工作室办公室主任，西安市中医学会肛肠分会主任委员，中华中医药学会西安肛肠临床分会副主任委员，西安医学会医疗技术鉴定专家库成员。

2018年10月获"西安市幸福使者"称号；2019年8月获第一届市属卫生健康系统"人民健康卫士"称号；2021年4月创立"沙静涛劳模创新工作室"。多年被评为优秀共产党员、先进工作者及生产能手，多次获医德高尚奖。2018、2019、2020、2021年连续4年收治患者数量全院第一。在西北地区、全国学术界及患者中具有一定影响力及知名度，很多外地患者慕名前来就诊。

第二章 学术经验与特色疗法

第一节 学术经验

一、祖国医学对肛肠病的论述

祖国医学对肛肠病的研究具有悠久的历史,早在夏商时期的甲骨文中就有肛肠病的记载。西周时期的《山海经》中最早提出"痔""瘘"的病名。

战国时期是我国学术比较活跃的时代,也是我国医学理论体系奠定基础时期。在此期间问世的古典医著《黄帝内经》,不仅对肛肠的解剖、生理、病理等有所论述,而且阐述了痔的病因、病理和主要症状,这是我国古代医籍中最早关于痔病的论述。如《素问·生气通天论篇》中说:"……因而饱食,筋脉横解,肠澼为痔。"首先提出了痔是由于筋膜和血管弛缓,血液瘀滞澼积的见解。《灵枢·平人绝谷篇》和《灵枢·肠胃篇》中还记载了回肠(大肠)、广肠(直肠)的长度、大小和走向。《素问·灵兰秘典论篇》曰:"大肠者,传道之官,变化出焉。"《素问·五脏别论》曰:"魄门亦为五脏使,水谷不得久藏。"书中还论述了痔瘘便血、泄泻、肠澼、锐疽、赤绝、肠道肿瘤、息肉等肛肠疾病的病因、病理和临床表现。

汉代对痔瘘有了进一步的认识,在其分类、辨治、病因和药物治疗等方面,都有了明确的记述,并首创肛门栓剂和灌肠术等。如《五十二病方》中载有"牡痔""牝痔""脉痔""血痔""胊痔"(肛门瘙痒)、"巢者"(肛门瘘管)、"人州出"(脱肛)等肛肠病,并介绍了多种治疗方法,如治牡痔的结扎切除法,治瘘的牵引切除法,治牝痔的肛门探查术,以及熏痔法、熨痔法等。《神农本草经》最早提出痔瘘病名，并首载二十一种治疗痔瘘的药物，并有五痔、肠痔、疽痔、疮痔、痔和脱肛的记载。东汉张仲景在《金匮要略·五脏风寒积聚篇》中说："小肠有寒者，其人下重便血；有热者，必痔。"《金匮要略·惊悸吐衄下血胸满瘀血篇》中又说："先便后血，此远血也，黄土汤主之。""先血后便，此近血也，赤小豆当归散主之。"在《伤寒论》中，张仲景还创造性使用蜜煎导（肛门栓剂）和土瓜根及大猪胆汁灌谷道内的灌肠术。此外，还对肠痈、下痢等肛肠疾病做了具体论述，从而奠定了对便血、便秘、肠痈等病的辨证施治基础。

晋代皇甫谧在《针灸甲乙经》中记载了运用针灸治疗痔、脱肛、下痢等肛肠病的方法，在《足太阳脉动发下部痔脱肛篇》中记载了肛肠病合并阴道瘘、尿道瘘。

南北朝龚庆宣收集编撰的《刘涓子鬼遗方》是我国现存最早的外科专著。书中论述了"兖疽""赤施"等肛周痈疽的辨证施治，介绍了外敷药物治疗肛肠病的方法。

隋代巢元方等编著的《诸病源候论》对痔瘘疾病的病因、病机和辨证施治又有了进一步的认识，丰富和发展了痔瘘专科理论。提出了牡痔、牝痔、脉痔、肠痔、血痔、气痔和酒痔七类。较早记载了防治痔疾的导引术。此外，他还详列痢病诸候40种，大便病诸候5种，大肠病候、痈疽病候、大便下血候等篇，对肠道炎性疾病、脱肛、便血、肛门脓肿、肛瘘等痔瘘疾病进行了论述。如《脱肛候》中说："脱肛者，肛门脱出也，肛门大肠之候，小儿患肛门脱出，多因利久肠虚冷，兼用躽气，故肛门脱出，谓之脱肛也。"《谷道生疮候》中说："谷道肛门，大肠之候也，大肠虚热，其气热结肛门，故令生疮。"又如《诸痔候》中说："痔久不瘥，变为瘘也。"实为现存肛瘘病的最早病因记载。

唐代对痔瘘病的认识更加深入。如孙思邈在《千金方》中首载了使用鲤鱼肠、鳗鲡鱼、猪悬蹄甲、蟅虫（䗪虫）、刺猬皮等动物药物治痔的疗法。本书中列出治肠痔、鼠瘘的药品共54种；同时，在七痔的基础上，又增加"燥湿痔"和"外痔"，并提出熨痔、灸痔、灸脱肛等治疗方法。王焘著的《外台秘要》转引许仁则论痔说："此病有内痔，有外痔。内但便即有血，外有异。外痔下部有孔，每出血从孔中出。"这是最早按部位将痔分为内外两痔论治的记述。同时，该书还丰富了治痔疾病运用动物脏器的治疗方法，如用鲤鱼汤、羊脊髓治痔，用猪肝散治脱肛等，还记载了竹筒盐水灌肠术。

宋代《太平圣惠方·治痔肛边生鼠乳诸方》提出了"内消"和"托里"的方法，最早使用枯痔钉疗法；并载有"右用蜘蛛丝，缠系痔鼠乳头，不觉自落"的结扎疗法。同时，还将痔与痔瘘分列两章论述。在《太平圣惠方·治痔瘘诸方》中又指出："夫痔瘘者，由诸痔毒气，结聚肛边，有疮或作鼠乳，或生结核，穿穴之后，疮口不合，时有脓血，肠头肿痛，经久不瘥，故名痔瘘也。"从而对肛瘘做了明确描述。另外，在该书中还总结了治疗痔瘘的一些有效方剂，如槐角丸等，丰富了内治用药的方法。南宋魏岘著《魏氏家藏方》中，进一步详载了使用枯痔法的具体方法和过程。

元代朱丹溪在《丹溪心法·卷二·痔疮》中提出了"疗疮专以凉血为主""痔漏，凉大肠，宽大肠""脱肛属气热、气虚、血虚、血热"等观点。且在《痔疮篇》辨七痔的基础上提出："治法总要，大抵以解热调血顺气先之。盖热则血伤，血伤则经滞，经滞则气不运行，气与血俱滞，乘虚而坠入大肠，此其所以为痔也。诸痔久不愈，必至穿穴为漏矣。"精要地阐述了痔和瘘的病因、病机及辨证施治，丰富了痔瘘专科的内治法则。

明代，枯痔疗法日趋完善，并首创治肛瘘的挂线疗法。如徐春甫在《古今医统》中引用《永类钤方》说："余患此疾一十七年……后遇江右李春山，只用莞根煮线，挂破大肠，七十余日方获全功。病间熟思天启斯理，后用治数人，不拘数疮，上用草探孔，引线系肠外，坠铅锤悬，取速效。药线日下，肠肌随长。僻处既补，水逐线流，未穿疮孔，鹅管内消，七日间肤全如旧。……线既过肛，如锤脱落，以药生肌，百治百中。"详述了挂线法的方法和原理，此法直到现在仍经常在临床中采用。《疮疡经验全书·痔瘘症并图说篇》中对痔瘘的病因、病机及证治进行了专门论述，在五痔基础上，进一步详细分为二十五痔，并附图说明，充分反映了当时对痔瘘研究的细致和深入。陈实功在《外科正宗·卷三·痔疮论》中较全面地总结了前人的成果，对多种肛肠疾病进行了系统条理的讨论，发展了枯痔散、枯痔钉、挂线等治疗方法，并记载了结核性肛瘘、肛门性病、砒中毒等病证的防治。

清代《古今图书集成·医部全录》系统整理了历代文献，所收集治疗肛肠疾病的方法有内治、枯痔、结扎、熏法、熨帖、敷药、针灸、挂线、导引等十余种，收载的内服方剂有五百余首。

综上所述，祖国医学关于肛肠的解剖、生理、病理和肛肠病的辨证、治疗有着丰富的内容，形成了一个完整的体系，对肛肠病学的发展有重大的影响。

（一）风湿燥热是肛肠病发生的主要致病因素

沙静涛主任医师在多年的临床实践中发现肛肠病的主要致病因素是风、湿、燥、热，其中湿、热之邪占主导地位。

古代医家及医籍中有不少关于肛肠病致病因素的记载，如《兰室秘藏》曰："治痔疾若破谓之痔漏……是湿热风燥四气而合。"《金匮要略·五脏风寒积聚病脉证并治》曰："小肠有寒者，其人下重便血；有热者，必痔。"高秉钧在《疡科心得集》中提出："风寒暑湿热外邪所乘，皆可下血。"《证治要诀》曰："血清而色鲜者为肠风，热盛则迫血妄行，血不循经，则下溢而成便血。"明确说明了肠风下血的临床表现和热邪致病的病机转变。《灵枢·痈疽》云："寒邪客于经络之中则血泣，血泣则不通，不通则卫气归之，不得复反，故痈肿。寒气化为热，大热不止，热胜则肉腐，肉腐则为脓。"又如《刘河间医学六书》云："风热不散，谷气留溢，传于下部，故令肛门肿满，结如梅李核，甚者及变而为瘘也。"指出了肛周脓肿、肛瘘是由感受外邪，入里化热，壅滞气血，而腐肉成脓、成瘘。《医宗金鉴·外科心法要诀·痈疽总论歌》曰："痈疽原是火毒生。"《医宗金鉴·外科心法要诀》曰："肛门围绕折纹破裂，便结者，火燥也。"扼要地指出了肛裂的病因。《脉经》云："趺阳脉浮，必肠痔下血。肠炎下血，风热居多。"《医宗金鉴·外科心法要诀》云："痔疮形名亦多般，不外风湿燥热源。"并简明扼要地给出其发病特点："如结肿胀闷成块者，湿盛也；结肿痛如火燎，二便闭者，大肠小肠热盛也；结肿多痒者，风盛也；肛门围绕，折纹破裂，便结者，火燥也。"《东垣十书》曰："善为病者，皆是湿热风燥四气所伤，而热为最多也。"而《灵枢·痈疽》云："营卫稽留于经脉之中，则血泣而不行，不行则卫气从之而不通，壅遏而不得行，故热。大热不止，热胜则肉腐，肉腐则为脓。"强调了"热"在肛痈病机演变中处于中心环节。张从正在《儒门事亲》中指出："若无湿终不成疾……治湿法而治之。"强调了湿在肛肠病中的重要性。《疡科心得集》云："盖肛门为足太阳膀胱经所主。是经为湿热所聚之腑，此处生痈，每由于酒色中伤，湿浊不化，气不流行者多。"指出了湿热蕴阻肛门，气血凝滞，热盛肉腐而成肛周脓肿。清代陈士铎所著《洞天奥旨》云："痔疮生于谷道肛门之边，乃五脏七腑受湿热之毒而生者也……虽痔之形状甚多，而犯湿热则一也。"清代叶天士在《临证指南医案》中指出："痔疮下血，湿热居多。"《医门补要·医法补要·痔疮》曰："湿热下注大肠，从肛门先发小疙瘩，渐大溃脓，内通大肠，日久难敛，或愈月余又溃。"均明确提出了湿邪致病的突出地位。湿性重浊，常先伤于下，故肛门疾病因湿邪发病者较多。

（二）脏腑功能失常是肛肠病发生的内在因素

沙静涛主任医师认为肛肠病的发生与心、肺、大肠、脾、胃、肝、肾等脏腑的功能失常密切相关。

古今医籍中也多有记载，如《丹溪心法》云："痔者皆因脏腑本虚，外伤风湿，内蕴热毒……以致气血下坠，结聚肛门，宿滞不散，而冲突为痔也。"《太平圣惠方》曰："夫痔肛边生鼠乳者，由人脏腑风虚，内有积热，不得宣泄。"阐明了脏腑虚弱是本，多种致病因素致病为标，共同发病于肛门形成痔。《素问·五脏别论》曰："夫胃、大肠、小肠、三焦、膀胱，此五者，天气之所生也，气象天，故泻而不藏，此受五脏浊气，名曰传化之府。此不能久留，输泻者也。魄门亦为五脏使，水谷不得久藏……六腑者，传化物而不藏，故实而不能满也。所以然者，水谷入口，则胃实而肠虚；食下，则肠实而胃虚。故曰实而不满，满而不实也。"这里所说的魄门就是现代医学所称的肛门。并指出大肠、肛门具有接受浊物、排泄糟粕、吸入水分、分泌津液、调节和控制排便的功能。魄门的约束作用主要靠气血充盛、脏腑升降调摄机能正常来维持。《内经》云："诸痛痒疮，皆属于心。"《普济方》曰："心主热，诸痔受病之源。"如心火亢盛，移热小肠，传于大肠，会导致便秘、肛裂、出血、瘘痔、疮疡，甚或引起锁肛痔。肺主气，司呼吸，与大肠相表里。肺伤则气耗，肺气虚，肺失清肃，津液不能下达肠道，大肠失濡养，传导乏力，出现便秘。若肺阴亏损，痰热蕴结，下迫肛门，导致肛肠痈疽、肿瘤等。若素有肺热，往往致大肠不利而肛门生疮或痔。或肺气壅滞而失于肃降，大肠津液亏乏、燥热内结，便结难解，久则可见便血、痔疾、脱肛等。脾主运化升清，为后天之本，气血生化之源。脾气主升，胃气主降，为气机升降的枢纽，气机升降有序，则肛门才能正常启闭。若脾气虚，中气下陷，易出现脱肛。脾伤湿聚，湿热互结于内，下注肛门，热盛肉腐，则可发为肛门痈疽。脾主统血，若脾的统摄功能失常，则血溢脉外，出现便血。肝主疏泄，性喜条达，肝疏泄功能正常，则气机调畅，气血和调，大肠传导变化应然自如，排便正常。若肝失条达，疏泄失职，乘脾犯胃，气机不畅，升降失调，则见腹痛腹胀，嗳气少食，肠鸣泄泻，泻后气机暂畅，泻后痛减；若肝之血分生风生热，风动血不得藏，从清道则尿血，从浊道则下血，而出现肠风下血之症。如叶天士云："肝病必犯土，是侮之所胜也，克脾则腹胀，便或溏或不爽。"《血证论·脏腑病机论》云："木之性主于疏泄，食气入胃，全赖肝木之气以疏泄之，而水谷乃化；设肝之清阳不升，则不能疏泄水谷，渗泄中满之证，在所不免。"明代李梴《医学入门》进一步解释说："盖饮食则脾不能运，食积停聚大肠，脾土一虚，肺金失养，则肝木寡长，风邪乘虚下注，轻则肠风下血，重则变为痔漏。"肾藏精，主水、司二便。肾气虚衰可致全身虚弱，术后伤面难愈；肾阴亏少，不足以制阳，可见肠燥便秘，肛痛不易成脓，肛漏脓稠如酪，伴五心烦热、潮热盗汗及颧红等症；肾阳虚衰，可见五更泄泻、肛痛、肛瘘脓水稀薄，创口色白难愈，多伴畏寒、下肢水肿、小便清长、体乏等症。肾精不足以及肾阴、肾阳的功能衰弱均可致大便秘结。胃阴不足，虚火亢盛可致大便干燥、肛门灼热、肛裂等。小肠的功能失调，既可引起浊气在上的腹胀、腹痛、呕吐、便秘等症，又可引起清气在下的便溏、泄泻等症，从而引起肛裂、脱肛、痔等病变。如晋代王叔和《脉经》中云："小肠有寒，人下重便脓血，有热必痔。"

总之，人体是一个有机的整体，某一局部的病理变化，往往与全身脏腑、气血、阴阳的盛衰有关。治疗肛肠疾病也必须从整体出发，结合脏腑辨证，合理用药，方能取得满意疗效。

（三）后天失养是肛肠病发生的风险因素

后天失养主要体现在饮食失调、饮酒过度、劳累久坐、房事不节、七情内伤等多个方面。

历代医家对此有大量的论述，如明代陈实功在《外科正宗》中指出："夫痔者，乃素结湿热，过食炙煿，或因久坐而血脉不行，又因七情而过伤生冷，以及担轻负重，竭力远行，气血纵横，经络交错……俱能发痔。"明代窦汉卿在《疮疡经验全书》中指出："多由饮食不节，醉饱无时，恣意肥腻，胡椒辛辣……任情醉饱，不避严寒酷暑，或久坐湿地，恣意耽看，久忍大便，遂致阴阳失和，关格壅塞，风热下冲，乃生五痔。"《素问·生气通天论》云："因而饱食，筋脉横解，肠澼为痔。""膏粱之变，足生大丁。"过食肥腻，饮酒无度，恣食辛辣刺激性食品，也必然引起肠腑脉络充盈扩张，使血气纵横，经络交错，流注肛门而成痔。故饮食失调、劳累久坐、七情内伤是引起肛肠病的重要因素。再如《太平圣惠方》云："夫酒痔者，由人饮酒过度，伤于脾胃之所成也，夫酒性酷热而有大毒，酒毒渍于脏腑，使血脉充溢，积热不散，攻壅大肠，故令下血。"《外科正宗》云："酒色过度，肠胃受伤，以至浊气瘀血流注于肛门，俱能发痔。"《医宗金鉴·外科心法要诀》认为痔的成因"总不外乎醉饱入房，筋脉横解，精气脱泄，热毒乘虚下注"。《医方类聚》云："或醉饱入房，精气脱泄，热毒乘虚下注或淫极入房，致伤膀胱和肝肾筋脉。盖膀胱筋脉抵腰络肾贯臀，走肝环前后阴，故痔乃筋脉病也。"《诸病源候论》云："诸痔皆由伤风，房室不慎，醉饱合阴阳，致劳扰血气，而筋脉横溢，渗漏肠间，冲发下部。"均指出饮酒与房事对本病的危害。《诸病源候论》认为"久忍大便不出，可引起痔"；《外科理例》认为"妇人因经后伤冷，月事伤风，余血在心经，血流于大肠""又有产后用力太过而痔者"。指出便秘、妊娠、分娩及月经不调可引起痔疮。

以上均指出了后天失养对本病的影响，故沙静涛主任医师在临床实践中十分重视患者的饮食、情志、生活习惯等方面的调节。

二、强调辨病与辨证相结合

辨病是着重于疾病病理变化全过程的认识，强调疾病的现象、本质及内在的生理病理变化规律；辨证则是侧重于疾病某阶段病理反映的概括，重点考虑的是某一个阶段病理变化的本质。辨证论治是中医的"灵魂"，只有准确把握疾病的证才能把握疾病的当前本质，才能在临床中取得较好的疗效，但是患者的病情往往变化多端，证只能反映疾病某一个阶段的本质，不能反映整个过程，而辨病能反映整个过程。所以临床中应将辨病与辨证相结合，治疗才会更有针对性。

沙静涛主任医师指出，临床诊病应当先辨病，再辨证。辨病施治是辨证施治的基础，辨证施治是辨病施治的深化，同一个"证"可以由多个疾病引起，只有明确了"病"再去辨证，才会对疾病的认识更加准确、具体。如果片面强调辨病，丢掉辨证论治，则失掉了中医的灵魂，影响临床疗效。大部分肛肠疾病都需要手术治疗，只有准确辨病，才能抓住最佳手术时机，如果不进行辨病，有时候就会延误病情。

沙静涛主任医师治疗肛肠疾病主张中西医结合，中医着眼于宏观，是在系统论指导下的整体医学，强调天人合一、人与自然的和谐、阴平阳秘，注重平衡协调，重视人体功能状态，优势在于宏观地认识疾病，强调个体差异，着眼于具体的患者及其生活的环境，全面分析疾病的病邪性质和邪正盛衰状况。其不足是缺少利用科学手段对疾病内涵进行病理生理分析。而西医对疾病的认识是着眼于微观，以解剖、生理、病理为基础，对疾病的研究已深入到器官、组织、细胞及分子水平，因此在明确诊断方面有着独特的优势。沙静涛主任医师认为，中医和西医是两种站在不同角度和层次把握人体健康的医学，具有等同的科学价值，临床上两者取长补短，相互配合，往往能达到更好的诊疗效果。在遣方用药时，除了以中医传统理论为指导，采用中医的望、闻、问、切四诊手段对疾病进行辨证论治外，对某些疾病，往往还应结合辨病，根据疾病的基本病理和中药传统药性与现代药理学来遣方用药。如治疗便秘时，通过排粪造影、结肠慢传输试验来确定便秘的类型，如果为慢传输型便秘，则选用有促进肠蠕动等作用的益气通便、消食导滞药物，如生白术、焦三仙、鸡内金等。治疗慢性溃疡性结肠炎时，通过电子结肠镜检查，评估肠黏膜的溃疡大小与数量、出血点的多少等，以此选用具有改善肠黏膜血液循环、消除炎症、促进黏膜修复、防止组织异常增生等作用的活血祛瘀、生肌敛疮药物，如白及、三七等。

三、强调整体与局部相结合

中医认为人体是一个完整统一的有机体，疾病是"正""邪"相争的过程，中医整体辨证的过程，最强调的是"正气"与"邪气"何者强弱这一关键问题，肛肠疾病的整体辨证治疗也不例外，如果正气盛而病邪初起，病变仅局限于局部，则宜重点使用消法；如果邪毒盛而正气未虚，则宜重点使用托法；如果正气虚而邪气盛，则宜重点使用补法或补托法等。

沙静涛主任医师在临证中，除了整体辨证，同时也注重局部辨证，强调整体和局部辨证相结合。她指出，大部分肛肠疾病局部症状在表，都易于观察，不同的疾病局部表现各异，即使同种疾病不同的人局部情况也不尽相同，局部症状是患者整体体质的一个重要体现。因此，肛肠疾病局部辨证非常关键；同时，通过局部情况的改变还可以判定治疗效果。

局部辨证包括辨别局部的痛、肿、血、痒、脓液、创面的肉芽、分泌物等，将这些与阴阳、表里、寒热、虚实、气血等辨证密切结合，临证才能全面分析。如灼热而痛，属燥热，见于肛裂等；痛而固定，责之瘀血，见于血栓痔等；痛无定处，游移走动，责之于风，多见于溃疡性结肠炎、肛窦炎等病症；胀痛剧烈，排便加重，多见于肛周脓肿等。便血伴有肛门疼痛，尤以便时及便后痛甚，血量不多色鲜红者，属肠燥便秘，损伤络脉，见于肛裂；便血无痛感，血色鲜红，血随便出，便后血止，量少则手纸带血，多则呈滴状或喷射状，此多属大肠蕴热，肠风下血，见于内痔；便血不与粪便相混，先便而后血，血色鲜红者，多为燥热迫血妄行，见于直肠息肉；若便血与粪便相混，色紫暗不鲜，多责之于肝、脾、肾不足及湿、热、风、燥诸实邪为患，见于直肠炎、结肠炎；若便血为脓血或黏液与粪便混合，色暗紫呈酱色，多系肠间湿热蕴久成毒，见于直肠癌。肛周皮痒，时作时休，有抓痕无渗液者，属风盛；肛周潮红灼热作痒，且有渗液，糜烂者为热盛；肛周浸淫而痒，渗出液多为湿盛；肛周皮肤变厚而干燥，脱屑作痒，系血虚。脓液质稠，色黄白鲜明，带腥臭味，为气血充实，脓质如泔水，其味不臭、为气血虚衰，常见于结核性脓肿。创面色红，肉芽组织新鲜属阳证，易修复；创面色暗，肉芽组织晦暗不鲜属阴证，不易修复；肉芽组织水肿虚浮，为气血不充之象。

四、强调内治与外治相结合

沙静涛主任医师治疗肛肠病强调内治与外治相结合，以局部外治为主。外治法是直接施于病患机体外表或病变部位，以达到治疗目的的一种方法，在外科治疗中占有非常重要的地位。常用的外治法有药物疗法、手术疗法和其他疗法（如引流法、垫棉法、熏洗法、溻渍法、冷冻疗法、激光疗法等）。肛肠病最大特点是有较明显的局部症状和体征，所以在治疗肛肠疾病时更应重视局部辨证，重视外治。正如《医学源流论》所说："外科之法，最重外治。"清代吴尚先所著《理瀹骈文》提出外治"能补内治之不及"。如Ⅲ、Ⅳ期混合痔，陈旧性肛裂，肛周脓肿，肛漏等疾病，首选手术治疗。沙静涛主任医师临床常用外治方法，除手术外，还有中药熏洗坐浴、中药保留灌肠、药膏外敷、局部理疗等，而药物外治法，同内治法一样，需要进行局部辨证论治，根据疾病的阶段、属性、证候来选用不用的治法和方药。对于混合痔、肛裂、肛周脓肿、肛瘘等疾病，临证多采用中药汤剂肛门局部熏洗坐浴治疗；对于溃疡性结肠炎、肛窦炎等疾病，采用中药汤剂直肠滴入保留灌肠治疗，使药物直达病所。药膏外敷应用院内制剂拔毒膏、九华膏、生肌玉红膏等。局部理疗采用微波治疗仪、红光治疗仪等，能有效改善肛周局部血液循环及淋巴回流，促进水肿吸收，消炎止痛。

沙静涛主任医师治疗肛肠病虽以外治为主，但又不忘内治，在"重视外治，内治与外治相结合"这一原则的指导下，对肛肠科常见病的治疗均已形成一系列的综合治疗方案，并已在临床应用，通过临床观察，综合治疗方案能明显缩短住院时间、创面愈合时间、减少术后并发症，减轻患者痛苦，提高临床疗效。

五、肠道疾病强调脏腑辨证

（一）便秘与脏腑辨证

便秘是临床上一种常见病、多发病，其病位在大肠，但与心、肺、肝、脾、胃、肾等多脏腑密切相关，如《素问·五脏别论》曰："魄门亦为五脏使，水谷不得久藏。"指出便秘与五脏不调关系密切。《灵枢·邪客》曰："心者，五脏六腑之大主也，神明之所舍也。"心主神为君，统领诸脏，心虚神衰则指令失司，肠失君命则气机紊乱，大肠传导失司而发便秘。唐宗海《医经精义·脏腑之官》曰："大肠之所以能传导者，以其为肺之腑。肺气下达，故能传导。"《灵枢·经脉》云："肺太阴经脉，起于中焦，下络大肠。"这是肺与大肠经脉的直接关系。所以，大肠经的邪气容易进入肺经，肺经的邪气也可以表现在大肠经上。肺与大肠在生理功能上密切相关，大肠传导功能正常，有赖于肺气的肃降，肺主肃降是大肠传导功能的动力，如肺失清肃，津液不能下达，大肠失其濡润基础，燥气太过，可见大便干燥难解；肺气上逆，则大肠腑气壅滞，传导不利，而成便秘；肺气虚弱，气虚推动无力，则可见大便艰涩而不行，称为"气虚便秘"。此外，肺藏魄，肛门又称"魄门"，为肺气下通之门户。唐容川《血证论》曰："肺移热于大肠则便结，肺津不润则便结，肺气不降则便结。"可见肺之气阴不足、宣发失常、肃降失职均可导致便秘。肝主疏泄，调畅气机，促进脾胃的运化功能。肝的疏泄功能异常，影响胃的降浊功能，在上则为呕逆嗳气，在中则为脘腹胀满疼痛，在下则为便秘，在五行的生克乘侮中属"木旺乘土"。故《素问·宝命全形论》曰："土得木而达。"脾为后天之本，气血生化之源，其主要生理功能是主运化和主统血。《素问·玉机真脏论》云："脾为孤脏，中央土以灌四旁。"《素问·厥论》曰："脾主为胃行其津液者也。"所以脾气的运化功能健全，才能为化生气、血、津液等提供充足的养料，才能使全身脏腑组织得到充分的营养，以维持正常的生理活动。《素问·灵兰秘典论》曰："脾胃者，仓廪之官，五味出焉。大肠者，传道之官，变化出焉。小肠者，受盛之官，化物出焉。"

脾胃、大肠和魄门构成重要的排便器官，肠道顺利传导、魄门启闭正常，关键取决于脾胃的升降功能。脾升清使水谷精微正常布散，胃降浊使糟粕顺利下行经大肠传导转运成粪便。若脾气的运化功能减退，则水谷精微的吸收失常，气血津液亏虚，气虚则大肠传导无力，致食物糟粕在肠道内的停留时间过长而形成便秘。如《素问·玉机真脏论》语："脾不足，令人九窍不通。"《灵枢》曰："中气不足，溲便为之变。"脾主统血，脾的统血功能正常有赖于脾气的正常，如《金匮要略编注·下血》曰："五脏六腑之血，全赖脾气统摄。"若脾气不足，一则会使血的化生不足，二则会引起出血，进而导致人体血虚，津血同源，血虚日久则肠道失去濡润，难以传输糟粕，津液不布，肠道失津，无法濡润糟粕，而致大便艰涩难行，会出现津液亏虚，津血同亏则肠道不润而发生便秘。

肾为先天之本，其生理功能主要是"藏精"，依靠"肾精"所化生的肾阴、肾阳的功能来主水和司二便。《素问·金匮真言论》曰："北方黑色，入通于肾，开窍于二阴，藏精于肾，故病在溪，其味咸，其类水……"可见肾的生理功能有主管二便的作用。而便秘的产生主要责之于肾精不足以及肾精所化生的肾阴、肾阳的功能衰弱所致。便秘的病位在肠，粪便的润泽主要依赖大肠的"津"和小肠的"液"，但"津液"主要依赖肾精所化生。《兰室秘藏·大便结燥》言："夫肾主五液，津液润则大便如常。"《医贯》指出："大肠主津，小肠主液，津液皆肾水所化。"如肾精亏耗，则肠道干涩，失去濡润，粪便干燥，大便艰涩难下。肾阳为全身阳气之本，主要发挥温煦和推动作用，若肾阳不足，肠道失去温养和推动则大肠传导无力，故亦可导致便秘，此时多大便不干燥，排便无力。如《景岳全书·秘结》云："凡下焦阳虚，则阳气不行，阳气不行，则不能传送，而阴凝于下，此阳虚阴结也。下焦阴虚能致精血枯燥，精血枯燥则精液不到而脏腑干槁，此阴虚阳结也。"肾阴是全身阴液之本、有化生津液的作用，若肾阴不足或真阴亏耗，导致津液亏少，亦会导致便秘。如《杂病源流犀烛》指出："大便秘结，肾病也……盖肾主五液，津液盛则大便调和。若为饥饱劳役所损，或素嗜辛辣厚味，致火邪留滞血中，耗散真阴，津亏液少，故成便秘之证。"若肾气亏虚失于固摄，膀胱失约，小便频数，间接导致肠道津液枯涩，再加之气虚推动乏力，进而导致便秘。如《诸病源候论》曰："邪在肾，亦令大便难。所以而者，肾脏受邪，虚而不能制小便，则小便利，津液枯燥，肠胃干涩，故大便难。"

沙静涛主任医师认为便秘虽与多脏腑有关，但关系最为密切的是肝、脾、肾。故在多年的临床实践中，主要从肝、脾、肾进行辨证论治，采用调畅气机、健脾益气、润肠通便、滋补肝肾、养阴或温阳通便等治法，取得了良好的临床效果。

（二）泄泻与脏腑辨证

泄泻是最常见的肠道疾病之一，其病因病机与脏腑功能失常关系密切。肺主气，有宣发、肃降及通调水道的功能；大肠有传化糟粕的功能。肺气的宣发、肃降有助于大肠传化功能的正常发挥，同时肺有通调水道的功能，可维持肠内津液的平衡，保证大肠传化功能的正常。如《中西汇通医经精义·脏腑之官》曰："大肠之所以能传导者，以其为肺之腑。肺气下达，故能传导。"如果肺脏发生病变，则可导致大肠传导功能异常。《医宗必读》曰："泻皆成于湿。"因"肺主皮毛"，外感湿邪经皮毛传入于肺，而出现肺病症状，日久则内传入里，使脾胃运化失常，引起泄泻。由于这种泄泻由表证引起，还需从表解之，即逆流挽舟之法，如《儒门事亲》曰："设若飧泄不止，日夜无度，完谷下出，发汗可也。"即是通过发汗解表、宣肺散邪之法，使表卫之邪随汗而解，方用藿香正气散合玉屏风散。肺燥也可以引起泄泻，因肺与大肠相表里，燥邪犯肺，则肺热移于大肠而致泄泻。如《医学传灯·泄泻》曰："又有肺燥作泻者，人所不知。秋伤于燥，内热咳嗽，肺中之火无处可宣，传于大肠，故令作泻。宜用清金润燥汤。润肺兼润其肠，则泄泻自止。若误认脾虚，而用温补，非徒无益，又害其肺也。治者详之。"

脾胃居于中焦，禀运化转输、受纳腐熟之职，具有升清降浊的功能。脾虚失运则六腑诸症丛生，尤以水谷不化、气血失调为主。脾虚则湿胜，湿胜则濡泄。脾虚与湿邪常相互为病，形成恶性循环，反复发作，难以治愈。正如《景岳全书·泄泻》曰："泄泻之本，无不由脾胃。"《医宗必读》曰："脾土强者，自能胜湿，无湿则不泄……若土虚不能制湿，则风寒与热皆得干之而为病。""泻皆成于土湿，湿皆本于脾虚。"《素问·脏气法时论》云："脾病者……虚则腹满肠鸣，飧泄食不化。"《素问·阴阳应象大论》曰："清气在下，则生飧泄。"《脾胃论》曰："内伤饮食，外感病邪，使太阴阳明受病，脾阳受病则脾机不运，升降反常……腹胀泄泻。"《症因脉治·泄泻论》曰："脾主制水，饮食伤脾，则不能运化水谷而成泄泻。肾主闭藏，色欲伤肾，则失封闭之权而成泻。肝主施泄，恼怒伤肝，则木能克土，而彰施泄之令。三者皆令泄泻，然肝肾二经不恒见，惟脾家泄泻者为多。"《古今医鉴·泄泻》曰："脾胃为水谷之海，或为生冷之所伤，或为暑湿风寒之所感，脾胃停滞，以致阑门清浊不分，发注于下，而为泄泻也。"《医碥·泄泻》曰："有脾虚不能受食，食毕即肠鸣腹满，必泻出所食方快，不食则无事，名脾泻。"《血证论·男女异同论》曰："重脾胃者，但知补脾阳，而不知滋脾阴。脾阳不足，水谷固不化，脾阴不足，水谷仍不化也。"《笔花医镜·脏腑证治》曰："脾虚者，右关脉必细软，其症为呕吐，为泄泻……脾寒之症，右关必沉迟，唇舌必白，其症为呕吐，为泄泻……脾热之症，右关必数，舌苔薄而黄，唇赤，其症为热吐，为流涎，为洞泄。"

另外，脾虚肝克可致泄泻，从五行生克关系来看，肝属木，脾属土，两者之间存在相克关系。生理情况下，肝与脾的相克关系表现为两者之间克而互用、相辅相成的平衡协调关系。一方面，脾的运化健旺有赖于肝的疏泄功能正常，因脾为阴土，其性壅滞，滞则易郁，必须借助肝木的疏泄条达之性才不致阴凝壅滞，才可维持纳运升降、化气生血的功能。另一方面，肝也需脾土的水谷精微之气来供养，脾土健旺，则生血有源，肝血充足，肝有所藏则肝性柔和条达，才能保持升发条达之性，方能助脾运化。病理情况下，脾气虚则肝之化源病，疏泄不及，横逆乘脾，脾气虚弱，运化失常则易出现泄泻。如《景岳全书·杂病谟·泄泻》曰："凡遇怒气便作泄泻者，必先以怒时挟食，致伤脾胃，故但有所犯，即随触而发，此肝脾二脏之病也。盖以肝木克土，脾气受伤而然。"肝克脾引起的泄泻往往为痛泻,其辨证要点为胸胁胀闷,郁怒或情绪紧张时易发作,泻必腹痛,泻后痛减,肠鸣,苔白,脉弦或缓。另外还可出现肠鸣、腹胀、吞酸呕苦、食少不饥等兼夹症。治疗可用痛泻要方,明代吴崑在注释痛泻要方时说:"泻责之脾,痛责之肝,肝责之实,脾责之虚,脾虚肝实故令痛泻。是方也,炒术所以健脾,炒芍所以泻肝,炒陈所以醒脾,防风所以散肝。"

肾气虚,固摄无权,亦可导致泄泻。如《冯氏锦囊秘录》曰:"若(肝)肾气实,则能约束不泻,虚则失职而无杳固之权矣。"肾阳虚常可引起五更泻及久泄,如《医碥·泄泻》曰:"每天明时泻一二次,名肾泻。"关于为何在五更时发生泄泻,《张氏医通·泄泻》云:"五更泻,是肾虚失其闭藏之职也。《经》曰:肾司开阖,肾开窍于二阴。可见肾不但治小便,而大便之开阖,皆肾操权也。今肾既衰,则命门之火熄而水独治,故令人水泻不止。其泻每在五更,天将明时,必洞泄二三次,以肾旺于亥子五更之时,故特甚也。惟八味丸以补其阴,则肾中之水火既济,而开阖之权得宜。"张景岳认为久泻与肾虚的关系十分密切,如《景岳全书·杂病谟·泄泻》曰:"久泻无火,多因脾肾之虚寒也。"临床治疗多用四神丸合附子理中汤,或参苓白术散加金匮肾气丸。

大肠有传化糟粕的功能,小肠有泌别清浊的功能,两者受邪,均可导致泄泻。如《素问·举痛论》曰:"寒气客于小肠,小肠不得成聚,故后泄腹痛矣。"《古今医鉴·泄泻》曰:"夫泄泻者,注下之症也,盖大肠为传送之官,脾胃为水谷之海,或为生冷之所伤,或为暑湿风寒之所感,脾胃停滞,以致阑门清浊不分,发注于下,而为泄泻也。"

此外,膀胱功能失常也可导致泄泻,如《笔花医镜·脏腑证治》曰:"膀胱者,州都之官。津液藏焉,气化则能出矣。然肾气足则化,肾气不足则不化。气不化,则水归大肠而为泄泻。"

沙静涛主任医师认为,泄泻病位在大肠,发病与脾胃、肝肾相关。病机错综复杂,以脾胃虚弱为本,湿盛、热蕴、气滞、血瘀为标,脾胃虚弱,运化无权,水谷不化,湿浊下注大肠,清浊不分,混杂而下,遂成泄泻。湿邪重浊黏腻,易阻滞气机,湿与热结,蕴结肠道则气机不畅,传导失常,易出现腹痛、里急后重;脾主运化,具有调节水液代谢的功能,若脾胃虚弱,水液运化失常、输布功能失司,温邪停聚,反困脾胃,使脾失健运,又可加重水湿。若患者平素多喜食肥甘原味、辛辣刺激,外湿与内湿相结合皆可影响脾胃的运化功能,脾虚与湿邪若相互为病,恶性循环,导致湿邪难去,易反复发作。故采用益气健脾为基本大法,或兼清热、祛湿,或兼调气和血的治法,攻补兼施,气血同治，每获良效。

六、调理脏腑尤其注重脾胃

沙静涛主任医师认为肛肠病的发生与心、肺、大肠、脾、胃、肝、肾等脏腑的功能失常密切相关，因此，治疗肛肠病应注重脏腑功能的调理，尤其是脾胃。

脾胃为后天之本，气血生化之源。如《素问·玉机真脏论》云："脾脉者土也，孤脏以灌四旁者也……五脏者，皆禀气于胃。胃者，五脏之本也。"《素问·灵兰秘典论》云："脾胃者，仓廪之官，五味出焉。"《素问·厥论》云："脾主为胃行其津液者也。"《素问·经脉别论》云："食气入胃，散精于肝，淫气于筋。食气入胃，浊气归心，淫精于脉……饮入于胃，游溢精气，上输于脾；脾气散精，上归于肺；通调水道，下输膀胱。水精四布，五经并行。"

脾胃为脏腑气机之转枢。如《格致余论》曰："脾具坤静之德，而有乾健之运，故能使心肺之阳降，肾肝之阴升，而成天地之交泰，是为无病之人。"

脾胃为脏腑之护卫。如《灵枢·本脏》云："脾坚脏安难伤。"张介宾解释说："卫者，脏腑之护卫也。"

沙静涛主任医师在临证中遵循"脾胃为人之根本""脾胃伤则百病生"的原则，遣方用药，处处顾护脾胃，或健脾养胃，扶正以祛邪，或祛邪而不伤脾胃。不论是攻是补，顾护脾胃是第一原则。脾气健旺，则生化有源，人体正气得充，抗邪有力，顽疾得除。

沙静涛主任医师临证用药多以益气健脾、消食和胃为法，多用炙黄芪、太子参、炙甘草、炒白术等益气健脾，山楂、神曲、麦芽消食和胃。李东垣认为，胃为卫之本，脾为营之源。卫气的功能是"温分肉，充皮肤，肥腠理，司开合"。胃气不足，卫外不固，外邪易侵，发生外感，必然内闭九窍而不通利，外壅肌肉而身疼痛，无汗恶寒或汗出恶风。《素问·经脉别论》云："食气入胃，浊气归心……饮入于胃，游溢精气，上输于脾，脾气散精，上归于肺。"说明从饮食所摄取的精微物质经脾胃上输到心、肺，从而滋养调和五脏六腑。如果脾胃虚弱，营养物质不能被运化吸收，脏腑得不到滋养调和，则机体抵抗力下降，易受外邪。脾胃为气血生化之源，气血是维持人体生命活动的物质基础，五脏六腑、四肢百骸无不赖以濡养。气血旺盛、精气充足则神采奕奕；气血不足，阳衰于外，阴虚于内，必然形萎神衰。饮食传入胃肠化营养而为血。血以养气，气充血行，津液四布，精神活动自然生长旺盛。如果气血紊乱，营卫失调，脾胃生理功能就会遭受损害而发生病变。

七、重视围手术期管理

围手术期是围绕手术的一个全过程，从患者决定接受手术治疗开始，到手术治疗直至基本康复，包含术前、术中及术后的一段时间，具体是指从确定手术治疗时起，直到与这次手术有关的治疗基本结束为止。围手术期的正确处理，对患者的安危、手术的成败、术后的康复具有极重要的意义。因此沙静涛主任医师在肛肠病手术治疗上十分重视围手术期的管理，具体表现在以下几个方面。

（一）术前准备

1. 完善相关检查

患者入院后应详细全面了解病史，进行全身体格检查及肛肠专科检查，并完善术前相关检查，如血常规、血型、尿常规、粪便常规、肝功十项、肾功四项、凝血六项、空腹血糖、输血九项、胸片及心电图等，以排除手术禁忌证。另外，根据患者病情需要，还应做相应的专科检查，如高位复杂性肛瘘及高位肛周脓肿患者需要做直肠腔内超声、盆腔 MRI 检查；对于怀疑结核性肛瘘的患者还应做结核 T 细胞检测、分泌物化验、组织活检等；对于便血、腹痛、腹泻患者应做电子结肠镜检查；便秘患者要做电子结肠镜、排粪造影、结肠传输试验、肛门直肠测压等检查以便于疾病的分型。如合并有其他疾病则要做相应的检查，以判断目前病情严重程度，进而评估手术风险或者能否手术，若能手术，确保在治疗原有疾病并稳定的基础上再予以手术。

2. 进行有效沟通

肛肠手术是一种有创伤的治疗，且疼痛明显，术前很多患者经过互联网、朋友、亲属或者病友等处了解到不太全面、准确的信息，从而产生恐惧、紧张、焦虑等情绪。因此，术前进行有效沟通、及时进行心理疏导就显得尤为重要。不但可以增加患者的依从性，对医患矛盾的预防也能起到积极的作用。

沙静涛主任医师十分重视患者的心理疏导，每次手术前都要跟患者进行充分沟通，详细给患者讲解病情，经常使用一些通俗易懂的话语进行表达，使患者对自己的病情有所了解。她还会告诉患者疾病的治疗方法及其手术的必要性、危险性、可能发生的术后并发症及其预后，其透彻的讲解让患者很快消除了对手术治疗的恐惧，紧张、焦虑的情绪也随之消失。即便是在术后的治疗过程中，沙静涛主任医师查房时，经常给患者讲解术后的注意事项、可能出现的问题及处理方法，并对患者提出的疑问也一一解答，让患者对整个恢复过程有可预期性。

3. 手术相关准备

（1）备皮　用一次性备皮刀剃去患者手术区域的毛发。术区备皮是术前必不可少的准备，因为不少患者的肛周毛发浓密，如果不能有效地备皮，一方面容易引起伤口感染，另一方面也不利于术后伤口的愈合。

（2）灌肠　充分的肠道准备可为手术的顺利进行及术后的康复奠定基础。沙静涛主任医师对于肛肠科常见手术，要求患者在手术前一天下午进行洗肠，直至排出的液体内无粪渣为止，手术当天再常规用肥皂水或生理盐水 500 ~ 1000mL 灌肠一次。这样可以将残留在乙状结肠内的粪便有效地排空，患者在术中也不会因为肠道牵拉导致粪便流出。这样术区的清洁有了保障，术后短期内也不会因为排便对术区过早地污染，可减少术区感染概率，减少了术后出血、疼痛、水肿等并发症的发生。

（3）药物　为使患者术前得到较好休息，提高机体的耐受性，给手术创造良好的条件，可在手术前一晚根据患者个体情况给予帮助睡眠的药物，常用药物有地西泮、枣安胶囊等。术前半小时给予抗生素以预防感染；对有急性化脓性感染，如脓肿者，应及时予以使用抗生素控制感染。对直肠脱垂、直肠阴道瘘等手术，为减少肠内感染，保持创面清洁，术前 3d 起口服抗生素，如甲硝唑等。

（4）饮食　沙静涛主任医师对于一般肛门会阴部手术，仅要求患者根据麻醉的需要进行有效的禁食禁饮。临床中有些患者担心术后排便疼痛等情况，手术前一天就开始少食或不进食，这样很容易导致术后疲劳综合征的出现，如术后疼痛敏感、术后低血糖、术后多汗、术后疲劳等情况的发生，这样不利于术后的康复。因此，术前应进行健康宣教，鼓励患者正常饮食。而一些特殊手术，要求患者术后控制大便时间较长者，如直肠脱垂手术、肛门成形术、直肠阴道瘘修补术等，术前 2d 起，进食流质饮食或半流质饮食。另外，术前让患者尽量排尽尿液，少喝水，以免术后尿潴留的发生。

（二）术后处理

肛肠疾病的术后处理正确与否直接关系到手术效果的好坏，正确的处理可以促使伤口早日愈合，并可减少术后并发症的发生。

1. 一般处理

肛肠疾病术后要适度卧床休息，但是适度活动也是很有必要的，如术后早期的房内活动，以患者无不适和对伤口无刺激为度。如果术后不活动会造成肠道蠕动缓慢，导致排便规律打乱，容易出现便秘，不利于术后伤口恢复。术后的 7～14d 为肛肠疾病结扎线脱落的时间，应禁止剧烈活动，以免结扎线脱落而导致大出血。肛肠病常规手术，待麻醉需要的禁饮食时间过后，就可适当地进易消化的半流质饮食，特别是在术后首次下床活动或排小便前必须进少量饮食，并且要求患者在床旁先坐一会儿，待无头晕、出大汗等情况发生后再进行活动或排小便，不少患者就是因为没有进食导致排小便时出现晕厥或低血糖反应。术后第 2 天开始，逐步恢复正常饮食，治疗期间应多食蔬菜、水果，忌食辛辣、刺激性及不容易消化的食物，保持大便通畅。少数患者因病情需要，须控制术后排便，应适当延长进食流质、半流质时间或予以禁食，同时给予必要的静脉营养支持。术后要鼓励患者适度喝水，如术后尿潴留时要少饮水，嘱患者精神放松，对小腹部进行按摩、热敷、艾灸等治疗，有利于小便排出。术后当天及术后第 1 天尽量控制排便，术后第 2 天可以排便，如患者排便恐惧或术前就有便秘病史，术后第 1 天晚上可开始给予口服通便药物，术后第 2 天仍未排便或排便困难，则予以清洁灌肠，避免排便时干硬粪便刺激伤口引起疼痛、出血等。

2. 常规治疗

术后给予抗感染、止血、止痛、补液等对症支持治疗。

3. 伤口处理

肛肠疾病术后创面容易污染，可导致肛门疼痛、肛缘水肿、伤口出血、伤口愈合缓慢等。故肛肠疾病术后的中药熏洗坐浴十分重要，可根据伤口局部辨证情况，使用针对性的中药溶液，通过肛门局部的熏蒸、坐浴，一方面能起到局部清洁的作用；另一方面使药液直接作用于机体，药效直达病灶，提高了药物的利用度，同时借助热力和药力的作用，可以明显改善局部血液循环，对术后局部感染、分泌物多、创面腐败坏死组织多、肛缘水肿等有良好的治疗效果。局部换药是促进肛肠疾病术后创面愈合最有效的方法之一，换药方法依手术情况而定。痔疮和肛裂术后换药，先用碘附棉球消毒肛门伤口后，外敷拔毒膏或九华膏即可；如外敷肛缘水肿者，可外敷消肿止痛膏；脓肿、肛瘘术后换药，应先用过氧化氢、生理盐水冲洗创面及脓腔，再以碘附棉球消毒局部伤口，其后用盐水纱条置于切口内予以引流并防止假性愈合，通常需冲洗 7～10d；待脓性分泌物减少后，即停止冲洗，直接用碘附棉球消毒局部伤口后用盐水纱条引流。术后换药时要轻柔，选用的消毒棉球要大小适中，从肛门没有伤口的一边进入，从创面处轻轻地擦出，忌暴力操作，应减少患者对换药的恐惧。同时还应注意观察创面分泌物的量、色、质，掌握引流条的数量、大小选择及填塞方法。对于脓腔范围广、面积大、创腔深的创面，引流条填塞过深、过多、过紧可致引流不畅，不利于分泌物顺利排出，可造成创面愈合缓慢或不愈合。引流条填塞过松、过浅、过少可致假性愈合。引流条填塞至创面底部和原切开的内口部位稍稍退出 0.5cm，松紧适度即可。随后根据创面愈合情况逐渐减少引流条数量，并减少引流的深度。对于外大内小的创腔，引流条要内松外紧，防止外部创面愈合速度快于内部，保证创面从内向外生长。对于留置冲洗的橡胶管应根据脓腔的深浅逐步往出退，不可一次性拔出。引流条及引流管的拆除时间应根据脓腔的大小及分泌物的多少来决定，拆除过早容易引起脓液引流不畅，拆除过晚容易使组织纤维化，影响愈合。扩肛检查也是肛肠病术后必不可少的一步，术后扩肛的目的在于了解治疗效果，并有扩张肛门的作用，一般在术后 2 周左右进行。此时结扎线已完全脱落，创面已经愈合良好，可用小号肛门镜及肛门指检进行检查。小号圆筒肛门镜检查痔疮患者，可见痔区创面情况，痔核脱落和萎缩程度，以便及时处理脱落或萎缩不全的痔核；双叶肛门镜用于检查肛瘘和脓肿内口愈合情况，了解引流是否通畅，防止和处理假性愈合；直肠指检可了解肛门收缩功能，有无环状瘢痕和狭窄，并做及时处理和治疗。

（三）术后并发症的预防与处理

手术作为肛肠疾病的一种治疗方法，在所有疗法中占有重要地位。任何手术都会给患者带来一定的损伤，而肛门直肠是具有复杂生理功能的器官，血管、淋巴和神经分布相当丰富，并与尿道、前列腺、膀胱颈等器官相邻。手术时对肛门直肠及其邻近组织的牵拉、挤压和损伤会使一些患者术后出现某些反应和并发症。如切口感染、水肿、疼痛、出血、尿潴留等，这些不仅会直接影响到患者的手术治疗效果，也严重影响到患者的生活质量。沙静涛主任医师认为术后并发症的预防和及时处理可以为术后顺利康复提供有力保障，提高患者满意度，故她经过多年的临床实践，总结出了大量预防和处理术后并发症的方法，具体如下。

1. 术后感染

（1）原　因

·因创口处理不当，如留有无效腔或止血不彻底而形成皮下血肿等继发感染。

·切口引流不畅，局部积液、积脓。

·损伤或结扎较大血管，影响局部血供，缺血坏死导致感染。

·未严格遵守无菌操作原则。

·糖尿病患者及机体免疫力低下的患者，也易感染。

（2）预　防

·术前准备需充分，尽量清除手术部位的毛发、异物等。

·手术时，应严格遵守无菌操作原则，彻底消毒手术部位及周围皮肤。

·手术时要仔细操作，彻底止血，减少组织损伤。皮瓣要对合整齐，缝合不留死腔，切口应引流通畅，防止积血、积液。

·术后常规中药熏洗坐浴后及时为患者进行创面换药。换药时，要注意创面消毒，引流条保持引流通畅，使肉芽从基底部向上生长，防止皮瓣桥行愈合。

·对患有糖尿病等基础病患者，应积极治疗基础病；注意休息，加强营养，增强机体抗病力，必要时可给予营养支持。

·术前及术后给予抗生素预防感染。

（3）处　理

·局部出现红、肿、热、痛等感染征象时应及时处理，可外敷拔毒膏或消肿止痛膏，切口适当修剪使之引流更加通畅，缝合的伤口可做间断拆线。

·已成脓者，应及时切开引流，防止感染扩散。

·桥行愈合或引流不畅者，应根据情况及时修剪，使之充分敞开，并填入纱条引流，防止假性愈合。

·为防止感染扩散，必要时可对患者作全身性抗感染治疗。

2. 术后水肿

（1）原　因

·创缘循环障碍：由于手术使创缘局部原有的静脉、淋巴循环通路被破坏，或者创面压迫过紧，局部循环受阻，组织液滞留，这是肛肠病术后肛门肿胀的重要因素。

·手术操作不当：外痔切口选择不当，皮瓣对合欠佳，静脉丛剥离不干净，内痔注射位置过低，结扎过多内括约肌等，致肛门部淋巴、血液回流受阻而引起水肿。

·术后过早蹲厕大便，或腹泻频繁蹲厕，或大便干燥，排便困难，患者临厕努挣致肛门部静脉回流受阻而引起水肿。

·术后伤口感染等所致。

（2）预　防

·选择正确的手术方式：肛缘手术切口应呈放射状，皮下静脉丛要充分剥离，皮瓣对合要整齐，皮桥要充分预留，切口向外适当延长，以利于引流，内痔注射结扎点不应离齿线太近。

·手术中应尽量避免钳夹创缘的健康组织，以减少组织损伤。

·对肛门较紧者，可考虑在术中松解部分肛门内外括约肌，避免因括约肌痉挛而产生的肛门部循环障碍而引起的水肿。

·术后保持患者的大小便通畅，对大便困难者及时应用通便药物或灌肠，避免久蹲用力；对腹泻者应及时给予止泻处理，避免频繁蹲厕对肛门的刺激；对小便困难者应及时应用帮助排尿的药物或者留置导尿。

·术后要常规中药坐浴与换药，坐浴时间以 10～15min 为宜，不可时间过长；合理应用抗感染药物，预防感染。

（3）处　理

·对肛缘水肿者应予以外敷消肿止痛膏，以清热除湿，消肿止痛。

·口服地奥司明片及肛门局部微波理疗，以促进肛周局部血液循环及淋巴回流。

·对经上述处理而水肿不消者，必要时可在局麻下行修剪切除术。

·对因感染所致水肿者，应在局部治疗的同时，积极抗感染治疗。

3. 术后疼痛

（1）原　因

·手术损伤引起疼痛。

·手术刺激及术中钳夹、结扎括约肌，引起肛门括约肌痉挛；或术后肛内填塞过多过紧，内括约肌痉挛性收缩，导致痉挛性疼痛。

·术后创面暴露，神经受到外界刺激；或术后瘢痕收缩，压迫神经末梢而引起疼痛。

·术后切口感染、肛缘水肿、便秘、腹泻、异物刺激等，可引起患者肛门疼痛。

·术中肛门皮肤损伤过多，或因肛门狭小，患者大便时撕裂样疼痛。

（2）预　防

·手术采用小切口方式，以缩小创面及术后瘢痕形成；操作时要精细和准确，尽量避免不必要的操作，以减少损伤；注射硬化剂，不应误入肛门括约肌内和齿线以下的区域，且注射完毕后，进行局部按摩，使药液均匀散开，以免形成硬结；痔核缝扎不应过深、过低，避免括约肌及肛管皮肤被结扎。

·肛门皮肤损伤较多及肛管狭窄者，可酌情切断部分内、外括约肌，以缓解括约肌痉挛，或注射长效镇痛剂以减轻患者术后疼痛。

·手术结束时进行肛门指检，如发现肛门狭窄，应及时纠正。

·排便后采用中药熏洗坐浴、微波治疗、中药换药等。

（3）处　理

·疼痛明显者可口服止痛药；无效者可静滴氨丁三醇甚者可肌注哌替啶。

·如因大便干燥致排便困难而引起疼痛，可给予聚乙二醇 4000 散口服或辨证给予麻仁丸、痔漏内消丸、中药汤剂口服。必要时可外用开塞露或灌肠以助排便。

·因肛缘水肿而致疼痛者，可口服地奥司明片及外敷消肿止痛膏。若经药物治疗无效，可在局麻下行修剪切除术。

·每日便后肛内纳入普济痔疮栓、双氯芬酸钠栓以减轻肛门疼痛。

·便后以痔炎冲洗散熏洗坐浴，清洁创面，从而减轻疼痛。

·每日进行肛门局部微波理疗，促进肛门部血液循环，加速伤口愈合。

·如因术后伤口感染所致疼痛者，应在止痛的同时进行抗感染治疗。

4. 术后出血

（1）原　因

·手术中内痔结扎线未结扎紧，发生脱落，或由于切除痔核时，结扎的残端留得过少，结扎线滑脱，或肛管上切口超过齿线达直肠黏膜处，或术中对出血的小血管未及时处理，止血不彻底。

·肛门填塞物过松，或者脱落；创面压迫不紧，而引起创面渗血所致。

·痔核脱落期，因患者剧烈活动或大便干结临厕努挣致创面损伤而引起出血。

·痔核继发感染而引起组织坏死而出血，此为术后继发性大出血的主要原因。

·因痔核内注射药物浓度过高、剂量过大、部位过深，均可损伤肌层血管，引起出血。

·合并血液系统疾病如急慢性白血病、再生障碍性贫血、血友病等。其他如高血压、动脉硬化、门脉高压症、免疫性疾病造成出凝血机制障碍等亦可引起术后出血。

（2）预　防

·术前对患者的全身情况仔细检查，特别是有关凝血功能的检查，排除手术禁忌证。

·术中严格遵守操作规程，仔细操作、彻底止血是预防原发性出血的关键。

·术后肛门内留置自制的排气管，肛门外塔形纱块加压包扎，丁字带固定，以压迫止血，同时注意卧床休息，避免过度活动，尤其在结扎线脱落期（术后 7 ~ 14d）静卧少动。

·根据手术情况，考虑术后出血风险较高，要求患者术后进全流质营养饮食，以控制排便，降低排便诱发出血的概率，同时应用止血药物。

·术后适当使用抗生素，以预防术后感染所致出血。

·术后换药、清洁灌肠要轻柔，不可暴力操作，避免导致结扎线提前脱落或伤口擦伤出血。

·保持大便通畅，避免因粪便干燥而临厕努挣损伤创面所致出血。

（3）处　理

·向患者讲解病情，缓解紧张情绪，积极配合治疗，并查明出血原因。

·对少量渗血患者，可进行局部加压包扎，同时嘱患者静卧休息，减少活动，进软食，保持大便通畅即可。

·对大量渗血，或者搏动性出血的患者，应及时行止血缝扎术，嘱患者静卧休息、减少活动，进流质饮食或半流质饮食 2 ~ 3d，控制大便 2 ~ 3d。同时给予抗感染、止血、补液、抗休克等治疗。

·对大便干燥，排便困难者可予以口服润肠通便药物治疗。

5. 术后尿潴留

（1）原　因

·手术刺激：肛门直肠的各种手术，对肛门直肠及其邻近组织的牵拉、挤压和损伤所引起的局部水肿和剧痛，会导致尿道和膀胱颈括约肌反射性痉挛；手术操作粗暴，局部损伤过重，可引起肛门括约肌痉挛，产生排尿障碍。

·麻醉后膀胱逼尿肌无力。

·术后肛内填塞物及塔形纱块压迫过紧或术后肛门疼痛。

·患者心理过度紧张，反射性引起排尿障碍；或因环境变化及排尿姿势的改变而引起排尿困难。

·排便不畅或粪嵌顿，或术后肛门直肠坠胀。

·既往患有前列腺增生、尿道狭窄或年老多病、膀胱收缩无力等，亦可引起排尿困难。

（2）预　防

·手术前向患者讲明术中及术后可能会出现的一些反应，减少顾虑，并配合手术。

·选择有效的麻醉方法，使患者肛门括约肌充分松弛。手术操作要细致，减少组织损伤。

·术前排空膀胱，术后在麻醉作用消失以前，患者应限制饮水，排尿时为其营造安静放松的环境。

·在控制安全的范围内限制液体入量。

·对手术创面较大者，疼痛明显者，术中可于肛门局部注射长效止痛药，术后及时给予止痛药物，减轻术后疼痛。

·术后肛门直肠内填塞、压迫不要太紧。

·术前有泌尿系统疾病，如前列腺增生等，应在术前进行相应的治疗。

（3）处　理

·热敷患者会阴部和下腹部，以缓解括约肌痉挛，使肌肉放松。

·隔姜灸中极、关元、气海等穴，可帮助患者排尿。

·因肛门填塞纱块或压迫过紧时，可在术后6～12h，适当放松敷料。

·因疼痛引起排尿困难时，应及时给予止痛处理。

·给予新斯的明1mg肌注，兴奋膀胱逼尿肌，以帮助排尿（适用于因麻醉药物作用而引起的尿潴留）；亦可口服高特灵（特拉唑嗪）1mg，拮抗 α_1 肾上腺素受体，改善慢性膀胱阻滞者的尿道功能和症状。

·上述治疗无效而叩诊患者膀胱充盈平脐时，或患者自觉症状明显，可行留置导尿。

第二节　特色疗法

一、连环内扎外剥术治疗Ⅲ、Ⅳ期环形混合痔

连环内扎外剥术治疗环形混合痔始创于西北痔瘘名医王庆林先生，而沙静涛主任医师经过不断地临床实践及经验总结，对其进行了改良，使之更加符合生理，减轻或消除术前症状的同时，减少患者的痛苦，缩短术后住院时间，减少术后可能出现的并发症。

1. 适应证

Ⅲ、Ⅳ期环形混合痔。

2. 操作方法

硬腰联合麻醉成功后，取膀胱截石位，常规消毒铺巾，扩肛使内痔全部脱出暴露，查清痔间沟，分清齿线的位置，设计结扎的方向及针数。

从痔间沟处开始第一环扎，按顺时针方向进行。用卵圆钳在齿线上0.2cm处平行钳夹环状内痔，适度牵拉提起。用10号丝线（双线长约50～60cm）由齿

线上缘穿入，从内痔底部穿出，抽拉其中一根线留线头约 6～7cm，在痔间沟处打结，扎紧后剪断线，留 3cm 的线头，完成第一环扎。

再持原针线顺时针间隔约 1.2cm 左右，由痔核基底部进针，从齿线上缘穿出，勿将原双线未结扎的另一根线的远端线头拉出，找用原双线未结扎线端，抽拉双侧约各留 6～7cm 处剪断，在卵圆钳上部结扎。为了使结扎更牢固，术者结扎时助手可放松卵圆钳，结扎毕助手再夹紧卵圆钳。扎紧后剪留 3cm 线头，即完成第二环结扎。

按照顺序，如第一环进针法，在卵圆钳下结扎，完成第三环结扎。依此类推。

手术过程中可平行环状移动卵圆钳夹内痔。一针一环，上一结，下一结，环环相连，环扎全部内痔。结扎完毕后，剪去结扎部分的上 2/3 部分。对于环状混合痔的外痔部分，若为结缔组织性外痔，则直接剪除；若为静脉曲张性外痔，则作多处梭形放射状小切口至齿线下，剥离静脉曲张团。术毕，消毒创面，点状注射"亚甲蓝长效止痛液"，肛内纳入痔疮栓，塔形敷料及宽胶布包扎伤口，丁字形绷带固定。

本手术方式的优势在于：①本手术是一种既扎除全部内痔组织，又兼顾肛门组织结构的环切术，最大限度地保留了肛管皮肤及黏膜，处理彻底，无后遗症，复发率低。②本术式虽然没有保留黏膜桥，但多环联合呈犬齿状，既治疗彻底，又防止了直肠狭窄；对于外痔部分，采用梭形放射状小切口，既保留了肛管皮肤防止肛门狭窄，又缩短了创面愈合时间。

3. 术后处理

术后给予抗感染、止血、补液等对症治疗，每日用中药熏洗坐浴后，以拔毒膏、九华膏换药至痊愈。

4. 注意事项

·结扎时各环与环之间相距约 1.2cm 为宜，扎环太大或太小可影响肛门功能及排便，容易导致肛门狭窄。

·对于外痔部分，采用放射状细梭形切口尽量保留肛管皮肤。皮肤切除过多，疼痛明显，且容易引起肛门狭窄；皮肤切除过少，则手术后留有赘皮。

·处理外痔时，要彻底切除皮瓣下的静脉曲张团或结缔组织，多保留皮肤。

·手术中勿损伤齿状线，在齿状线上下一定的距离处理内外痔，重建肛门括约肌间沟，使得联合纵肌的纤维重新附着于肛管皮肤，恢复局部的支持结构。齿状线是高度特化的感觉神经终末组织带，是排便运动的诱发区。手术中过多损伤齿状线就会使排便反射减弱或消失，出现便秘或感觉性大便失禁。混合痔保留齿状线，可有效地避免手术后大便失禁、黏膜外翻及肛门功能不良等后遗症的发生。

· 为防止术后疼痛，术后在外痔部分手术区注入"亚甲蓝长效止痛液"（组方由丁哌卡因注射液、亚甲蓝注射液、利多卡因注射液和注射用水组成），注射完毕后，应对注射局部进行按摩，使注射的药液均匀散开。

二、指扩法加肛裂切除治疗陈旧性肛裂

陈旧性肛裂是指肛管皮肤全层纵行裂开，或形成梭形溃疡，边缘厚、硬。裂口上端常有肛窦炎、肛乳头增生，下端有裂痔或潜行瘘管。临床主要表现为疼痛、便血、便秘。肛裂的部位大多发生在肛管后侧，少数在前侧，两侧极为少见，单发或多发，发生于前侧者多见于女性。指扩加肛裂切除法操作简单，对肛门损伤小，术后疼痛轻，符合微创理念。

1. 适应证

陈旧性肛裂伴哨兵痔、肛乳头肥大或潜行瘘者。

2. 操作方法

硬腰联合麻醉成功后，取膀胱截石位，常规消毒铺巾。术者先伸入右手食指以润滑肛门，然后背向伸入左手食指，轻轻向肛裂两侧撑开肛管，进而伸入两手中指参与扩肛，位于肛裂病变处的两指应向下向外用力。扩肛操作完成后，再用电刀沿5点或7点做纵行切开（尽量避开6点部位），上至齿线下0.5cm，下至肛缘外1.5cm，一并切除梭形溃疡，切断下方的部分内括约肌环状纤维带，松解肛门。结扎、烧灼或切除肥大的肛乳头，切除下端的哨兵痔，如有潜行瘘管一并切开引流。术毕，凡士林纱布压迫止血，外敷塔形纱布，胶布加压固定。

3. 术后处理

术后给予抗感染、止血、补液等对症治疗，每日用中药熏洗坐浴后，以拔毒膏、九华膏换药至痊愈。

4. 注意事项

· 术前常规备皮、灌肠。

· 术后进半流质饮食2d，控制大便1~2d，以后注意保持大便通畅，防止大便干燥，必要时给予口服通便药物或清洁灌肠。

· 扩肛时要缓慢轻柔，切记暴力扩肛。

· 手术切口应修剪成梭形，并适当向外延长，使之引流通畅。

·切口尽量避开6点部位，因为此处组织薄弱、血液循环差，不易愈合。

·每次换药时用血管钳轻刮切口，防止假性愈合。

三、低切开窗旷置配合置管冲洗引流术治疗高位肛周脓肿

肛周脓肿是指各种原因所致的肛门直肠周围组织间隙的急、慢性化脓性感染疾病的总称。以肛提肌为界分为低位脓肿、高位脓肿和高低复合位脓肿三类。高位肛周脓肿在治疗过程中常存在疗程长，并发症、后遗症多等问题。沙静涛主任医师针对这一系列难点，提出了低切开窗旷置配合置管冲洗引流术，术后配合中药内服外用，提高了一次性治愈率，缩短了疗程，减少了术后并发症及后遗症。

1. 适应证

高位肛周脓肿。

2. 操作方法

硬腰联合麻醉成功后，取膀胱截石位，常规消毒铺巾，参考术前腔内B超或MRI检查，通过指检、镜检，确定脓肿范围及内口的位置；若内口不明确，可将最可疑的肛窦作为内口处理。在脓肿顶部或最利于脓液引流的位置做一放射状切口，敞开脓腔，放出脓液。用一球头软质探针从切口经脓腔探入，经反复探查后，由内口或可疑肛窦处探出，沿探针走行切开齿线以下的组织，齿线以上部分予以紧挂线，结扎内口两侧黏膜，并适当修剪切口。提肛肌之上的脓腔则用食指沿已切开的切口继续向深部钝性分离，充分打开脓腔内的纤维隔，使脓液引流通畅，并根据脓腔深度放置一合适的橡胶管予以引流，将橡胶管尾端缝合固定在肛周皮肤切口的边缘，以防脱落。若脓肿范围较大，可做多个放射状切口，每相邻切口之间贯穿虚挂橡皮筋予以旷置引流。术毕用3%过氧化氢及生理盐水经橡胶引流管反复冲洗脓腔，切口内填塞凡士林油油纱，无菌敷料包扎固定。

3. 术后处理

·术后给予抗感染、止血、补液等对症治疗。

·术后第2天开始专科换药：先用过氧化氢及生理盐水反复冲洗创腔，待创腔内的坏死组织及脓性分泌物冲洗干净后，早期使用拔毒膏（院内制剂）纱条填塞切口促进创面坏死组织脱落；中期使用九华膏（院内制剂）纱条以活血化瘀、祛腐生肌；后期使用生肌玉红膏（院内制剂）纱条以生肌收敛，促进切口愈合。

·术后第2天开始给予中药口服。

早期主要以热毒为主，治疗上采用"清托"法，方用仙方活命饮加减：金银花30g，蒲公英20g，连翘20g，马齿苋30g，败酱草15g，当归15g，赤芍12g，陈皮12g，乳香6g，没药6g，白芷12g，浙贝母12g，生黄芪20g，醋山甲10g（先煎），皂角刺6g，甘草10g。方中金银花、蒲公英、连翘清热解毒疗疮，共为君药。以马齿苋清热解毒，散结消肿；败酱草清热解毒、祛瘀排脓；当归、赤芍、乳香、没药行气活血通络，散结消肿止痛，均为臣药。以陈皮舒展气机，化湿；白芷通滞散结，透邪外出；浙贝母清热散结；黄芪托毒排脓；醋山甲、皂角刺通行经络，透脓溃坚，使脓成即溃，共为佐药。甘草调和诸药。诸药配伍，共奏清热解毒、消肿散结、溃疮透脓、活血止痛之功。

中后期患者多出现阴虚毒恋之象，故治疗宜用"补托"法。方用托里消毒散合补中益气汤加减：黄芪30g，北沙参12g，炙甘草9g，白术60g，当归12g，升麻6g，柴胡12g，陈皮12g，枳壳15g，焦山楂15g，焦神曲15g，焦麦芽15g，黄芩12g，黄柏12g，皂角刺6g，白芷12g。方中重用黄芪，补中益气，排脓生肌为君药。北沙参、炙甘草、白术益气健脾；当归养血和血，均为臣药。升麻、柴胡升提下陷之中气；陈皮、枳壳理气和胃，使诸药补而不滞；焦三仙健脾和胃，促气血生成，补血生肌；黄芩、黄柏清热燥湿，泻火解毒；白芷、皂角刺托毒排脓；共为佐药。诸药合用，共奏益气养血、托毒外出、敛疮生肌之功。

·术后第2天开始给予肛周局部塌渍坐浴，应用自拟方消肿促愈汤加减：马齿苋30g，侧柏叶15g，苍术12g，防风12g，枳壳12g，土茯苓20g，黄柏20g，蒲公英20g。方中马齿苋、黄柏、土茯苓以清热燥湿，泻火解毒；蒲公英清热解毒，消痈散结；侧柏叶清热解毒，凉血止血；苍术、防风祛风除湿，消肿止痛；枳壳行气止痛。诸药配伍，共奏清热燥湿、泻火解毒、消肿止痛、收敛生肌之效。早期患者因肛周局部有引流管及橡皮筋，疼痛且活动不便，可采用塌渍法：将药液倒在纱布块上（药量以纱布块完全浸透且不滴水为度，温度以不烫皮肤为度），患者取侧卧位，将纱布块敷于肛门创面，每次15~20min，每日早晚两次。后期引流管及橡皮筋全部拆掉后，改为坐浴法：由本院煎药房煎制封袋，每袋250mL，患者便后将肛周冲洗干净。取2袋药物倒入专用熏洗盆中，加开水至2000~2500mL，待药液温度降至37~40℃时开始坐浴，坐浴时应将肛门创面完全浸入药液中，每次10~15min，每日3次。中药局部塌渍及坐浴可以使药液直接作用于机体，药效直达病灶，提高了药物的利用度，同时借助热力和药力的作用，可以明显改善局部血液循环，促进创面愈合，缩短疗程。

4. 注意事项

·高位肛周脓肿一旦明确诊断，应及时手术治疗，不要等到硬结变软，也不要拘泥于有无波动感而延迟手术，以免感染向深部和周围组织蔓延，引起菌血症、脓毒血症而危及生命。也不可过分依赖抗生素而采用保守疗法，否则不但不能彻底根治，还容易导致局部硬结长时间不能消散，使病程延长。

·根据脓腔的范围、大小、深浅及与肛门括约肌的关系，于最利于脓液引流地方做手术切口，充分钝性分开脓腔内的纤维隔，以利于充分引流，避免留有无效腔。引流口要里小外大，以防皮肤过早粘合，导致引流不畅。

·准确寻找和处理内口，彻底清除感染的肛窦及肛腺组织，探查内口时，尤其对于深大、凹陷，按压有脓性分泌物溢出，或伴有肛乳头肥大部位的肛窦，应仔细探查，一般为内口的位置。另外应注意，有的脓肿可能有2~3个内口，应仔细探查，一并处理。

·术后换药时除了注意观察创面分泌物的量、色、质外，还要掌握引流条的数量、大小选择及填塞方法。对于脓腔范围广、面积大、创腔深的创面，引流条填塞过深、过多、过紧可致引流不畅，不利于分泌物顺利排出，可造成创面愈合缓慢或不愈合。引流条填塞过松、过浅、过少可致假性愈合。引流条填塞至创面底部和原切开的内口部位稍稍退出0.5cm，松紧适度即可。随后根据创面愈合情况逐渐减少引流条数量，并减少引流的深度。对于外大内小的创腔，引流条要内松外紧，防止外部创面愈合速度快于内部，保证创面从内向外生长。对于留置冲洗的橡胶管应根据脓腔的深浅逐步往出退，不可一次性拔出。引流条及引流管的拆除时间应根据脓腔的大小及分泌物的多少来决定，拆除过早容易引起脓液引流不畅，拆除过晚容易使组织纤维化，影响愈合。

四、低切高挂旷置配合置管冲洗引流术治疗高位复杂性肛瘘

高位复杂性肛瘘是肛肠科的疑难病之一，目前，切开挂线术仍然是主要的手术方式，但术后创面较大、创腔较深、分泌物较多、愈合迟缓、术后疼痛、肛门失禁等，常给患者的生活带来不便，大大降低了患者术后的生活质量。沙静涛主任医师经过长期的临床实践，提出了低切高挂旷置配合置管冲洗引流术，术后配合中药熏洗坐浴，提高了一次性治愈率，缩短了疗程，减少了术后并发症及后遗症。

1. 适应证

高位复杂性肛瘘。

2. 操作方法

硬腰联合麻醉成功后，取膀胱截石位，常规消毒铺巾，参考术前腔内 B 超或 MRI 检查，采用视、触、牵拉、染色及探针等法，确定内口位置及瘘管的走行。从外口开始沿探针切开瘘管，直至肛门括约肌外缘，彻底搔刮剔除已切开的管腔内腐朽组织。将探针由肛门括约肌外缘顺瘘管从内口穿出。切开内口以下肛管皮肤、内括约肌，以及外括约肌皮下部、浅部。并将切口向上延至齿线上 0.5cm，结扎内口两侧黏膜，彻底清除感染的肛窦及肛腺组织，修剪创面，当瘘管穿越肛管直肠环及肛门外括约肌深部时，在探针头部结扎一粗丝线，再在粗丝末端结扎一橡皮筋，然后用探针将橡皮筋拖入管腔内，用止血钳夹住橡皮筋首尾两端，适度拉紧，以另一把止血钳在橡皮筋贴近括约肌处夹住，再在钳下方用粗丝线将橡皮筋结扎。同时于管腔最深处放置一合适的橡胶管予以引流，将橡胶管尾端缝合固定在肛周皮肤切口的边缘，以防脱落。术毕用 3% 过氧化氢及生理盐水经橡胶引流管反复冲洗脓腔，切口内填塞凡士林油油纱，无菌敷料包扎固定。

3. 术后处理

·术后给予抗感染、止血、补液等对症治疗。

·术后第 2 天开始专科换药，每天 1 次：换药时先用过氧化氢及生理盐水反复冲洗创腔，待创腔内的坏死组织及脓性分泌物冲洗干净后，早期使用拔毒膏（院内制剂）纱条填塞切口促进创面坏死组织脱落；中期使用九华膏（院内制剂）纱条以活血化瘀、祛腐生肌；后期使用生肌玉红膏（院内制剂）纱条以生肌收敛，促进切口愈合。

·术后第 2 天开始给予肛周局部中药熏洗坐浴，每天 3 次，每次 10 ~ 15min，应用自拟方消肿促愈汤加减：马齿苋 30g，侧柏叶 15g，苍术 12g，防风 12g，枳壳 12g，土茯苓 20g，黄柏 20g，蒲公英 20g。具体方法如下：将上述药物送至煎药室，煎药机煎药并封袋（每袋 250mL）。使用时，嘱患者将一袋熬制好的药物倒入专用坐浴盆中，加开水至 2000 ~ 2500mL，待药液温度晾至 37℃ ~ 40℃ 时坐浴为宜，过热易致皮肤烫伤，过冷则达不到疗效。

4. 注意事项

·准确寻找和处理内口，彻底清除感染的肛窦、肛腺导管和肛腺是一次性治愈肛瘘的关键。

·必须彻底清除主管、支管以及无效腔窦道，使其开放，引流通畅。

·要注意保护肛门括约肌和肛门的生理功能，正确处理肛管直肠环与肛门括约肌的切断问题。当瘘管穿越肛管直肠环及肛门括约肌深部时，应予以挂线，挂线时橡皮筋不能太紧，以免肌肉在很短时间内被切断，起不到缓慢切割的作用引起肛门失禁。

· 手术切口若为直的，须以肛门为中心呈放射状；若为弧形切口则弧形部须在肛门括约肌外沿。切口要里小外大，以防皮肤过早粘合，导致引流不畅。

· 术后换药时不仅要注意观察创面分泌物的量、色、质，还要掌握引流条的数量、大小选择及填塞方法。对于创腔深的创面，引流条填塞过深、过多、过紧可致引流不畅，不利于分泌物顺利排出，可造成创面愈合缓慢或不愈合。引流条填塞过松、过浅、过少可致假性愈合。引流条填塞至创面底部和原切开的内口部位稍稍退出0.5cm，松紧适度即可。随后根据创面愈合情况逐渐减少引流条数量，并减少引流的深度。对于外大内小的创腔，引流条要内松外紧，防止外部创面愈合速度快于内侧，保证创面从内向外生长。对于留置冲洗的橡胶管应根据创腔的深浅逐步往出退，不可一次性拔出。引流条及引流管的拆除时间应根据脓腔的大小及分泌物的多少来决定，拆除过早容易引起脓液引流不畅，拆除过晚容易使组织纤维化，影响愈合。

五、从"脾""肾"论治慢性功能性便秘

慢性功能性便秘是指病程大于半年且近3个月表现为排便次数减少（每周少于3次）、粪便干硬或者粪质不硬、排便费力或困难、排便费时、排便不尽感以及需手法辅助排便。近年来，随着人们生活水平的提高，生活方式、饮食结构发生巨大的变化，运动量的下降，加上社会压力和精神压力的影响，慢性功能性便秘的发病率越来越高。目前，西医治疗便秘主要是通过多种导泻药，短期使用能改善便秘症状，但长期服用可致结肠黑变病等，进一步加重便秘。而中医药治疗便秘，特别是对功能性便秘有其独特的疗效，且副作用小，不易引起药物的依赖性，故有着广阔的开发前景。

1. 中医对便秘的认识

在中医历代文献中，对便秘有多种不同的称谓。《黄帝内经·素问》中将便秘称为"大便难""后不利"。汉代张仲景《伤寒论》中将便秘称为"不更衣""脾约"等，并提出了便秘当从阴结和阳结两方面分类。隋代巢元方《诸病源候论》在沿用前人称谓的基础上又提出了"大便秘难"和"秘涩"。唐代孙思邈在《备急千金要方》中提到了"大便难"和"大便不通"，便秘正式独立成病。宋代朱肱在《活人书》中首次使用了"大便秘"的称谓，此名即是便秘的前身。清代沈金鳌《杂病源流犀烛》最早提及"便秘"一词，自此便秘成为大家公认的病名并沿用至今。对于病因病机的描述如《素问·灵兰秘典论》曰："大肠者，传道

之官，变化出焉。"《素问玄机原病式》曰："风、热、火，同阳也；燥、湿、寒，同阴也。又，燥、湿，小异也……故火胜金而风生，则风能胜湿，热能耗液而反寒，阳实阴虚，则风热胜于水湿而为燥也。热燥在里，耗其津液，故大便秘结，消渴生焉。"认为六淫侵袭，每致热燥在里，阴津不足，大肠津亏，肠道干涩，大便燥结。《诸病源候论·大便病诸候·大便难候》曰："大便难者，由五脏不调，阴阳偏有虚实，谓三焦不和，则冷热并结故也……"又云："邪在肾，亦令大便难……又渴利之家，大便也难，所以尔者，为津液枯竭，致令肠胃干燥。"由此可见，便秘的病位是在大肠，一般认为是各种原因最终导致大肠传导功能失常所致。但是究其病因却会涉及五脏，病机过程较为复杂，《素问·五脏别论》曰："魄门亦为五脏使，水谷不得久藏。"此条文指出便秘与五脏不调关系密切，故论治便秘，应从五脏辨证入手：一方面，魄门为五脏排泄浊气之闸门，是全身气机升降出入之门户；另一方面，魄门受气于五脏，其启闭功能统摄于五脏，五脏气机失调可使魄门闭而不启，从而引发便秘。

沙静涛主任医师认为慢性功能性便秘与脾、肾的关系较为密切，故在多年临床实践中，从脾、肾论治功能性便秘，取得了良好的临床效果。

2. 便秘从"脾"论治的理论依据

脾为后天之本，气血生化之源，其主要生理功能是主运化和主统血。《素问·玉机真脏论》云："脾为孤脏，中央土以灌四旁。"《素问·厥论》曰："脾主为胃行其津液者也。"所以脾气的运化功能健全，才能为化生气、血、津液等提供充足的养料，才能使全身脏腑组织得到充分的营养，以维持正常的生理活动。《素问·灵兰秘典论》曰："脾胃者，仓廪之官，五味出焉。大肠者，传道之官，变化出焉。小肠者，受盛之官，化物出焉。"脾胃、大肠和魄门构成重要的排便器官，肠道顺利传导、魄门启闭正常，关键取决于脾胃的升降功能。脾升清使水谷精微正常布散，胃降浊使糟粕顺利下行经大肠传导转运成粪便。若脾气的运化功能减退，则水谷精微的吸收失常，气血津液亏虚，气虚则大肠传导无力，致食物糟粕在肠道内的停留时间过长而形成便秘。如《素问·玉机真脏论》语："脾不足，令人九窍不通。"《灵枢》曰："中气不足，溲便为之变。"脾主统血，脾的统血功能正常有赖于脾气的正常，如《金匮要略编注·下血》曰："五脏六腑之血，全赖脾气统摄。"若脾气不足一则会使血的化生不足，二则会引起出血，进而导致人体血虚，津血同源，血虚日久则肠道失去濡润，难以传输糟粕，津液不布，肠道失津，无法濡润糟粕，而致大便艰涩难行，会出现津液亏虚，津血同亏则肠道不润而发生便秘，故便秘之源在于脾胃。

沙静涛主任医师认为，脾失健运，气血津液乏源，不能为胃行其津液，肠道津液不足、失于濡润或气虚无力推动是慢性功能性便秘的基本病机，因此通过调理脾胃，使中焦气机升降正常，脾胃燥湿相济，气血津液化生有源，肠道得以濡润，才是治疗慢性功能性便秘的根本。

3. 便秘从"肾"论治的理论依据

肾为先天之本，其生理功能主要是"藏精"，依靠"肾精"所化生的肾阴、肾阳的功能来主水和司二便。《素问·金匮真言论》曰："北方黑色，入通于肾，开窍于二阴，藏精于肾，故病在溪，其味咸，其类水……"可见肾的生理功能有主管二便的作用。而便秘的产生主要责之于肾精不足以及肾精所化生的肾阴、肾阳的功能衰弱所致。便秘的病位在肠，粪便的润泽主要依赖大肠的"津"和小肠的"液"，但"津液"主要依赖肾精所化生。《兰室秘藏·大便结燥》言："夫肾主五液，津液润则大便如常。"《医贯》指出："大肠主津，小肠主液，津液皆肾水所化。"如肾精亏耗，则肠道干涩，失去濡润，粪便干燥，大便艰涩难下。肾阳为全身阳气之本，主要发挥温煦和推动作用，若肾阳不足，肠道失去温养和推动则大肠传导无力，故亦可导致便秘，此时多大便不干燥，排便无力。如《景岳全书·秘结》云："凡下焦阳虚，则阳气不行，阳气不行，则不能传送，而阴凝于下，此阳虚阴结也。下焦阴虚能致精血枯燥，精血枯燥则精液不到而脏腑干槁，此阴虚阳结也。"肾阴是全身阴液之本，有化生津液的作用，若肾阴不足或真阴亏耗，导致津液亏少，亦会导致便秘。如《杂病源流犀烛》指出："大便秘结，肾病也……盖肾主五液，津液盛则大便调和。若为饥饱劳役所损，或素嗜辛辣厚味，致火邪留滞血中，耗散真阴，津亏液少，故成便秘之证。"若肾气亏虚失于固摄，膀胱失约，小便频数，间接导致肠道津液枯涩，再加之气虚推动乏力，进而导致便秘。如《诸病源候论》曰："邪在肾，亦令大便难。所以而者，肾脏受邪，虚而不能制小便，则小便利，津液枯燥，肠胃干涩，故大便难。"《景岳全书》中对便秘从肾论治进行了详尽论述："秘结之由，除阳明热结之外，则悉由乎肾。盖肾主二阴而司开阖，故大小便不禁者，其责在肾，然则不通者，独非肾乎。故肾热者宜凉而滋之，肾寒者宜温而滋之，肾虚者宜补而滋之，肾干燥者宜润而滋之。经曰：肾苦燥，急食辛以润之，开腠理，致津液，通气也。"由此可见，肾精、肾阴、肾阳的虚弱都会导致便秘的发生，故慢性功能性便秘应从肾论治。

4. 治疗慢性功能性便秘宜从"脾、肾"论治，宜益气健脾、滋阴补肾、润肠通便

沙静涛主任医师认为慢性功能性便秘具有病程长、迁延难治、易反复等特点，其基本病机为大肠传导功能失常，与脾、肾密切相关。中医认为肾为"先天之本"，脾为"后天之本"。无论处于生理状态或处于病理状态中，脾肾与其他脏腑均可相互影响，互为因果。若疾病迁延难治，脏腑受损，阴阳精气亏虚，常导致脾肾功能失常。故肾与脾常为各个脏腑出现疾病的最终转归。"久病多虚"，慢性功能性便秘与脾肾二脏关系最为密切，临床上以脾肾亏虚的"虚秘"为主。脾运化水谷精微，为气血化生之源，被称为"后天之本"。脾主运化、升清。脾脏功能正常，气血得生，则肠道得以濡养，传导有力；清气得升，则浊气得降，气机调畅，有利于解便。若脾脏亏虚，气血生化乏源，气虚则推动乏力，大便不得下行；阴血亏虚则肠道失养，糟粕干结不下。肾主水司二便，《诸病源候论》记载："肾脏受邪，虚而不能制小便，津液枯槁，肠胃干涩，故大便难。"当肾气亏虚时，失于固摄，小便频数，则津液丢失过多，致肠道失于滋润，可通过滋阴补肾，减少津液丢失，肠道滋润，则利于排便。所以，沙静涛主任医师在治疗该病时从调补脾肾入手，佐以缓下，提出了益气健脾、滋阴补肾、润肠通便的治疗大法，并总结出了治疗慢性功能性便秘疗效确切的经验方——益气健脾通便方和滋阴补肾通便方。若便秘表现为大便并不干燥，虽有便意，但排出困难，用力排便则汗出气短，神疲乏力，舌淡苔白，脉弱。则选用益气健脾通便方，药物组成：炙黄芪30g，太子参12g，生白术60g，炙甘草6g，当归身12g，陈皮12g，升麻6g，醋北柴胡12g，焦山楂15g，焦麦芽15g，焦神曲15g，瓜蒌仁15g，炒柏子仁12g。方中炙黄芪甘温，入脾肺，轻清气锐，重用以峻补脾肺之气，为君药。太子参、炙甘草、生白术甘温补中，助君药补气健脾而为臣药。白术生用且量大，取其补气通便之功；"气为血之帅"，气虚日久损及营血，配伍当归身以调和营血，养血润肠通便；气虚易滞，配陈皮使补而不滞，调理气机，使中焦气机升降得复；少用升麻、醋北柴胡以升脾胃清阳之气，李杲在《内外伤辨惑论》中言"胃中清气在下，必加升麻、柴胡以引之"；焦山楂、焦麦芽、焦神曲以消食和胃导滞；瓜蒌仁、炒柏子仁以润肠通便；以上诸药共为佐药。炙甘草调和诸药。诸药相合，共奏益气健脾通便之效。在临床运用过程中，沙静涛主任医师以此为基础方，随兼证而加减，如兼腹胀痞满者，加枳实20g，厚朴20g，姜半夏12g，以消痞除满；兼湿热者，加酒黄芩12g以清热燥湿；肝肾不足者，加酒川牛膝12g，黑芝麻15g，以滋补肝肾。若便秘表现为大便干结，如羊屎状，头晕耳鸣，腰膝酸软，口干，舌红少苔，脉细数。则选用滋阴补肾通便方，其药物组成为：玄参30g，生地黄30g，麦冬20g，生白术60g，酒黄芩12g，生石膏20g，焦山楂15g，焦麦芽15g，焦神曲15g，瓜蒌仁15g，炒柏子仁12g，酒川牛膝12g，酒女贞子15g，墨旱莲12g。方中玄参性咸寒润下，善滋阴清热、润燥生津，为君药。生地黄清热凉血、养阴生津，麦冬养阴生津，共为臣药。白术生用且量大，取其补气通便之功；酒黄芩、生石膏以清热；焦山楂、焦麦芽、焦神曲以消食和胃导滞；瓜蒌仁、炒柏子仁以润肠通便；酒川牛膝、女贞子、墨旱莲滋补肝肾；以上诸药共为佐药。如兼腹胀痞满者，加枳实20g，厚朴20g，姜半夏12g，以消痞除满；大便干结难下者加生石膏20g；伴五心烦热者加知母15g。

六、从"脾胃"论治溃疡性结肠炎

溃疡性结肠炎是一种以结肠黏膜广泛溃疡为特征的慢性非特异性炎症性疾病，以腹痛、腹泻、里急后重及黏液脓血便为主要临床表现。病变主要局限于结肠黏膜，反复发作可累及黏膜下层、肌层，甚者可有糜烂、溃疡。病变多位于直肠及远端结肠，也可侵犯全部结肠，并有多种肠外并发症。病程一般较长，迁延不愈，并有发生癌变的风险。本病可见于任何年龄，但以20~40岁的人多见。目前，对本病的病因及发病机制仍没有明确定论，现代医学认为主要与遗传因素、免疫因素、细胞因子及炎性介质和抗中性粒细胞胞质抗体、感染因素、环境因素、精神与神经因素等因素有一定的关系，故在治疗上多采用抗生素、免疫抑制剂、类固醇激素及其他对症治疗，甚至采用外科手术切除病变等。这些方法虽有一定的疗效，但存在总体治愈率低、不良反应大、容易复发等弊端。近年来，中医药在治疗溃疡性结肠炎方面取得了很大的进展，具有疗效确切、不良反应少、安全持久等独特优势，得到了广大患者的接受与肯定。

1. 中医对溃疡性结肠炎的认识

溃疡性结肠炎在中医古代文献中没有专属的病名，但根据腹痛、腹泻、黏液脓血便的临床症状，历代医家将其归为中医学"肠澼""肠风""泄泻""大瘕泄""痢疾""休息痢""久痢""脏毒""便血"等疾病的范畴。2017年《溃疡性结肠炎中医诊疗专家共识意见》中将溃疡性结肠炎的中医病名定为"久痢"。在所有病名当中，最先被提出的是"肠澼"一名，出自《素问·太阴阳明论》，即"食饮不节，起居不时者，阴受之。阳受之则入六腑，阴受之则入五脏……入五脏则满闭塞，下为飧泄，久为肠澼。"指出了饮食不节，起居失常，导致脾胃功能损伤，而脾胃虚弱是发病的关键所在。《黄帝内经》中最早出现"肠风"一词："久风入中，则为肠风飧泄。"泄泻首次出现于《黄帝内经》之中，称其为"泄"；《难经》首次将"肠澼"归属于泄的范畴中，并将泄泻分为"胃泄""大瘕泄""脾泄""小肠泄""大肠泄"五类，同时提出了里急后重的临床症状。《金匮要略》中张仲景第一次提出了"下利"的病名，并将痢疾与泄泻统称为下利。隋代巢元方在《诸病源候论·痢病诸候》中将"休息痢"作为病名首次提出："休息痢者，胃脘有停饮，饮痢积久……肠胃虚弱易为冷热，其饮气或动或静，故其痢乍发乍止，谓之休息痢也。""由脾虚大肠虚弱，风邪乘之，则泄痢虚损不复，遂连滞涉引岁月，则为久痢也。"脏毒首先出现于《圣济总录》中，同时在《丹溪心法》中也写道："人惟坐卧风湿……以致荣血失道，渗入大肠，此肠风脏毒之所由作也。"《景岳全书》中记载："凡内经有言飧泻者，有言濡泻者，皆泄泻也，也有言肠澼者，即下痢也……泻由水谷不分，出于中焦，痢由脂血伤败，病在下焦。""泄泻之本，无不由于脾胃。"而《素问·生气通天论》云："是以春伤于风，邪气留连，乃为洞泄。"《古今医鉴》曰："夫泄泻者，脾胃为饮食生冷之所伤，或为暑湿风之所感，脾胃停滞，而为泄泻也。"说明感受外邪，尤以感受湿热之邪，留连肠胃之间与气血搏结则化为脓血，若痰浊内生则化为黏液混于肠间，症见赤白下痢。《济生方》中云："夫人饮食起居失其宜，运动劳役过其度，则脾胃不充，大肠虚弱，而风冷暑湿之邪，得以乘间而入，故为痢疾也。"指出该病的发生由饮食失常、过劳伤正、外邪侵袭所致。张景岳在《景岳全书》中指出该病与情志有着密切的联系。综上所述，中医认为本病多因先天禀赋不足、外感时邪、饮食不节、情志内伤等所致。

2. 溃疡性结肠炎从"脾胃"论治的理论依据

中医认为脾胃居于中焦，禀运化转输、受纳腐熟之职，具有升清降浊的功能。脾虚失运则六腑诸症丛生，尤以水谷不化、气血失调为主。脾虚则湿盛，湿盛则濡泄。脾虚与湿邪常相互为病，形成恶性循环，反复发作，难以治愈。正如《景岳全书·泄泻》曰："泄泻之本，无不由脾胃。"《医宗必读》云："泻皆成于土湿，湿皆本于脾虚。"《素问·脏气法时论》云："脾病者……虚则腹满肠鸣，飧泄食不化。"《素问·阴阳应象大论》曰："清气在下，则生飧泄。"《脾胃论》曰："内伤饮食，外感病邪，使太阴阳明受病，脾阳受病则脾机不运，升降反常……腹胀泄泻。"综上所述，本病发生多因先天禀赋不足、外感湿邪、饮食不节、忧思悲郁、劳倦过度、久病耗伤等引起，致使脾胃虚弱，运化无权，升清降浊失司，水谷精微不布，变作水湿，清浊不分，下注于肠，而致泄泻。湿邪重浊黏腻，易阻滞气机，湿与热结，蕴结肠道则气机不畅，传导失常，故腹痛、里急后重；湿热久滞，熏蒸肠道，搏结气血，肠络受损，化为脓血，故便下脓血；病程日久，耗伤脾肾之阳，寒从中生，水湿不化，下泄或凝结于肠，可致便泻黏液白冻、脘腹冷痛、身倦乏力、食欲减退等症状。若气血生化不足，则见面色萎黄、头晕、气短、消瘦等；运化无力可见完谷不化；久泻或素体阴虚者，则进而伤及脾肾之阴。故沙静涛主任医师认为本病病位在大肠，发病与脾胃、肝肾相关，病因病机虽错综复杂，但总以脾胃虚弱为本，湿盛、热蕴、气滞、血瘀为标。

3. 溃疡性结肠炎从"脾胃"论治，宜益气健脾、清热祛湿、调气和血

沙静涛主任医师认为本病虽发生于大肠，但与脏腑有关，尤其与脾胃的关系最为密切。正如《血证论》所述："是以大肠之病，有由中气虚陷，湿热下注者。"此即"有诸内，必形诸于外"。故沙静涛主任医师治疗溃疡性结肠炎从整体出发，重视大肠与脏腑之间的关系，认为急性发作期或活动期的病机为湿热蕴结大肠、瘀血阻于肠络，治疗以清热祛湿、气活血为主，益气健脾为辅。间歇发作期的病机乃脾虚湿热留恋，寒热虚实交错，治疗应标本兼治，既要补益脾胃，又要清热祛湿，同时注意调理气血，所谓"行血则便脓自愈，调气则后重自除"。缓解期以脾肾两虚为本，阳衰湿困瘀阻为标。久泻伤脾，由脾及肾。故当温肾健脾，辅以祛湿化瘀。无论是急性发作期还是正虚邪恋期、缓解期，本虚标实贯穿于溃疡性结肠炎发病的始终，故治疗需标本同治，视病情将益气健脾、清热祛湿、调气和血等法熔于一炉，以平为期。

沙静涛主任医师治疗溃疡性结肠炎，十分重视脾胃虚弱这一基本病机，故在治疗上以经方补中益气汤为基础，结合保和丸、芍药汤、白头翁汤等经典方剂，总结出了治疗溃疡性结肠炎疗效确切的经验方。该方由炙黄芪、太子参、炒白术、当归尾、陈皮、升麻、醋北柴胡、焦三仙、白头翁、败酱草、酒黄芩、砂仁、生薏苡仁、怀山药、姜半夏、川牛膝、木香、枳壳、炙甘草组成。方中炙黄芪、太子参、炙甘草补中益气健脾；炒白术长于健脾燥湿，如《医学启源》中记载："白术除湿益燥……和中益气。"溃疡性结肠炎多以湿热为患，故选用炒白术合酒黄芩湿热同除；醋北柴胡、升麻取升阳举陷之义；砂仁、生薏苡仁、怀山药健脾燥湿，止泻，使稽留肠道的湿热邪气从下而出，喻"利小便以实大便"之义；木香、枳壳、当归尾、陈皮取行气活血之意，"行血则便脓自愈，调气则后重自除"；白头翁、败酱草清热解毒，燥湿化滞，凉血止痢；焦三仙健脾消食化积，使补而不滞。下痢黏液脓血便较重者，可酌加地榆炭、槐角炭、白及等清热凉血；迁延日久，脾肾亏虚、次数较多、便质稀薄、四肢清冷者，可加酒豆蔻、枸杞、黄精、白扁豆等温肠固涩止泻。单纯口服中药疗效虽佳，但起效较缓，沙静涛主任医师在临床诊治中经过长期总结，结合本病的临床特点，自拟验方进行肛管直肠滴入，收效奇特，全方如下：马齿苋 15g，北败酱 15g，盐黄柏 12g，酒黄芩 12g，牡丹皮 12g，蒲公英 12g，野菊花 12g，地榆炭 12g，槐角炭 12g，白及 12g，红花 10g。每日 1 剂，水煎至 200mL，保留灌肠。全方清热解毒，燥湿止泻，凉血消痈止痢，既兼顾病情，又兼顾病位，通过灌肠，使药液直达病所，充分吸收，最大限度发挥中药的功效，提高了临床疗效。

七、从"脾胃"论治肛窦炎

肛窦炎是由于肛窦中的肛腺或者肛门瓣出现各种炎症所诱发的疾病。主要表现为肛门坠胀、肛内刺痛、烧灼感或排便不尽感等症状。除上述肛门症状外，还可引起自主神经功能紊乱等方面的疾病，严重时影响患者的工作及生活。肛窦炎可发生于任何年龄段，女性多于男性，尤其以围绝经期女性多见。目前，随着国民生活水平的提高、所处环境的变化等，肛窦炎的发病率也在逐年增长。本病具有病程长、治愈慢、易复发等特点，常给患者身心健康造成巨大影响。因此，对于本病应当早诊断早治疗，以免错过最佳治疗时期。

1. 中医对肛窦炎的认识

肛窦炎在祖国传统医学中没有专属的病名，根据所观察到的症状和体征，历代医家多将其归于"脏毒"范畴，最早记载于《圣济总录》。后有《血证论》云："脏毒者，肛门肿硬，疼痛流血，与痔漏相似。"明代李梃在《医学入门》中记录："自内伤得者曰脏毒，积久乃来。"陈实功《脏毒门主论》曰："脏毒生于肛门之两旁，乃湿热相火内灼肺金而成也；或醇酒膏粱，勤劳辛苦，蕴毒流注肛门，结成肿块。"指出脏毒病变部位在直肠的尾部，即肛门。祖国传统医学认为本病的发生多因饮食不节，过食辛辣炙煿、肥甘厚味之品等因素致使脾胃运化功能受损，湿热内生，下注魄门；或因湿热蕴结肠道，郁久化热，热结津亏，大便干结，排便困难而致肛管破损染毒，使气滞血瘀，不通则痛；或因久泻、久痢等胃肠道疾病，使湿毒蕴结，下注肛门；或外感湿邪，失治误治，郁久化热，湿热之邪下注肛门；或因体虚，中气不足，气血运行不畅而致。另有妇女妊娠胎毒，虫积骚扰染毒，皆易导致本病的发生。

2. 肛窦炎从"脾胃"论治的理论依据

中医认为"诸湿肿满，皆属于脾"，脾主运化水液，被称之为"水之中州"。脾气健旺，运化水液功能正常，既确保了对水液的充分吸收，以免津液生成乏源，又促使水液在体内及时输布代谢，而不致积聚潴留形成水湿痰饮等病理产物，反之脾气不足，则全身水液代谢发生障碍，不能输布至身体各个地方，水液积聚形成水湿痰饮等病理产物，湿久郁而化热，湿为阴邪，其性趋下，湿热之邪下注肛门而成此病。若治疗不及时，湿热之邪反之又困阻中焦脾胃气机，形成恶性循环。内生湿热之邪既是病理产物，也是致病因素，它们因脾胃运化功能失常产生，反过来又成为致病因素，影响脾胃正常生理功能，最终导致疾病加重。

沙静涛主任医师对肛窦炎的病因病机有自己的见解。她认为肛窦炎属中医学中"脏毒"范畴，根据中医基础理论，结合人们的饮食习惯，其发病多因恣食生冷、辛辣、醇酒、原味，日久损伤脾胃，运化失司，湿浊内生，久而化热，引起脏腑气机升降失常。湿性重浊、黏滞，下注肛门。气机出入无序，清阳不升，浊阴下降，而致气滞血瘀。湿热瘀血相结聚，形成"浊邪"，积聚肛门而发本病。脾虚乃致病之本，湿、热、瘀血等浊邪乃致病之标。

3. 肛窦炎从"脾胃"论治的治法

肛窦炎从"脾胃"论治，宜益气健脾，根据湿、热、瘀血、湿热互结等致病因素的不同，分别选用除湿、活血化瘀、清热燥湿、清热泻火等药物。

沙静涛主任医师认为肛门坠胀、烧灼感及排便不尽感多为湿热下注肛门所致，治疗应以清热利湿为要。然湿邪为患，其性重浊黏腻难去，易困阻脾阳，致脾失健运，病程缠绵难愈，久病必耗气，使脾气虚弱。如再一味投以苦寒清热之品，则更耗脾胃之气，使正虚无力驱邪外出，但过度补益脾气，则易使湿浊难除，且甘味药物多具有滋腻之性，过用则有碍湿浊之邪运化传输。沙静涛主任医师强调，本病的治疗应根据患者病情缓急，权衡标本而施治，本虚为主者，则以益气健脾为要辅以祛湿；标实为主者，根据致病因素的不同则以活血化瘀、清热燥湿、清热泻火等为先，后期辅以扶助正气；虚实并见，则健脾利湿并用，使祛邪不伤正，补虚不留邪。沙静涛主任医师在治疗肛窦炎的过程中始终不忘健脾固本，即使实证之象很明显时，也常以补中益气汤为基础方加减化裁，以益气健脾、清热利湿。

沙静涛主任医师认为肛窦炎急性发作期多以湿热为患，慢性期以脾虚为主，在辨证及治疗时应有所侧重，抓住主要症状及主要病机。

（1）湿热下注证 病程短，起病迅速，以肛门下坠、肛内烧灼感为主症，伴或不伴黏液、脓血等自肛内溢出，小便短灼，舌质红，苔黄或腻，脉数。

（2）脾虚气陷证 病程长，常迁延反复不愈，肛门下坠感尤为明显，且劳累后加重，或有水样分泌物从肛内流出，或伴痔核、肛乳头脱出，平素时常感疲倦乏力，舌淡或暗，苔白，脉细弱。沙静涛主任医师治疗本病以益气健脾、清热利湿为治疗原则，以补中益气汤为基础方，加减化裁，辨证施治。主方：炙黄芪15g，太子参15g，生白术20g，炙甘草6g，当归12g，陈皮12g，升麻6g，醋北柴胡12g，焦山楂15g，焦麦芽15g，焦神曲15g，醋延胡索12g。偏湿热者加酒黄芩10g，野菊花12g，蒲公英10g；偏脾虚者生白术加量至30g，山药15g，姜半夏10g；情志抑郁者合柴胡疏肝散加减；兼血瘀者加延胡索、桃仁、红花等；脓血便者合白头翁汤加减。

沙静涛主任医师治疗肛窦炎，主张以保守治疗治疗为主，在强调内治的同时，更加注重外治法。应用中药熏洗坐浴及中药直肠滴入疗法，取得了较为满意的效果。中药熏洗坐浴疗法利用药物煎汤煮沸，趁热对皮肤或患处进行熏蒸、洗涤，熏洗过程中借助药力和热力，直接作用于局部病变部位，蒸腾的热气可使腠理开泄，有利于对药液中有效成分的吸收。自拟清窦方，以清热利湿止痛为治疗大法，具体药物组成：马齿苋 30g、侧柏叶 15g、苍术 15g、防风 15g、甘草 10g、枳壳 15g、蒲公英 30g、野菊花 15g、土茯苓 30g、黄柏 20g、紫花地丁 15g、天葵子 15g。上述药置于煎药锅中，武火烧开，文火煎 20min 待温度合适后坐浴 15min，早晚各 1 次。中药直肠滴入疗法通过对病灶直接给药，使药物中的成分不经过肝脏而直接被直肠黏膜吸收，可防止药物被体内的消化酶所破坏，对消化道产生刺激，并可以有效提高病灶局部的药物浓度，加快药物的起效速度，减少不良反应的发生。以清热解毒、活血止痛为治疗大法，给予自拟方药，具体药物组成：马齿苋 15g、北败酱草 15g、盐黄柏 12g、酒黄芩 12g、牡丹皮 12g、蒲公英 15g、野菊花 12g、炒桃仁 12g、红花 10g、醋延胡索 12g、白芷 12g。上述药水煎至 200mL，患者取左侧卧位，将煎好的 200mL 汤药温度控制在 37℃左右，用一次性输液器缓慢滴入直肠，使药物在直肠内保留 30min 左右，每天 1～2 次。

参考文献

［1］王爱华,宾东华.王爱华肛肠科医案集［M］.北京:中国中医药出版社,2018.

［2］翟敏,孙建华.中医肛肠病病因、病机的古文献探析［J］.浙江中医药大学学报,2009,33(1):
21－22.

［3］王璐.辨病辨证优势互补——浅谈对中西医结合的认识［J］.新疆中医药,2009,27(1):
37－39.

［4］钟馨,杜炳林.张燕生教授治疗肛肠疾病经验总结［J］.世界中西医结合杂志,2018,13(10):
1364－1367.

［5］荣文舟,杨志生,温小一,等.王嘉麟医案医话［M］.北京:学苑出版社,2003:7－8.

［6］李国霞,曹泽伟.便秘脏腑辨治［J］.山东中医杂志,2015,34(11):851－852.

［7］曹吉勋.新编中国痔瘘学［M］.成都:四川科学技术出版社,2015:150

［8］沙静涛,赵伟,曾进,等.低切开窗旷置配合置管冲洗引流术治疗高位肛周脓肿的临床观察
［J］.中国肛肠病杂志,2018,38(3):35－38.

［9］沙静涛,赵伟.Ⅰ期肛周脓肿根治术配合中药消肿促愈汤熏洗治疗肛周脓肿 268 例［J］.中国
妇幼健康研究,2017,28(1):146.

［10］蔡雨芩,沙静涛.消肿促愈汤坐浴对于肛瘘术后恢复影响的临床观察［J］.全科口腔医学杂

志,2018,5(32):69-70.

[11] 中华医学会消化病学分会胃肠动力学组,中华医学会外科学分会结直肠肛门外科学组.中国慢性便秘诊治指南(2013,武汉)[J].胃肠病学,2013,18(10):605-612.

[12] 周永学,闫曙光,谢培.功能性便秘从肾论治机理探讨[J].陕西中医学院学报,2015,38(2):16-18.

[13] 孙芳美.溃疡性结肠炎的发病机制与治疗进展[J].中国医药指南,2012,10(12):445-447.

[14] 彭艳红.溃疡性结肠炎中医病名源流探析[J].辽宁中医药大学学报,2014,16(3):138-139.

[15] 张声生,沈洪,郑凯,等.溃疡性结肠炎中医诊疗专家共识意见(2017)[J].中华中医药杂志,2017,32(8):3585-3589.

[16] 郑玉金.肛窦炎的诊断和治疗思路探析[J].中外医疗,2010,(25):180-181.

第三章 临证经验

第一节 痔

一、概　述

痔疮是肛肠疾病中最常见的疾病，约占所有肛肠疾病的87%，在辛辣饮食、酗酒、久站、久坐、久蹲及便秘人群中发病率较高。女性高于男性（其原因可能与女性生理结构薄弱及妊娠有关）。痔是直肠下端黏膜及动静脉吻合支形成的静脉丛迂曲、变形、静脉血栓形成的柔软静脉团块。内痔是肛管血管垫发生的病理变化和（或）异常移位。外痔是直肠下静脉属支在齿状线远侧表皮下静脉丛的病理性扩张和血栓形成。内痔与外痔通过静脉丛相互吻合为混合痔。我院对2019年在肛肠科住院诊断肛肠疾病的患者进行流行病学调查发现痔疮发病所占比例最高，约占总住院率的82%，各种年龄均可发生，但随年龄的增长而逐渐上升。

二、病因病机

（一）中医学认识

早在两千多年前《内经》就有"因而饱食，筋脉横解，肠澼为痔"的论述，精辟阐述了痔疮的病因病机，以后历代医家又不断补充完善对痔的认识。痔病的病因病机为脏腑本虚，肠壁运化无力，加之饮食不节、过食辛辣、嗜酒，湿热内生，下注大肠所致；或久坐久蹲、负重远行、久泻久利、妊娠过多至血行不畅，血热相搏，筋脉交错，气凝血滞发为痔病；或因外感风湿燥热之邪，下注肛门；或因七情内伤、湿热交阻，经脉不畅，气血结于肛门；或因久病气虚，中气下陷，固摄不足，导致脱出肛外。

（二）西医学认识

1. 肛垫下移学说

肛垫又称肛管血管垫、直肠海绵体，是肛管直肠结合部局部增厚的部分，包括黏膜以及血管（静脉丛、动脉、动静脉吻合），平滑肌，弹性纤维和结缔组织等黏膜下层组织构成，血管成分是其主体。肛垫参与部分肛门闭合功能，是正常的解剖结构。任何原因造成肛垫的充血增生肥大，或破坏了肛垫内的结缔组织和平滑肌，使肛垫失去支持而下移突入肛管腔内即成为痔。肛垫下移学说是目前痔的成因的主流观点，但是它只说明了内痔成因，并不能全面解释所有的痔。

2. 静脉曲张学说

直肠静脉属门脉系统，无静脉瓣，血液受重力作用不易回流；人体在站立位或坐位时，肛门直肠位于下部，受重力和内脏器官压迫，静脉回流易受阻碍；直肠血管在不同高度穿过肌层，受粪块压迫及直肠肛门肌肉收缩，影响血流回流；痔静脉位于黏膜下层的疏松组织内，直肠壶腹常处于空虚状，周围缺乏支架固定，容易淤血。这些因素都可能导致肛门直肠静脉内压增高，痔静脉丛屈曲扩张淤血而形成痔。静脉曲张学说是传统的最具代表性的学说之一。

3. 血管增生学说

血管增生学说认为直肠黏膜下含有大量的血管小球组成的窦状血管、弹力纤维组织、结缔组织及发育不良的平滑肌，类似具有勃起功能的海绵体，痔核就是海绵体增生、淤血导致。

4. 诱发因素

（1）解剖因素 肛门位于直肠下端，因重力与腹腔脏器压迫，静脉回流障碍，致使静脉丛长时间处于淤血状态。且直肠静脉缺乏静脉瓣，血液易反流，容易淤积。血管穿过括约肌层，容易受到粪便挤压，加之直肠静脉丛组织疏松，缺乏固定结构，容易迂曲变形。

（2）职业因素 久坐久蹲、负重远行，使静脉回流受阻，重力因素及腹腔压力增加，引起痔动脉过度充盈，导致血管淤血扩张。运动不足，肠蠕动减慢，粪便在肠腔内停留延时，导致水分过多重吸收，引起便秘，排便努挣，痔动脉压力升高，引起痔病。

（3）遗传因素　痔病有明显的遗传倾向，父母均有痔病，其子女发病率明显高于普通人群。直肠指检时发现痔动脉区明显波动，局部血运丰富，痔动脉及其痔区扩张、增生，多与生理因素有关。

（4）饮食因素　长期过食辛辣、过量饮酒、低纤维饮食等均可能刺激肛门和直肠充血，促使静脉丛屈曲扩张成痔。

（5）疾病因素　慢性腹泻（结直肠炎、菌痢、消化不良等），慢性便秘，妊娠或分娩，腹压增高（前列腺增生、肺气肿、肺心病等），门脉高压（肝硬化、充血性心力衰竭）等都可能使肛门直肠充血或者血液回流障碍，血液淤滞导致毛细血管通透性增高，血管丛迂曲扩张，肛垫增生肥大。

（6）肛门部局部感染因素　肛门局部慢性炎症，导致局部血管壁纤维化，黏膜组织炎症刺激形成炎性海绵状肉芽肿，其内血管增生，与痔动脉相连。肛外皮肤也因慢性分泌物刺激，皮肤组织增生，常见于肛裂形成的肛内乳头痔及肛外哨兵痔。

综上所述，痔核多由黏膜下血管网、弹力纤维、结缔组织等组成。病理状态下其血管扩张、增生、弹力下降、血管内静脉血团形成，加之慢性炎性导致白细胞浸润，血管壁变薄、壁内弹力纤维断裂，痔核内血供丰富，直肠指诊时常能触及搏动的直肠动脉，排便时挤压破裂出血。慢性炎症导致局部疼痛，肛门括约肌痉挛，局部淋巴回流不畅，皮下水肿形成。

三、临床表现

痔分为内痔、外痔、混合痔。内痔的主要临床表现是便血和脱出；外痔的主要临床表现是肛门不适、肛门疼痛；混合痔同时具有内痔和外痔特征。

（一）症　状

1. 便　血

内痔早期表现为便血，多为便后手纸染血或滴血，量少，色鲜红。随着痔核体积增大，症状加重，可表现为滴血或喷血，量多，色鲜红。若反复大量出血，可引起失血性贫血。外痔一般不出血，但皮肤破损或血栓溃破时可有出血。

2. 脱　出

初期仅在排便时脱出，便后可自行回纳。以后脱出逐渐不能自行回纳，需手托复位，或休息后方能缓慢回纳。后期因肛门松弛，用力、行走、咳嗽、喷嚏、下蹲或精力不集中时都可脱出，甚者痔核长期脱出在肛门外。痔核反复脱出，黏膜易损伤发炎、充血、水肿、糜烂，如不及时复位可发生嵌顿，以致难以复位。

3. 疼 痛

内痔一般无疼痛，但内痔嵌顿或有血栓形成时，可引起剧烈的疼痛。血栓性外痔、炎性外痔表现为剧烈疼痛，排便、活动时加重。赘皮外痔、静脉曲张性外痔一般不痛。

4. 肿块突起

赘皮外痔表现为肛缘大小不等的柔软皮垂，严重时呈环状突起。血栓性外痔、炎性外痔表现为肛缘突发性肿块，伴有疼痛。静脉曲张性外痔便后或用力、下蹲时，肛缘有柔软肿块。

5. 肛门不适

结缔组织外痔、静脉曲张性外痔局部隆突，刺激肛周；皱襞增多，便后不易清洁，都可导致肛门部不适。

6. 肛门坠胀

各期内痔均可出现不同程度的肛门坠胀、排便不尽感，以晚期较重，是由于肥大的痔核对直肠黏膜的刺激，或黏膜充血水肿所致。

7. 潮湿瘙痒

内痔脱出，黏膜发炎糜烂，渗出物增多；或肛门松弛，肠液外溢，引起肛门潮湿、瘙痒。外痔影响肛门局部清洁也可导致肛门瘙痒。长期不良的刺激易使肛门皮肤增生肥厚，呈苔藓样变。

(二) 体 征

1. 视 诊

外痔一般有形可见。赘皮外痔可见肛缘大小不等的柔软皮垂，常见于女性肛门前侧，严重时合并肛管下移，肛缘呈环状突起。血栓性外痔可见肛缘局限性肿突，皮下有淤紫色血栓，如破溃可见血栓外露。炎性外痔可见肛缘局部充血红肿。静脉曲张性外痔平时看不到肿突，但肛缘皮肤较松弛，在便后或用力、下蹲时，痔外静脉丛扩张淤血可见柔软肿块。内痔肛门外观一般无异常，有时可见痔核脱出，内痔嵌顿时可见痔核外翻脱出，充血水肿，黏膜淤紫色，常有血栓、溃疡形成，同时肛缘水肿明显。

2. 肛门镜检

内痔可见直肠末端黏膜隆起，呈樱桃状，大小不等，表面红润，或充血、水肿、糜烂、渗血，或纤维化颜色灰白。多发生在右前、右后及左侧三个部位，即截石位 3、7、11 点位，临床上把这几个位置称为母痔区，所发生的内痔称为母痔，邻近继发的称为子痔。

3. 指　检

炎性外痔、血栓性外痔可触及肿结，中等硬度，触痛明显；结缔组织性外痔柔软无痛；静脉曲张性外痔只有在充盈时可触及柔软肿块。内痔柔软，直肠指检不易与正常黏膜区分；当痔核反复脱出表面纤维化时，可触及隆起的柔软肿块；有时可在痔核上方触及明显的动脉搏动。

（三）并发症

1. 嵌顿性内痔

痔核脱出后未能及时回纳，由于括约肌痉挛，导致血液回液受阻，表现局部肿胀，剧烈疼痛，检查见痔核肿突，充血水肿，颜色紫暗，血栓形成，黏膜糜烂、溃疡形成，严重时可有痔核坏死出血。

2. 贫　血

长期便血，特别是便血量多可导致不同程度的贫血，患者面色苍白，精神疲惫，有气无力，动作迟缓。

3. 肛门湿疹、瘙痒

内痔脱出，黏膜渗出物及肠液刺激肛周皮肤，外痔影响肛周清洁，都可引起肛门潮湿、瘙痒，皮肤湿疹、糜烂、肥厚、皲裂、苔藓样改变等。

4. 肛门松弛

内痔反复脱出，尤其是年老体弱的患者，可导致肛门括约肌松弛，发生部分性肛门失禁。

四、诊断与鉴别诊断

（一）诊　断

一般根据病史、症状、体征即可做出诊断。注意排除其他肛门直肠疾病，特别要防止直肠癌的误诊和漏诊。

（二）鉴别诊断

1. 直肠癌

直肠癌最常被误诊为痔，因延误治疗而导致严重的后果。直肠癌早期无明显症状，初始可表现为便血，血色多暗红，伴有黏液、脓液。指诊可触及质硬、基底粘连固定的肿块，后期中央有凹陷性溃疡以及肠腔狭窄。肛镜下可见肿块，如肠腔内有污血或脓血性分泌物要注意高位直肠癌的可能，确诊需做病理检查。

2. 肛　裂

肛裂便血鲜红，伴便时肛门疼痛，特征性表现为周期性疼痛。检查见肛管皮肤纵行全层裂开，或形成梭形溃疡，肛管张力高，可伴有哨兵痔、肛乳头肥大等病理改变。

3. 直肠息肉

直肠息肉常表现为便血、脱出，易与内痔混淆。指检时在肠壁可扪及质软的赘生物，单个或多个，有蒂或无蒂。肛镜下见息肉呈朱红色，黏膜充血或糜烂渗血。

4. 直肠脱垂

直肠黏膜脱垂需与环状混合痔脱出相鉴别。直肠黏膜脱垂多见于儿童，脱出物呈半球形，有环形皱襞，表面光滑柔软，不易出血。痔脱出呈颗粒状，有放射状沟纹，可见明显的血管屈曲，黏膜易糜烂出血。

（三）分　类

国内外关于痔的分类方法很多，以下介绍常用的两种。

1. 内痔分四期

Ⅰ期：便时带血、滴血或喷射状出血，便后出血可自行停止。无痔脱出。

Ⅱ期：常有便血；排便时有痔脱出，便后可自行还纳。

Ⅲ期：偶有便血；排便或久站、咳嗽、劳累、负重时痔脱出，需用手还纳。

Ⅳ期：偶有便血；痔脱出不能还纳。

2. 外痔分四种

结缔组织外痔：又称为赘皮外痔。由肛缘结缔组织增生形成，表现为皮肤皱襞增大，痔体无曲张静脉丛，黄褐色或黑褐色，大小不等。患者有异物感，或感肛门不适，便后不易清洁。

静脉曲张性外痔：由痔外静脉丛曲张形成，在肛缘形成圆形、椭圆形柔软肿块，在下蹲、排便时肿块明显。一般无症状，严重时可有肛门坠胀，或有异物感。常与母痔相应，多并发于Ⅱ、Ⅲ期内痔、混合痔。

炎性外痔：肛缘皮肤突发的局限性肿块，充血、水肿、剧烈疼痛。

血栓性外痔：痔静脉血管内膜发炎破损，血液在血管内积聚，形成血栓。表现为肛缘突发的圆形或椭圆形肿块，剧烈疼痛，活动时加重。

3. 混合痔

混合痔具有内痔和外痔的特征，即在同一方位内痔静脉丛与外痔静脉丛融合为一体，齿线消失。混合痔可为单个，也可呈环状。环状混合痔临床治疗较为困难。

五、治 疗

（一）治疗原则

· 无症状的痔无须治疗。

· 有症状痔的治疗的目的重在消除、减轻痔的主要症状，而非根治。

· 一般治疗对各类痔的治疗都是必需的。

· 非手术治疗主要适用于Ⅰ、Ⅱ度内痔。

· 手术治疗主要适用于Ⅲ、Ⅳ期内痔、混合痔及包括外痔血栓形成在内的非手术疗效无效者。手术治疗应注意避免术后并发症。

（二）一般治疗

包括多饮水，多进食膳食纤维，保持大便通畅，防治便秘和腹泻，温热坐浴，保持会阴清洁等。

（三）保守治疗

1. 辨证施治

（1）风伤肠络证

证候：大便带血、滴血或喷射状出血，血色鲜红，或有肛门瘙痒；舌质红，苔薄白或薄黄，脉浮数。

治法：清热凉血祛风。

方药：凉血地黄汤或槐角丸加减。

（2）湿热下注证

证候：便血色鲜，量较多，肛内肿物外脱，可自行回缩，肛门灼热；舌质红，苔黄腻，脉弦数。

治法：清热利湿止血。

方药：脏连丸或龙胆泻肝汤加减。

（3）气滞血瘀证

证候：肛内肿物脱出，甚或嵌顿，肛管紧缩，坠胀疼痛，甚则肛缘水肿、血栓形成，触痛明显；舌质红或暗红，苔白或黄，脉弦细涩。

治法：清热利湿，祛风活血。

方药：止痛如神汤或血府逐瘀汤加减。

（4）脾虚气陷证

证候：肛门松弛，痔核脱出需手法复位，便血色鲜或淡；面白少华，神疲乏力，少气懒言，纳少便溏；舌质淡边有齿痕，苔薄白，脉弱。

治法：补中益气。

方药：补中益气汤加减。

2. 外治疗法

外治疗法适用于各期内痔及手术前后。

（1）熏洗法　以药物加水煮沸，先熏后洗，或用毛巾蘸药液趁热湿敷患处，冷则更换。应用西安市中医医院院内制剂痔炎冲洗散［陕药管制字（2001）第 1756 号］，药物组成为朴硝、冰片、花椒、儿茶、大黄、青黛、硼砂、野菊花等，具有清热解毒、消肿止痛、祛腐生肌、收湿杀虫、止血止痒功效。

（2）敷药法　将药物敷于患处。具有消肿止痛、收敛止血、祛腐生肌等作用。根据不同病情可选用油膏或散剂，如消肿止痛膏［陕药管制字（2001）第 1779 号，西安市中医医院院内制剂］外用。药物组成为朱砂、雄黄、冰片、黄连、五倍子等，具有清热解毒、化腐生肌、消肿止痛作用。

（3）塞药法　将栓剂直接塞入肛门，具有止痛、消炎、黏膜保护或修复等作用。

3. 注射疗法

注射疗法是目前治疗内痔的常用方法。按其所发挥的作用不同，分硬化萎缩和坏死枯脱两种。由于坏死枯脱疗法常有大出血、感染、直肠狭窄等并发症，故目前普遍应用的都是硬化萎缩疗法。

适应证：Ⅰ、Ⅱ、Ⅲ期内痔，内痔兼有贫血者，混合痔的内痔部分。

禁忌证：Ⅳ期内痔，外痔，内痔伴肛门周围急、慢性炎症或腹泻，内痔伴有严重结核或高血压、肝、肾疾病及血液病患者，因腹腔肿瘤引起的内痔和妊娠期妇女。常用药物：消痔灵注射液。

操作方法：麻醉后取侧卧位或截石位，肛门部常规消毒，在肛镜直视下局部常规再次消毒，以 10mL 针管（5 号针头）抽取 1:1 浓度（即消痔灵注射液用 1% 利多卡因液稀释 1 倍）消痔灵注射液 10mL，在齿线上方 0.5cm 以上区域，用针头以 15° 斜角刺入痔核黏膜下层，注入消痔灵注射液，每个痔核注射 1～3mL，注入药量多少的标志以痔核弥漫肿胀为度，总量不超过 30mL。注射完毕，术者用手指轻轻按摩注射部分，使药液扩散防止硬节形成。肛管内放入凡士林纱条，外盖纱布，胶布固定。

注意事项：

·注射时必须注意严格消毒，每次注射都须再次消毒。

·必须用5号针头进行注射，否则针孔大，易出血。

·进针后应先做回血试验，注射药液宜缓缓进行。

·进针的针头勿向痔核内各方向乱刺，以免过多损伤痔内血管而引起出血，致使痔核肿大，增加局部的液体渗出，延长痔核的萎缩时间。

·注意勿使药液注入外痔区，或注射位置过低而使药液向肛管扩散，造成肛门周围水肿和疼痛。

·操作时应先注射小的痔核，再注射大的痔核，以免小痔核被大痔核挤压、遮盖而增加操作的难度。

（四）手术治疗

1. 血栓剥离术

适应证：血栓性外痔。

操作方法：麻醉成功后，患者取截石位，常规消毒，铺无菌手术单，消毒肛管直肠下端，在血栓顶部做一放射状小切口，分离取出血栓，压迫止血。如水肿严重或赘皮较多，可作梭形切除部分皮肤，必要时可适度缝合伤口。术毕塔纱压迫固定。

2. 外痔切除术

适应证：赘皮外痔，炎性外痔，静脉曲张外痔。

操作方法：麻醉成功后，患者取截石位，常规消毒，铺无菌手术单，消毒肛管直肠下端。根据外痔的部位、形态，设计恰当的放射状梭形切口，切除多余的赘皮及皮下组织，或者剥离皮下静脉丛，可缝合固定伤口，缩小创面，有利创口愈合。术毕塔纱压迫固定。

3. 内痔结扎术

适应证：Ⅱ、Ⅲ、Ⅳ期内痔。

操作方法：麻醉成功后，患者取截石位，常规消毒，铺无菌手术单，消毒肛管直肠下端。扩肛使内痔脱出肛外，牵拉内痔，用止血钳钳夹内痔基底部，用10号丝线在血管钳下结扎，如痔核较大可贯穿缝扎。前者称为单纯结扎术，后者称为贯穿缝扎术。剪除部分被结扎的内痔，可以减轻术后肛门坠胀。术毕肛内放入凡士林纱条，塔纱压迫固定。

注意事项：结扎内痔时，宜先扎小的痔核，后扎大的痔核；缝针穿过痔核基底时，不可穿入肌层，否则结扎后会引起肌层坏死或并发肛周脓肿；结扎术后当天不要解大便，若便后痔核脱出，应立即将痔核送回肛内，以免发生水肿，加剧疼痛反应；在结扎后的 7 ~ 14d 为痔核脱落阶段，嘱患者减少行动，大便时不宜用力努挣，以避免术后大出血。

4. 混合痔外剥内扎术

适应证：Ⅲ、Ⅳ期内痔伴外痔、混合痔、环状混合痔、嵌顿性内痔。

操作方法：硬腰联合麻醉成功后，患者取截石位，常规消毒，铺无菌手术单，消毒肛管直肠下端。将混合痔充分暴露，从外痔外缘向肛管内做梭形切口，切开皮肤至齿线。血管钳提起皮瓣，剪刀剥离痔外静脉丛至齿线。提起已游离外痔，用中弯血管钳钳夹相对应的内痔基底部。钳夹时需注意对合外痔切口，使之平整呈放射状。圆针 10 号丝线在血管钳下做"8"字缝合，双重结扎。如结扎内痔较大，可剪除部分残端。同法处理其他部位的痔核。检查无活动性出血，创面用凡士林油纱及纱布覆盖，胶布固定。

5. 自动弹力线痔疮套扎吻合术（RPH－4）：

自动弹力线痔疮套扎吻合术是将弹力线圈套入痔核根部，利用弹力线的弹性阻断内痔的血液供给，使痔核缺血、坏死、脱落而愈合。此法操作简便，并发症少。

适应证：Ⅱ、Ⅲ期内痔、混合痔的内痔部分。

操作方法：麻醉后取截石位，常规消毒，铺巾。肛镜检查，了解痔核分布与脱垂程度，决定套扎位点和方法。开始套扎前，先拆除推线管固定夹，将发射头对准目标组织，吸引，待负压表指针慢慢上升到 － 0.1 ~ － 0.08MPa 之间并维持不动时，转动驱动轮 360° 至红点回归原位，弹力线环套即被发射，转动推线管释放轮至数字"1"，释放第一根推线管（同理，推线管释放轮较至数字"2"，即释放第二根推线管；转至数字"3"，即释放第三根推线管）。助手帮助持枪，术者左手持推线管，右手捏紧弹力线尾部并用力作对抗牵引以收紧弹力线前端套环，直至将目标组织牢牢扎紧。确认弹力线环套收紧后，术者接过套扎器，打开负压释放开关，释放被套扎的组织，并将套扎器置于一旁。术者左手继续持推线管并稍用力往后抽拉，露出弹力线前端，右手持长剪于打结处剪断，留长 4 ~ 5mm，至此第一个套扎完成。依序可进行第二、第三个套扎，方法同前。术后肛内纳入痔疮栓 1 枚，凡士林纱条及纱布覆盖，胶布固定。

注意事项：

·套扎部位应在齿线上方 0.3cm 以上，过低可能引起剧烈疼痛、坠胀。

·弹力线圈应套扎在痔核根部，使其完整坏死脱落。每个平面可套扎 2 ~ 3 个痔核。

·牵拉内痔时，应适度用力，以免撕裂直肠黏膜。

·痔体相互融合成环状或过大时，疗效不佳，不宜选此法。

·套扎当天应休息并控制大便，避免用力使弹力线圈滑落。

·保持大便通畅，特别是在术后 7～14d 的痔核脱落期。便秘患者可口服痔瘘内消丸、聚乙二醇 4000 散或中药汤剂等润肠通便，必要时可给予灌肠。

六、预防调摄

·养成每天定时排便的习惯，防止腹泻与便秘，蹲厕时间不宜过长，以免肛门局部淤血。注意保持肛门局部清洁卫生。

·注意饮食调和，多喝开水，多食蔬菜水果，少食辛辣食物。

·避免久坐久立，经常变换体位，劳逸结合。

七、病案举隅

案例一

曹某某，女，54 岁，以"反复便时肛门肿物脱出、便血 5 年，加重 2d"为主诉入院就诊。患者近 5 年来每因劳累及饮食辛辣刺激食物后出现大便时肛门肿物脱出，起初便后可自行回纳，后逐渐需手推还纳，伴反复大便时滴血，量多，色鲜红，自用"马应龙痔疮栓"等药物治疗，症状稍有好转。2d 前，患者摄入辛辣食物后出现大便时肛门肿物脱出不能回纳，肿痛明显，伴大便时滴血，量多，色鲜红，遂来我院就诊，门诊以"混合痔"收住入院。入院症见：肛门肿物脱出不能回纳，局部肿痛明显，便后点滴状出血，色鲜红，大便质干，排出不畅，小便可；纳差、睡眠差；伴汗出、乏力，面色淡白；舌淡苔薄，脉细。

专科查体(截石位)：视诊—肛门居中，外观无畸形，肛缘可见痔核呈环状脱出，其中 6～11 点位痔核色紫暗，表面糜烂、出血。指检—食指顺利通过肛门，肛门稍松弛，直肠环弹性可，肛内 3～7 点可触及柔软痔核包块，触痛(+)，指套退出未见血染。

中医诊断：痔病(脾虚气陷证)。

西医诊断：混合痔(嵌顿)。

治法：益气健脾，润肠通便，活血止痛。

方药：补中益气汤加减。

炙黄芪 15g	太子参 15g	当归 12g	柴胡 12g
陈皮 12g	升麻 6g	生白术 60g	焦三仙 12g

酒黄芩 10g　　　泽兰 15g　　　厚朴 20g　　　炙甘草 6g

枳壳 15g　　　　胡麻仁 15g　　柏子仁 15g　　半夏 12g

桃仁 12g　　　　延胡索 12g　　石斛 12g

7 剂，每日 1 剂，水煎服，早晚温服。

因患者混合痔嵌顿，局部肿痛明显，需及时手术。故完善术前相关检查，排除手术禁忌证后，次日在手术室硬腰联合麻醉下行混合痔外剥内扎术。麻醉满意后，患者取截石位。充分暴露内痔，查明内痔数量、形态及分布，设计手术切口，仔细操作。具体手术操作方法见前述外痔剥离内痔结扎术。

术中术后应注意：①各内痔结扎点不宜在一个平面，要错落有致，避免肛门狭窄；②对于外痔部分，采用放射状细梭形切口尽量保留肛管皮肤。皮桥需保留 3~5 条，宽度至少大于 0.5cm，如实在无法保留时可保留三角形皮桥，剥离其下静脉团块，缝扎时可将三角形皮桥尖部带入缝合点，以减少皮损。③处理外痔时，要尽量剥净皮瓣下的静脉曲张团，防止术后水肿。④手术中勿损伤齿状线，在齿状线上下一定的距离处理内外痔，重建肛门括约肌间沟，使得联合纵肌的纤维重新附着于肛管皮肤，恢复局部的支持结构。齿状线是高度特化的感觉神经终末组织带，是排便运动的诱发区。手术中过多损伤齿状线就会使排便反射减弱或消失，出现便秘或感觉性大便失禁。

术后第 2 天，患者大便后予以痔炎冲洗散坐浴。早期以院内制剂拔毒膏［陕药管制字（2001）第 1762 号］外用，以清热解毒，祛腐生肌。药物组成：黄柏、黄芩、穿山甲、当归、川芎、白芷、白蔹、木鳖子、赤芍、玄参、苍术、蜈蚣、樟脑、没药、儿茶、乳香、红粉、血竭等；中后期以生肌收口敛创之九华膏肛门局部外用。1 周后，患者排便通畅，便时疼痛轻，便后未见出血，肛门外观平整，无水肿，予以办理出院并告知清淡饮食，保持大便成形，出院后继续中药坐浴，九华膏外敷，每周定期门诊复查。出院两周后复查，肛缘平整，创面基本愈合，肛门指检无异常。

按　患者常年反复出血导致气随血脱，气血化生不足，故见面白乏力，脾气无以气血滋养，导致脾的统摄作用失调，脾气下陷，肛内肿物脱出，大便滴血反复发作。故治当益气健脾，润肠通便，活血止痛，方用补中益气汤加减。患者混合痔嵌顿，手术是最快也是最佳的治疗方案，术中尽量减少肛周皮肤损伤尽量达到微创，并注意保护肛门功能，避免因皮肤损伤过多导致肛门狭窄。术后中药坐浴，可清洁肛周减少细菌定植，温热效应能松弛肛门括约肌，促进血液循环，加速肉芽组织生长及缩短创面愈合时间。中药口服可补益气血，润肠通便，活血止痛，促进患者尽快康复。

案例二

田某，男，63岁，以"混合痔术后1个月，伴排便困难，排便疼痛出血3d"为主诉入院。患者1个月前因肛门肿物脱出，在当地医院行混合痔手术治疗，术后脱出症状消失，恢复尚可。患者有大便长期不成形病史，未检查及治疗。3d前，患者进辛辣饮食后大便干燥，排便困难，便时疼痛出血，呈滴血状，量较多。自用"痔疮栓"治疗后，症状未见明显缓解，为求进一步治疗，今日来我院门诊就诊。门诊以"混合痔术后、肛门狭窄、肛裂"收住入院。入院症见：患者排便困难，排便呈细条形，便时疼痛明显，便后点滴状出血，色淡红；小便可，伴纳差、乏力、睡眠不佳；舌淡、苔薄白、脉沉细。

专科查体(截石位)：视诊—肛门居中，外观无畸形，肛缘3点、6点、11点可见术后瘢痕。指检—食指通过困难，只容小指通过。肛内距肛缘2cm黏膜处可触及明显黏膜狭窄环。6点位肛管处可触及陈旧性肛裂创面，触痛明显，指套退出可见血染。

中医诊断：痔病(脾虚气陷证)。

西医诊断：混合痔术后，肛门狭窄，肛裂。

治法：益气健脾，凉血止血。

方药：补中益气汤加减。

黄芪15g	太子参15g	当归12g	柴胡12g
陈皮12g	升麻6g	白术20g	焦三仙各15g
酒黄芩12g	枳壳15g	川牛膝10g	炙甘草6g
地榆炭12g	槐角炭12g	炒薏苡仁30g	茯苓15g

7剂，每日1剂，水煎服，早晚温服。

扩肛：用奥布卡因凝胶于肛内及肛周涂抹，等待10min。医者戴橡胶手套，并将双手食指和中指涂上润滑剂，先用右手食指插入肛内，再插入左手食指，两手腕部交叉，两手食指掌侧向外侧扩张肛管，后逐渐伸入两中指，持续扩张肛管3~4min，使肛管内外括约肌松弛。扩毕肛内置普济痔疮栓，外敷消肿止痛膏。嘱患者回家后每日便后痔炎冲洗散坐浴，肛内置普济痔疮栓，外敷消肿止痛膏，一日两次。每周定期门诊复诊扩肛一次。1个月后复查，患者排便通畅，无疼痛，肛门指检松弛度正常无狭窄。

按 术后成形大便起了模具的作用，可以起到扩肛及预防肛门狭窄的作用。该患者因手术导致肛管皮肤损伤较多，加之有大便长期不成形病史，术后瘢痕挛缩，没有采取预防肛门狭窄的措施，从而导致肛门狭窄。在扩肛的基础上，运用中医药辅助，促进患者康复。脾主运化，乃后天之本，全身气血调节之枢纽，脾虚运化水湿不及，日久生湿，湿邪易困阻脾胃，阻滞脾胃运化水湿，脾失健运，不能腐熟水谷，纳运乏力，故见饮食减少，大便稀薄。治疗采用健脾益气与利湿之药合用，方中重用黄芪、白术、太子参三者为伍，使得益气健脾之效更著；当归与黄芪配伍增加补血之力；陈皮理气和胃，使诸药补而不滞；少量升麻、柴胡配伍升阳举陷，协助君药以升提下陷之中气；地榆炭、槐角炭重在凉血止血；炒薏苡仁、茯苓健脾利湿。患者术后单用口服药物不能达到改善局部血供、缓解狭窄问题，故予以扩肛治疗，松解狭窄环，双管齐下，获得良效。

案例三

梁某某，女，68岁，以"反复便时肛门肿物脱出10余年，加重伴便时疼痛、出血1周"主诉入院就诊。患者10年来每因进辛辣饮食后即出现大便干燥，便时肛门肿物脱出，便后可自行回纳。每次发作时，自行口服"番泻叶"及休息后，症状逐渐好转。1周前，患者因排便困难出现便时肛门肿物脱出不能回纳，疼痛明显，自行口服"槐角丸"及外用"马应龙痔疮膏"等药物治疗，症状无明显好转，遂来我院就诊。门诊以"混合痔"收住入院。入院症见：肛门肿物脱出不能回纳，疼痛明显，伴便时滴血，量少，色鲜红，腹胀，大便干结，口干，纳差；舌质红、苔黄、脉弦。

专科查体(截石位)：视诊—肛门居中，外观无畸形，肛缘3点位可见痔核脱出，表面糜烂、出血，并有血栓形成。指诊—食指顺利通过肛门，直肠环弹性可，肛内3、5、7、11点位痔区可触及柔软痔核。指套退指无染血。

辅助检查：1个月前于外院行电子结肠镜检查，显示为结肠黑病变。

中医诊断：痔病(气滞血瘀证)。

西医诊断：混合痔、便秘。

治法：清热利湿，活血化瘀，润肠通便。

方药：止痛如神汤加减。

秦艽15g	桃仁12g	当归12g	皂角刺6g
防风12g	苍术12g	黄柏12g	泽泻12g
槟榔12g	大黄12g	桃仁12g	

7剂，每日1剂，水煎服，早晚温服。

按 患者便秘日久，糟粕存积肠道，导致气机阻滞，日久则致血瘀。方中秦艽、防风祛风除湿；桃仁、当归活血散瘀，润肠通便。苍术健脾燥湿，黄柏清热燥湿，使滞者行，瘀者化，大肠气机通畅；苍术健脾燥湿，黄柏清热燥湿，二者相伍则热祛湿除。泽泻甘寒泻热利湿，槟榔行气导滞通便，两者配合行气利水消胀。皂角刺、大黄清热通便，祛瘀通络。诸药相配，共奏清热利湿、活血化瘀、润肠通便之功效。

第二节　肛　裂

一、概　述

　　肛裂为肛管皮肤全层破裂形成慢性梭形溃疡，并伴有周期性疼痛的肛门疾患，也是一种较为常见而又顽固的肛门疾病。此病多发生在肛门的后正中，肛门前正中较少见，两侧更少见，发病年龄以 20～30 岁为多见，老年人与儿童较少见，女性多于男性。属于中医"钩肠痔""裂痔"范畴。

二、病因病机

　　中医称本病为钩肠痔、脉痔、裂痔。《外科大成》云："钩肠痔，肛门外有痔，折缝破烂，粪如羊粪，粪后出血，秽臭大痛者，服养生丹，外用熏洗，每夜塞龙麝丸一丸于谷道内，一月收功。"对于肛裂的症状、治疗有简洁明了的描述。《医宗金鉴》云："肛门周围绕折纹破裂、便结者火燥也。"中医认为血热肠燥、气机郁滞、阴虚津亏时引起粪便干燥、秘结，排便时努挣破裂，热毒侵袭创面，局部气滞血瘀，气血运行不畅导致创面久不愈合。

　　西医认为干燥的粪块排出导致肛管破裂是形成肛裂的主要原因。

　　肛门高静息压与低灌注血流学说：几乎所有肛裂都伴有肛门静息压升高，内括约肌痉挛，排便时不能达到良好的松弛，持续压迫血管，导致肛门局部缺血，血流灌注不足导致局部疼痛，更加重内括约肌痉挛，形成缺血性溃疡。

1. 解剖因素

　　肛门外括约肌浅部肌肉与肛门后部形成"Y"形交叉，该交叉处为纤维韧带组织，肛后血管形成吻合支较少，多处无明显血供，当破溃后无血流营养，创面生长缓慢。同时肛门与直肠形成直肠角，排便时会导致前后两侧受力增加，更易撕裂。

2. 感染因素

　　多见于肛窦、肛隐窝炎引起的慢性感染，感染后形成皮下小脓肿，后自行破溃形成裂口。

3. 外伤因素

坚硬的粪便排出时划伤肛门，引起局部皮肤及皮下组织撕裂，形成肛裂。

三、临床表现

1. 疼 痛

疼痛是绝大多数患者表现的首要症状。肛裂疼痛非常典型，为周期性疼痛，一般分三个过程，排便时肛门呈撕裂样疼痛，排便后疼痛症状稍缓解，数分钟后肛门括约肌痉挛再次引起收缩样疼痛，这时疼痛可持续半小时至数小时。当下次排便时再次循环。

2. 出 血

出血多发生在排便时，出血粪便丝状染血、擦时手纸点状染血，色鲜红，出血量一般不大，多因伤口排便时撕裂导致皮下血管出血所致。

3. 便 秘

便秘既是肛裂伴随症状，又是肛裂形成原因。患者常因恐惧排便，刻意控制排便，减少排便次数，导致粪便在肠道内停留时间延长，水分再次吸收后大便更加干燥，再次排便更加加重肛裂疼痛，导致恶性循环。患者恐惧排便造成粪便长时间留置直肠壶腹，导致人体对直肠粪便反射减弱，便意消失。肛门指检时常可触及较多粪块。或长期服用通便药物，导致肠黏膜缺血、变黑，肠蠕动变慢，通便药物效果逐渐减弱，从而加重便秘。

4. 肛门瘙痒

患者因肛裂慢性炎症导致创面炎性分泌物增多，长时间浸泡肛周皮肤，引起肛周皮肤瘙痒、苔藓化增厚、局部皲裂形成。

5. 引发肛窦炎、肛乳头增生及哨兵痔

因肛裂创面长期难于愈合，导致肛门局部抵抗力降低，慢性炎性分泌物生成增多，堵塞周围肛窦，引发肛窦炎。分泌物长期刺激乳头上皮细胞，导致乳头增生肥大。因肛裂创面长期慢性炎症，局部静脉及淋巴回流不畅，引发局部水肿及纤维组织增生，形成哨兵痔。

6. 引发皮下脓肿或皮下瘘创面过深

分泌物引流不畅时，肛门局部可发生创面感染、化脓，形成局部脓肿。治疗延误时，脓腔破溃后会形成较浅的皮下肛瘘。

7. 肛 裂

临床分期：新发肛裂和陈旧性肛裂。新发肛裂表现为短期出现排便时撕裂样疼痛，排便时出血，色鲜红，肛门外观无异常，扒开肛门可见新鲜裂开，裂口较浅，患者疼痛一般较轻。陈旧性肛裂表现为阵发性间歇性疼痛，病史一般较长，排便时出血，色鲜红，肛门外口通常可见皮赘样哨兵痔，扒开肛门可见陈旧性菱形溃疡面，裂口边缘不齐，深度较深，甚至深达肌层，并可触及乳头状赘生物，多伴肛门狭窄，排便及指检时疼痛明显。

四、诊断及鉴别诊断

（一）诊　断

肛裂应依据患者周期性疼痛病史及专科检查可做出明确诊断。

肛门视诊可见肛外皮赘样增生性外痔，扒开肛门（截石位 6 点常见，其次是 12 点）可见溃疡性裂口，有时可见裂开有鲜红色血液流出，肛门指检可触及陈旧性硬化瘢痕组织，肛门稍狭窄，触痛明显，有时肛内可触及并发乳头状赘生物，肛门镜检可见梭形创面，裂开深达黏膜下层或肌层。

（二）鉴别诊断

1. 肛周皮肤皲裂

肛周皮肤皲裂是最常见肛门局部疼痛、出血病症，它多伴随湿疹发作，因肛周皮肤长期处于潮湿环境，局部皮肤增厚、皲裂，表现为下蹲及排便时疼痛，便后手纸带血，区别在肛周皮肤皲裂为皮肤组织裂口，裂口一般较小较浅，手纸擦时一般为细线形血迹，患者疼痛较轻，多伴有肛门湿痒不适症状。

2. 肛管结核性溃疡

该类溃疡创面分泌物清稀，形状不规则，可发生在肛门任何位置，边缘不齐，常伴有干酪样坏死，疼痛轻，一般无哨兵痔，常伴有低热、盗汗等结核症状。

3. 梅毒性肛管溃疡

此类溃疡多有不洁性生活史，形成梅毒性硬下疳，表面坏死形成 1～2cm 大小圆形无痛性溃疡，可在肛缘任何位置，当软下疳形成时，肛周可出现梭形脓包样梅毒疹，疼痛明显，多伴有阴茎及阴唇的溃疡及异常增生。

4. 肛管鳞状细胞癌

早期表现为肛门部的瘙痒，肛周也可出血溃疡，表面覆盖坏死组织，溃疡周围可触及结节样、颗粒样增生，当侵犯至肌层时也可出现疼痛及出血症状。组织病检可明确诊断。

五、治疗方法

（一）非手术治疗

新发肛裂非手术治疗效果满意。

1. 口服中药治疗

中医认为，肛裂是由血热肠燥、气机郁滞、阴虚津亏时引起粪便干燥、秘结，排便时努挣破裂，热毒侵袭创面，局部气滞血瘀，气血运行不畅导致创面久不愈合。

（1）血热肠燥 患者大便秘结，多数日一行，排便时粪块排出困难，便时疼痛，排便时滴血或手纸带血；多伴腹胀尿馊；舌红苔白，脉弦数。治以凉血止血，润肠通便。方用凉血地黄汤和麻仁丸加减：黄柏、地黄、知母、当归、青皮、地榆炭、槐角。

（2）阴虚津亏 患者大便干结，数日一行，便时疼痛出血，痛如针刺；口干咽干，五心烦热；舌红少苔，脉细数。治以养阴清热润肠。方用润肠丸加减：火麻仁、桃仁、当归、大黄、肉苁蓉。

（3）气滞血瘀 患者肛门疼痛明显，便后加重；伴不同程度肛门狭窄，裂口紫暗；舌紫黯，苔白，脉弦涩。治以活血化瘀，行气通便。方用血府逐瘀汤和六磨汤加减：桃仁、当归、生地、红花、牛膝、柴胡、川芎、大黄、木香、槟榔、乌药。

2. 外治法

中药坐浴熏洗法：主要通过药物温热及药理作用熏蒸患者肛门局部，达到解除括约肌痉挛，缓解疼痛不适，冲洗创面减少细菌定植。温热效应能松弛肛门括约肌，促进血液循环；中药熏洗可洗掉粪便残渣，减少异物对创面刺激。我院自制痔炎冲洗散（曾获陕西省科技成果奖）主要药物包括青黛、大黄、朴硝、花椒、冰片、野菊花、硼砂、儿茶等。每天坐浴两次。

肛内药栓治疗：排便干净后，中药局部坐浴，以清热解毒、消炎止痛等栓剂纳肛治疗，可达到减轻疼痛、缓解肛门不适症状。

肛周敷药法：肛裂局部外用清热解毒、生肌收口的九华膏。或缓解括约肌痉挛、改善局部血供的硝酸甘油软膏。硝酸甘油软膏可有效缓解肛裂疼痛，促进肛裂愈合，且使用安全，耐受性好。

局部封闭法：取罗哌卡因 10mL 加亚甲蓝注射液 2mL 再加注射用水 10mL 混合液。肛周用Ⅲ型安尔碘局部消毒后，在肛裂外口下端皮下两侧做扇形注射，达到解痉止痛作用。

针灸疗法：多取长强穴埋针，或电针刺激，达到疏经通络、活血化瘀、行气止痛目的。

（二）手术疗法

手术疗法一般针对陈旧性肛裂，患者病史较长，裂口较深，疼痛明显，经系统保守治疗效果不佳时考虑手术治疗。

1. 肛裂扩肛疗法

患者局麻满意后，戴橡胶手套，双食指涂润滑油，轻轻从肛门探入，缓缓向两侧牵拉分开肛门，待肛门稍松弛后可插入中指，达到四指后持续 3 ~ 5min，以断裂瘢痕组织，解除括约肌痉挛。嘱患者口服止痛药物，并静卧半小时，观察出血情况。扩肛用力不当或过快时容易引起肛门水肿及血肿，扩肛不足则不足以解除括约肌痉挛时，复发率较高。

2. 肛裂侧方内括约肌部分切断法

一般采用腰麻或鞍麻，麻醉满意后，Ⅲ型安尔碘局部消毒，（截石位）在肛缘 5 点或 7 点距肛缘 1.5cm 处做弧形切开，弯钳分离括约肌间隙，并挑起部分内括约肌，剪刀离断，食指肛内感到括约肌明显松弛，无指环感，按压止血，创面可间断缝合。局部加压包扎。

3. 肛裂切除术

一般采用腰麻或鞍麻，麻醉满意后，肛内予以Ⅲ型安尔碘消毒，弯钳钳夹肛裂外端皮下部分，在外缘做"V"形切开，提拉瘢痕组织，剪刀剔除瘢痕组织，并切开部分括约肌以缓解痉挛，使引流通畅。弯钳钳夹两侧黏膜残端，10 号丝线缝扎止血。油纱加压包扎。

4. 肛裂纵切横缝法

一般适用于肛裂伴明显肛门狭窄患者，常规采用硬腰联合麻醉，麻醉满意后，肛内予以Ⅲ型安尔碘消毒，弯钳钳夹肛裂两侧瘢痕，剪刀在正中做纵行 2cm 切口，修剪切口边缘，切除瘢痕组织，并游离外口皮肤，减少张力，横向牵拉两侧皮肤，使创面变为横向，取 4 号丝线间断缝合创面。该缝合手术方式不仅可减少缝合组织张力，且操作简单，有助于减少创伤，避免肛裂切除手术后瘢痕所引发的肛门狭窄。此外，纵切横缝术缝合深度在切口下 3mm 以内，既保证缝合效果，避免出现无效腔的同时，又可保证创面组织有足够拉力使切口对合。

六、预防调摄

·慎起居、畅情志、适当运动。

·勿食辛辣刺激之物。

·注意排便质软成形，防止擦伤肛门，如有出血疼痛症状，尽早药物治疗。

七、病案举隅

黄某，男，28岁，以"反复便时肛门疼痛、出血2年"为主诉入院。患者2年前过食辛辣饮食后出现大便干燥，排便困难，便时疼痛明显，便后手纸带血，自用"痔疮膏"后出血症状稍好转。此后，病情反复发作，呈进行性加重，今日洗澡时触及肛口有肿物突出，随来我院门诊求治，门诊以"裂痔"收住入院。入院症见：排便时疼痛明显，出血量少，色鲜红，便后肛门持续疼痛可达数小时后缓解。近3d未解大便，肛门坠胀不适，既往大便干燥，便后肛门疼痛剧烈；小便可，饮食、睡眠佳；舌淡苔白，脉弦涩。

专科检查：（截石位）肛门视诊—肛门6点、12点可见皮赘性外痔，分开肛缘，分别可见6点、12点深大裂口，色紫暗，裂口外缘瘢痕挛缩。指诊—肛门食指顺利探入，肛门稍狭窄，肛内可触及较多粪块，质地较硬，肛门6点及12点创面触痛明显，肛内6点齿线处可触及黄豆大小赘生物，触痛（-），指套退指未见染血。

中医诊断：裂痔(气滞血瘀)。

西医诊断：陈旧性肛裂，肛乳头肥大。

治法：滋阴增液，泻热通便，活血止痛。

方药：增液承气汤加减。

玄参30g　　　生地黄30g　　　麦冬20g　　　　大黄12g

芒硝12g　　　桃仁12g　　　延胡索15g

7剂，每日1剂，水煎服，分早晚温服。

患者为陈旧性肛裂，既往保守治疗2年，肛裂症状逐渐加重，故考虑给予手术治疗。患者直肠壶腹内有较多粪块，质地坚硬，口服中药无法速达效果，予以清洁灌肠。灌出大量粪块，患者肛门坠胀明显缓解。入院后完善术前相关检查，次日在手术室硬腰联合麻醉下行肛裂扩创扩肛、肛裂切除术、肛乳头切除术。麻醉满意后，患者取截石位。常规消毒后，双手食指中指缓慢扩肛至四指，肛内予以Ⅲ型安尔碘消毒，弯钳钳夹肛裂外端外痔部分，在外缘做"V"形切开，提拉瘢痕组织，剪刀剔除瘢痕组织，并切开部分内括约肌以缓解痉挛，使引流通畅。弯钳提拉肛内乳头状赘生物，另一弯钳钳夹其底部 10 号丝线贯穿缝扎，切除结扎的部分赘生物留取送病检。凡士林油纱加压包扎。在扩肛时应注意缓慢扩肛，勿引起肛门水肿及血肿，在离断部分内括约肌时应注意完全打开狭窄环，而不过多损伤直肠环，最大限度保护肛门功能。肛内置空心梭形棒以通气并观察出血情况。

患者术后第 2 日予以常规清洁灌肠，避免患者第一次解大便时因粪便干燥努挣导致肛缘水肿及出血情况发生。便后予以院内制剂"痔炎冲洗散"坐浴，早期以祛腐生肌的拔毒膏局部外用，后期以生肌收敛的九华膏肛门局部外用。4d 后，患者排便通畅，便时疼痛轻，便后未见出血。予以办理出院并告知患者饮食情况及注意事项。嘱患者出院后保持大便成形通畅。继续中药坐浴，九华膏外敷，每周定期门诊复查。出院两周后复查，肛缘平整，创面完全愈合，肛门指检可轻松两指通过。

按 患者既往进辛辣饮食，致使血热肠燥、气机郁滞，津液亏虚导致排便干燥，排便时努挣，使肛门局部反复感染，形成慢性溃疡。热毒侵入皮肤筋脉，局部气血瘀滞，不通则痛，导致疼痛明显。舌淡，脉弦涩也为气滞血瘀之表现。治当滋阴增液，泻热通便，活血止痛。患者便后肛门疼痛明显，便后持续时间较长，为括约肌痉挛所致，手术时应切断部分痉挛的内括约肌，以松弛肛门，改善局部血供。在离断部分括约肌时应注意完全打开狭窄环，解决括约肌痉挛问题，最大限度保护肛门功能。术后应用清热解毒中药坐浴，温热效应能松弛肛门括约肌，促进血液循环，缩短创面愈合时间，术后保持大便成形，防止创面粘连导致肛门再次狭窄。

第三节　肛　痈

一、概　述

肛痈，即肛门直肠周围脓肿，是发生于肛门周围疏松结缔组织（直肠间隙）间的急慢性感染性疾病。祖国医学认为肛周脓肿属于肛门直肠"痈疽"范畴，形成原因主要是外感风热、燥火、湿邪和饮食醇酒厚味而致热毒瘀滞于肛门部，由于经络受阻，热毒瘀滞，不通则痛。其特点为发病急骤，肛周剧痛，并伴有全身的高热，酝酿成脓，脓腔溃破后易形成瘘管，致使肛周长期有脓血性分泌物流出，使得瘘管伤口经久不愈并且反复发作。在金元时期朱丹溪主张以清热燥湿祛毒、凉血消痈散结、散瘀为治疗原则。以"清热解毒"为首要大法，使热痛痈肿消散于无形。

二、病因病机

传统医学探究肛痈病因病机，或因外感六淫，内伤七情，脏腑受损，或饮食不节，过食辛辣厚味，致湿热内生、热毒结聚所致；或因肌肤损伤，毒邪内侵，瘀血凝滞，经络阻塞，血败肉腐而成；或先天禀赋不足，脏腑虚弱，肺、脾、肾三阴亏损，湿热瘀血下注肛门所致。总而言之，皆是以正虚为本、邪盛为标。中医辨证主要分为三个证型，即热毒蕴结证、火毒炽盛证、阴虚毒恋证。

现代医学认为，肛痈的发病与其特殊的生理解剖——外科间隙——有关。位于肛门直肠交界处有一特殊组织结构——肛窦，因各类原因导致肛窦发生感染，感染未得到控制，感染源通过直肠周围的多个间隙（外科间隙）播散，引发了肛痈。另外也有一些学者通过研究证实，肛痈的发病与机体性激素水平、糖尿病、免疫抑制机制、炎症性肠炎、皮肤感染性疾病、外伤等也存在相关性，故常继发于结直肠、肛管或全身的慢性疾病，如克罗恩病、慢性溃疡性结肠炎、结核、性病淋巴肉芽肿、肛管直肠肿瘤、白血病、淋巴瘤、肛周放疗、全身化疗、肛周损伤、异物、糖尿病等。亦与医源性因素相关，如注射疗法、外科手术、局麻感染等。

三、临床表现

肛周脓肿由于脓肿位置不同，临床表现也不一致。

1. 肛门周围脓肿

肛门周围脓肿是最常见的肛周脓肿，约占肛周脓肿的 48%。常位于肛门后方或侧方皮下部位，一般不大，疼痛显著，甚至有跳痛。病变处红肿明显，脓液形成时可有波动感，穿刺可抽出脓液。局部压痛为最主要的表现，全身感染症状不明显。

2. 坐骨肛管间隙脓肿

坐骨肛管间隙脓肿较为常见，约占肛周脓肿的 25%。由于坐骨直肠间隙较大，形成的脓肿比较深，比较大，容量可达 60～90mL。初起时，出现持续性的胀痛，随着炎症加重，症状逐渐加重，继而为持续性跳痛，排便、行走时疼痛剧烈，可出现排尿困难和里急后重感，全身感染症状明显，出现头痛乏力，进而发热恶寒。早期局部体征不明显，后期可出现患侧臀部大片红肿，明显触痛，肛门指诊患侧有深压痛，甚至波动感。

3. 骨盆直肠间隙的脓肿

骨盆直肠间隙的脓肿约占肛周脓肿的 2.5%。由于此间隙位置深，空间大，引起的全身症状较重。局部的症状往往不明显。早期就有全身中毒症状，如寒战高热、全身疲倦、纳差等。发病初期局部表现为直肠坠胀感，排便时加重，便后不尽感明显，直肠指诊可以在直肠壁触及肿块隆起，有压痛和波动感，诊断主要通过穿刺排脓，必要时做直肠内超声、CT 或 MRI 以证实。

4. 直肠后间隙脓肿

直肠后间隙位于骶骨前方直肠后方，上为盆腔腹膜，下为肛提肌。这类脓肿可向上穿入盆腔，向下穿入坐骨直肠窝内。症状与骨盆直肠间隙脓肿相似，全身感染症状重，如畏寒、发热、乏力和食欲下降等。局部可有直肠坠胀感、骶尾部疼痛感，可放射到会阴部及下肢。查体时肛门周围外观无异常，尾骨与肛门之间深部压痛，直肠指诊可扪及直肠后壁隆起肿块，压痛明显。

5. 直肠黏膜下脓肿

直肠黏膜下脓肿多位于直肠下部的后方或侧方。肛门内有坠胀感，排便、行走时疼痛加重。直肠指检可扪及直肠壁上卵圆形隆起，有触痛和波动感。

四、诊断及鉴别诊断

(一)诊　断

1. 症状和体征

根据临床症状及体征，肛周脓肿的诊断并不困难。

2. 实验室及辅助检查

（1）血常规检查 白细胞总数及中性粒细胞比例可有不同程度的增高。

（2）超声波检查（直肠腔内超声检查） 有助于了解肛痈的大小、深浅、位置及与肛门括约肌和肛提肌的关系。

（二）鉴别诊断

1. 肛旁疖肿及毛囊炎

疖肿为化脓性细菌感染所致，皮肤鲜红、灼热，中心有脓栓，肿块表浅；毛囊炎好发于尾骨及肛门周围，有排脓的外口和浅窦道，特征是在外口部位有毛发和小毛囊。

2. 化脓性汗腺炎

好发于肛周皮下。有广泛的病区和多个流脓的创口，创口之间可彼此相通形成皮下瘘管，但瘘管不与直肠相同。

3. 结核性脓肿

少数骶髂关节结核脓肿可出现在肛周。一旦发生混合感染就容易和肛周脓肿混淆。

4. 骶骨前畸胎瘤继发感染

有时与直肠后部脓肿相似。肛门指诊直肠后有肿块，光滑，无明显压痛，有囊性感。X线检查可见骶骨与直肠之间的组织增厚和肿物，或见骶前肿物将直肠推向前方，肿物内有散在钙化阴影、骨质、牙齿。

五、治疗方法

（一）中医治疗

传统医学论治肛痈时主要有以下四个特点，即辨证论治、分期论治、内外并重、外治形式丰富。

1. 辨证论治

清代祁坤在《外科大成》中论治"肛门肿痛"时云："脏毒者乃肛门肿痛也，而有内外虚实之殊，因浓味勤劳而得者易治，因阴虚湿热下注者难医；因性急或兼补术，大热而成者，因虚劳久嗽而得者，此二症乃内伤所致，非药能疗。"又如论治"跨马痈"时云："如晡热烦渴气喘，体倦食少，大便溏，小便数者，脾虚也。……诸症减，更加麦冬、五味子自瘥，经云，阴虚脾虚也。"从上述记载可以看出祁坤对肛痈的保守治疗采取辨证论治，并依据辨证评估患者预后。

2. 分期论治

《外科大成》论治"跨马痈"时云："初起肿痛，小便赤涩者，先服……已成不得内消者，托里消毒散加……自破或脓胀痛者，针之。"将肛痈分为肛痈初期、成脓期、溃脓期，根据不同时期的临床表现，其治疗原则也不尽相同。

（1）初期　肛痈初期，热毒蕴结，致使火热之毒旺盛，常出现局部红赤疼痛明显，兼见大便秘结、口渴等症状，治以清热解毒、活血祛瘀为主，方选活血散瘀汤化裁。方中黄芩、大黄、连翘等以清热解毒，消结散痛；川芎、当归尾、赤芍药、牡丹皮、苏木、桃仁活血祛瘀，通调血脉；枳壳、槟榔破气消积而消肿止痛。诸法协同，共奏解毒散结消肿之功。

（2）成脓期　肛痈成脓期，瘀久化热，腐肉成脓，对于肛痈尚未完全成脓、难以溃破者，治以"托"法为宜。此时可使用补益气血以及透脓的药物，扶助正气，托毒外出，既可避免邪毒内陷，又可达到祛邪扶正、祛腐生新之效。方选透脓散。方中生黄芪益气托毒，鼓动血行，为疮家之圣药；黄芪生用益气托毒，炙用则偏补元气而无托毒之力，且有助火益毒之嫌，因此本证黄芪生用，且用量较大。当归和血补血，兼能除积血而除内塞；川芎活血补血，养新血而破积祛宿血，兼能畅血中之元气；二者合用以活血和营。穿山甲气腥而窜，无微不至，贯彻经络而搜风，并能治癥瘕积聚及周身麻痹。皂角刺消肿排脓，祛风杀虫，与穿山甲合用以助黄芪消散穿透，直达病所，且能软坚溃脓，以达到消散脉络中之积滞，祛除陈腐之气的神奇功效。诸法协同，共奏扶助正气、托毒外出，以免毒邪扩散和内陷之功。

（3）溃脓期　肛痈溃脓期，多属脓毒外邪，正气耗损或正虚邪恋，余毒成漏。此时必当损伤气血，脏腑亏损，而出现正气不足，进而影响溃破创面愈合，表现出脓水不止、创口不收、饮食无味等症状，因此凡肛痈溃脓后"五脏亏损，气血大虚，外形虽似有余……法当纯补"，强调"不论首尾，难拘日数，但见脉症虚弱，便予滋补"，可用补中益气汤之类，用人参、白术、茯苓、甘草以补益脾肺之气，当归、熟地黄、川芎、白芍等活血养血，滋阴和营，加以肉桂、黄芪温阳益气，鼓动气血生长，更用生姜、大枣之类鼓舞脾胃之气，以资气血生化之源。

3. 内外并重

《外科正宗》中陈实功治疗肛痈采用分期治疗方法并内治、外治联合运用，初期用活血散瘀汤口服、如意金黄散外敷；酿脓期则选用透脓散内服、四虎散、真君妙贴散外敷，共奏清、消、散、托之功；溃脓后则改用十全大补汤、补中益气汤之类口服，生肌玉红膏外敷共奏补益气血、生肌敛疮之功；近年药理学研究也表明，中药局部外敷具有良好的抗感染作用，加强毒素排泄，促进脓液吸收及细胞分裂与肉芽组织增长，在一定程度上加快伤口的愈合，这样内外并治，可使药物直达病所，不仅能缩短病程而且还减轻了患者的痛苦。

4. 外治法丰富

祁坤在《外科大成》论治痈疽时，常采用针、烙、砭、灸、烘、拔、蒸等多种外治形式，如论治"肛门肿痛"时云："脏毒者……外用金黄散，以清凉膏调敷……如攻利不应者托之，外用神灯照照之，磨蟾酥锭涂之，其坚硬渐腐，俟有脓时，用珍珠散倍冰片，以猪脊髓调敷。"

（二）现代临床治疗

1. 辨证论治

（1）热毒蕴结证

证候：肛门周围突然肿痛，持续加剧，肛周红肿，触痛明显，质硬，皮肤焮热；伴有恶寒、发热、便秘、溲赤；舌红，苔薄黄，脉数。

治法：清热解毒。

方药：仙方活命饮、黄连解毒汤加减。若有湿热之象，如舌苔黄腻、脉滑数等，可合用萆薢渗湿汤。

（2）火毒炽盛证

证候：肛周肿痛剧烈，持续数日，痛如鸡啄，难以入寐；肛周红肿，按之有波动感或穿刺有脓；伴恶寒发热，口干便秘，小便困难；舌红，苔黄，脉弦滑。

治法：清热解毒透脓

方药：透脓散加减。

（3）阴虚毒恋证

证候：肛周肿痛，皮色暗红，成脓时间长，溃后脓出稀薄，疮口难敛；伴有午后潮热，心烦口干，盗汗；舌红，苔少，脉细数。

治法：养阴清热，祛湿解毒。

方药：青蒿鳖甲汤加减。

2. 外治疗法

初起：实证用金黄膏、黄连膏外敷，位置深隐者可用金黄散调糊灌肠；虚证用冲和膏或阳和解凝膏外敷。

成脓：宜早期切开引流，并根据脓肿部位深浅和病情缓急选择手术方法。溃后用九一丹纱条引流，脓尽改用生肌散纱条。日久成漏者按肛漏处理。

（三）手术方法

1. 脓肿切开法

适应证：浅部脓肿。

操作方法：麻醉后，取截石位，局部消毒，于脓肿处切开，切口呈放射状，长度应与脓肿等长，使引流通畅，同时寻找齿线处感染的肛隐窝或内口，将切口与内口之间的组织切开，并搔刮清除，以避免形成肛漏，修剪切口扩大呈梭形。过氧化氢及生理盐水冲洗创面，创口内填塞凡士林油纱条外敷纱布，宽胶布固定。

2. 切开挂线法

适应证：高位脓肿，如由肛隐窝感染所致的坐骨直肠间隙脓肿，骨盆直肠间隙脓肿，直肠后间隙脓肿及马蹄形脓肿等。

操作方法：麻醉后，患者取截石位，局部消毒，于脓肿波动明显（或穿刺抽脓指示部位）做放射状或弧形切口，充分排脓后，以食指分离脓腔间隔，修剪切口扩大呈梭形（可切取脓腔壁送病理检查）。然后用球头探针自脓肿切口探入并沿脓腔底部轻柔探查内口，另一食指伸入肛内引导协助寻找内口，探通内口后将球头探针拉出，以橡皮筋结扎于球头部，通过脓腔拉出切口，将橡皮筋两端收拢，并使之有一定张力后结扎。用过氧化氢或生理盐水冲洗脓腔，创口内填以凡士林纱条，外敷纱布，宽胶布固定。

3. 分次手术

适应证：适用于体质虚弱或深部脓肿患者，内口探查不明确者。

操作方法：麻醉后，患者取截石位，局部消毒，切口在压痛或波动感明显处，切口为弧形或放射状，以保持引流通畅。待形成肛漏后，再按肛漏处理。

术中注意事项：

· 定位准确：先穿刺出脓液后，再行切开引流。

· 切口：浅部脓肿行放射状切口，深部脓肿行弧形切口，避免损伤括约肌。深部脓肿行放射状切口须在距肛缘 2.5cm 外。

· 引流要通畅：切开脓腔后用手指钝性分开纤维隔。

· 预防肛瘘形成：术中若能找到感染的肛窦，应切开或用橡皮筋挂开，防止肛瘘形成。

· 术中探查内口不明确者：不可盲目人为创造内口，只做切开引流，待做肛瘘切除术。

4. 低切开窗旷置配合置管冲洗引流术

临床上沙静涛主任医师通过低切开窗旷置配合置管冲洗引流术治疗高位脓肿，取得很好的效果。

治疗方法：硬腰联合麻醉后，患者取截石位，按常规行直肠、肛管及周围皮肤消毒、铺巾。检查脓肿位置及大小，初步判断内口位置。在脓肿波动最明显处，做放射状切口，排出脓液。以中弯钳深入切口内，钝性分离纤维隔，适当清除坏死组织。低位切开后，在高位尚未敞开的脓腔内放置一橡胶管，橡胶管上端剪开6~8个小孔，将橡胶管下端缝扎固定在创缘皮肤上。若脓腔较大，波及坐骨直肠窝者，在距肛缘2cm以外开多处长约2cm放射状的窗口，使窗口之间在皮下相通并旷置，窗口与窗口之间的皮桥不超过3cm。将窗口与窗口之间旷置部分用橡皮胶圈贯穿脓腔引流，两端以10号丝线结扎，使胶圈呈悬空松弛状态。处理后的脓腔用过氧化氢、生理盐水及甲硝唑注射液冲洗，脓腔内及窗口中填塞凡士林油纱条，外敷无菌纱布，宽胶布固定，手术完毕。

术后处理：术后常规给予抗生素3d，手术后3d控制饮食及排便。72h开始口服痔瘘内消丸（院内制剂）清热解毒，利湿通便，每日便后痔炎冲洗灵坐浴后，常规换药。

换药方法：术后每次便后用温开水坐浴，换药时用过氧化氢、生理盐水及0.5%甲硝唑液通过留置引流管反复冲洗脓腔，转动橡皮筋，保证引流通畅，初期填入院内制剂拔毒膏及中后期应用生肌九华膏纱条引流，直至痊愈。

治疗经验：对于位于肛管直肠环以上的骨盆直肠间隙脓肿或直肠后间隙脓肿，如果一次切开必然会切断肛管直肠环，损伤肛门功能而导致大便失禁，而仅行单纯脓肿切开引流，不处理内口及感染的肛腺，又可能会形成高位肛瘘，需二次手术，增加患者痛苦。针对高位肛周脓肿，多采用一期切开挂线术，即在切开脓肿排脓的同时，切开低位括约肌，包括位于肛管直肠环以下的外括约肌皮下部，外括约肌浅部和内括约肌，对肛管直肠环以上与内口相通的部分组织采用橡皮筋挂线法，使之在术后边勒开边修复以防止大便失禁。此方法提高了一次治愈率，使患者免遭二次甚至多次手术的痛苦，同时也避免了肛门功能的严重受损。由此而衍生了多种手术方式，治疗原理基本相近，但实际操作又各具特色。具体治疗方案有保留皮桥根治术，窗式引流挂线术，单切口留置输液管加中药冲洗换药术，一期根治加内口切开修补术，一次性切开挂线对口引流术、多切口虚挂引流术等，均取得较好疗效。

采用低切开窗旷置配合置管冲洗引流术治疗高位肛周脓肿，创新之一：采用在脓腔顶部放橡胶管的方法，其引流通畅优于纱条，而且换药时彻底清洁冲洗脓腔深部，若像常规换药时用止血钳钳夹消毒棉球则很难操作，并极易引起创面渗血。每日给予痔炎冲洗灵中药外洗及坐浴消肿止痛，并初期给予拔毒膏纱条换药可化腐生肌，后期应用生肌九华膏可收敛生肌，促进伤口愈合；再者橡胶管配合中药膏剂有利于刺激肉芽生长，加速脓腔闭合，并且随着橡胶管的缓慢外移，使腔隙内肉芽组织填充充实，减少无效腔的发生，可提高手术成功率。创新之二：在窗口间挂入松弛橡皮筋持续地旷置引流，可使脓腔始终保持引流通畅，促使创面及脓腔内的污物排出，此法皮肤损伤较少，待到腔隙基本闭合时抽出橡皮筋，很快就能愈合。本手术能够保留肛门括约肌，保护肛门功能，保持肛周形态及功能的完整性，减少损伤，减轻患者痛苦，提高一次治愈率，缩短切口愈合时间，减少住院时间及费用，大大降低形成肛瘘的可能性。

（四）验方治疗

沙静涛主任医师在临床工作中总结出经验方中药消肿促愈汤外洗及消肿止痛膏外用治疗肛周脓肿，取得了良好的效果。近十年来对肛周脓肿初起、自溃及切开引流后的患者采用中药消肿促愈汤及消肿止痛膏外用，在抑制反复发作及避免肛瘘形成方面效果显著。

1. 治疗方法

局部波动感明显已成脓者，给予局部浸润麻醉，于脓肿波动最明显处做一放射状切口，排出脓液。

肛周脓肿初起、自溃及切开排脓术后者，采用中药消肿促愈汤坐浴。药物组成：马齿苋30g，侧柏叶15g，苍术12g，防风12g，枳壳12g，土茯苓30g，野菊花15g，蒲公英30g。坐浴方法：将上述药物每剂用纱布包裹，每次1剂，加清水适量，浸泡10～30min后，再加水1500～2000mL，煮开后用文火煎20min，将药液倒入坐浴盆中。协助患者排空大便，局部清洁，药液晾温后可试着用手撩起药液帮助患者洗涤臀部，待药液温度降至25℃～30℃时开始坐浴，坐浴10～20min。不方便坐浴者，可予纱布蘸药液局部溻渍治疗，每天2～3次，2周为一个疗程。

同时配合消肿止痛膏［陕药管制字（2001）第1779号，西安市中医院院内制剂］外用。组成：朱砂、雄黄、冰片、黄连、五倍子等。坐浴后晾干，局部用棉签蘸Ⅲ型安尔碘消毒后，外敷消肿止痛膏。

方药中马齿苋、野菊花、土茯苓具有清热解毒、燥湿消肿之效；蒲公英疏散风热，消肿解毒；侧柏叶凉血消肿散结；苍术，防风祛湿止痛；枳壳行气散结。诸药合用，具有清热燥湿、消肿止痛之功效。该中药熏洗、清洗肛门及肛周的污垢及分泌物，可抑制多种致病菌、减少感染、消除肿胀，改善肛门局部血液循环，促进炎症吸收。消肿止痛膏为我院院内制剂，具有清热祛湿、解毒消肿、散瘀止痛之功效。方中朱砂、雄黄外用解毒消肿止痛；五倍子清热解毒，止血敛疮；黄连清热解毒；冰片通诸窍，消肿止痛，清热散火解毒。

六、预防调摄

· 保持肛门清洁及大便通畅。

· 少食辛辣、肥甘之品。

· 积极治疗相关病变，如肛裂、肛窦炎、直肠炎等。

· 患病后尽早治疗，防止病变范围扩大。

七、病案举隅

案例一

李某，男，32岁，工人，于2019年4月以"肛周脓肿术后伴反复肛周肿痛、流脓1月余"为主诉，以"肛周脓肿、肛瘘"收住入院。患者约2个月前无明显诱因出现肛周肿痛，后肿块自行破溃，溃后流出大量脓血性分泌物。约1个月前在陕西省榆林市某医院诊断为"肛周脓肿、肛瘘、混合痔"并行手术治疗（具体术式不详），术后肛周肿痛及流分泌物症状稍缓解。1周前患者由于久坐上症加重，遂来我科就诊。

入院症见：肛周肿痛，伴流脓血性分泌物。1周来发热，最高38.5℃，自行口服"阿莫西林"（具体剂量不详），后症状无明显缓解。发病以来饮食可，眠欠佳。大便正常，每日1次，无黏液脓血便，无里急后重感，小便顺畅。否认咳喘、心慌、胸闷、气短等不适症状。

既往史：否认肝炎、结核等急慢性传染病病史。否认高血压、心脏病、糖尿病等慢性病病史。自诉1个月前曾因"肛周脓肿、肛瘘、混合痔"在当地医院行手术治疗。否认其他手术、外伤及输血史。否认药物及食物过敏史。预防接种史不详。

个人史：生长于原籍，平素生活、工作条件可，否认疫区久居史。平素有吸烟嗜好5年，每日约10支，已劝诫。平素有嗜食辛辣刺激食物史。否认有冶游史。婚育史：27岁结婚，现育有1女，配偶及女儿均体健。

家族史：父母均体健，否认家族遗传病及传染病病史。

体格检查：T 37.4℃，P 98次/分，R 21次/分，BP 130/86mmHg。一般查体无特殊；舌质红，苔黄腻；脉象弦数。

专科检查（截石位）：视诊—肛周4、6、11点距肛缘约1cm处分别可见一手术瘢痕，肛周4点距肛缘约7cm处可见一约3cm×3cm肿块，顶部可见一手术切口，表面有少量脓性分泌物。指诊—肛周4点距肛缘7cm处肿块压痛

（＋），按压其基底部可见少量黄色脓性分泌物自顶部切口流出。自肿块基底部可触及一条索状物通向肛内6点。食指可顺利通过肛门，直肠环弹性可，肛内6点位肛窦处压痛（＋），指套退出未见染血及染脓。

辅助检查：血常规示WBC $19.5×10^9$/L↑，NEUT% 86.00%↑。粪常规、凝血六项、肾功四项、电解质七项、输血九项、心电图、胸片结果均无明显异常。肛周腔内B超示：4点外口肛周皮下软组织内可见低回声管道，经括约肌通向肛内6点齿线内口。

诊断：复杂性肛周脓肿伴肛瘘形成。

鉴于患者入院时疼痛症状较重，伴发热，且血常规结果提示感染较重，于当天给予急诊手术，在手术室硬腰联合麻醉下行高位肛周脓肿根治术。术后予头孢呋辛钠抗感染、支持对症治疗。术后当天晚9时体温39℃。术后第1天患者自觉发热，测体温37.5℃～38.5℃。自觉伤口疼痛较术前减轻，伴全身发热汗出，纳尚可，眠欠佳。小便短赤，大便较干。舌质红，苔黄腻，脉弦数。查血常规：WBC $19.1×10^9$/L↑，NEUT% 84.70%↑。查手术创面周围仍有部分红肿，质较硬，未见异常分泌物。沙静涛主任医师查患者后辨病为肛痛，证属火毒炽盛证，发热为实热证。故用清热解毒、消肿溃坚、活血止痛之清托法。方用仙方活命饮加减，具体用药如下：

金银花30g	赤芍12g	当归15g	乳香12g
没药12g	浙贝母12g	蒲公英30g	陈皮12g
皂角刺6g	甘草10g	白芷12g	连翘20g
川牛膝12g	焦三仙各12g	生石膏15g（先煎）	马齿苋30g
生黄芪30g	穿山甲10g（先煎）		

5剂，每日1剂，水煎服，每日2次。

同时给予中药消肿促愈汤经验方外用，每日2次以清热燥湿，消肿止痛。

术后第2～3天，患者体温波动在37.0℃～37.5℃。术后第4天起，体温开始正常。自诉疼痛逐渐减轻，食纳、睡眠可，小便尚可，大便通畅。查创面周围红肿范围缩小，引流通畅，分泌物较多。

术后第3天查血常规：WBC $10.9×10^9$/L↑，NEUT% 73.31%↑。

术后第5天查血常规：WBC $11.1×10^9$/L↑，NEUT% 68.50%。

术后第6天查血常规：WBC $10.1×10^9$/L↑，NEUT% 68.00%。

术后第8天查血常规：WBC $9.5×10^9$/L，NEUT% 62.90%。

术后第6天患者体温再未升高，一般情况好，沙静涛主任医师查创面周围红肿范围继续缩小，但分泌物仍较多；舌质红，苔黄，脉数。效不更方，继续使用清托法，去前方连翘、生石膏，加败酱草以增清热解毒、祛瘀排脓之功效。

术后第 11 天，患者再未出现发热，自诉创面疼痛较前明显减轻，但近日食纳、睡眠欠佳，小便通畅，大便每天 2 次，质不干。舌质淡红，苔薄白，脉弦。查创面较前进一步缩小，创面周围压痛（－），无红肿，创面色淡红，未见异常分泌物。周边上皮组织已生长。

沙静涛主任医师查患者后认为患者现内毒已解，病邪衰退，应用补法恢复正气，促进疮面早日愈合。故改用补托法，方用托里消毒散合补中益气汤加减，以益气活血，溃脓生肌，具体方药如下：

生黄芪 20g	北沙参 12g	当归 12g	柴胡 12g
陈皮 12g	升麻 6g	白术 60g	黄芩 12g
焦三仙各 15g	枳壳 15g	川牛膝 12g	炙甘草 6g
半夏 12g	皂角刺 6g	白芷 12g	白及 12g

5 剂，每日 1 剂，水煎服，早晚分服。

术后 1 个月，患者门诊复查，创面已基本痊愈。诉出院后再未出现不适症状。

术后 2 个月，患者门诊复查，创面已痊愈。

案例二

夏某，男婴，出生后 38d，于 2018 年 5 月以"肛周肿痛伴发热 4d"为主诉就诊。患儿家属诉 4d 前因大便次数过多出现肛周肿痛，伴发热，体温最高 38.3℃。未予特殊治疗。患儿自发病来神志清，精神可，饮食、睡眠如常，排尿正常，近期大便略稀，每日 4～5 次。

专科检查（截石位）：视诊—肛门外形无明显异常。肛周 9 点距肛缘 2cm 可见一约 1cm×1cm 肿块，皮色红。指诊—肛缘肿物皮温升高，质较硬，无波动感，触痛明显。肛内因患儿哭闹未查。

实验室检查：白细胞 11.53×10^9/L。余检查结果无明显异常。

沙静涛主任医师查患儿后采用中药消肿促愈汤坐浴及消肿止痛膏外用。

药物组成：

马齿苋 30g	侧柏叶 15g	苍术 12g	防风 12g
枳壳 12g	土茯苓 30g	野菊花 15g	蒲公英 30g

坐浴方法：将上述药物每剂用纱布包裹，每次 1 剂，加清水适量，浸泡 10～30min 后，再加水 1500～2000mL，煮开后用文火煎 20min，将药液倒入坐

浴盆中。

协助患儿排空大便，局部清洁，药液晾温后可试着用手撩起药液帮助患儿洗涤臀部，待药液温度降至25℃～30℃时开始坐浴，坐浴10～20min。由于该患儿年龄过小不方便坐浴，予纱布蘸药液局部湿渍治疗。每天2～3次，2周为一个疗程。消肿止痛膏[陕药管制字（2001）第1779号，西安市中医院院内制剂]外用。组成：朱砂、雄黄、冰片、黄连、五倍子等。坐浴后晾干，局部用棉签蘸Ⅲ型安尔碘消毒后，外敷消肿止痛膏。经两个疗程治疗后患儿肛周肿块消失，无明显压痛。后随访6个月内无复发。

按 小儿肛周脓肿以新生儿和3个月以内的婴幼儿最为多见，男性患儿占80%。婴幼儿肛周脓肿的发病，从西医学角度分析与下列因素有关：

· 新生儿免疫功能不健全，如新生儿生理性缺乏免疫球蛋白G，免疫球蛋白A等。免疫功能低下，因此肛周容易发生感染，形成肛周脓肿。

· 新生儿，尤其是男婴受母体激素水平的影响，雄性激素水平较高，皮脂腺分泌旺盛，致使皮脂腺感染，形成肛周脓肿。

· 小儿皮肤娇嫩，使用尿不湿等婴儿用品，由于局部不透气，会刺激肛周皮肤，导致肛门周围皮肤皮炎，进一步导致毛囊、汗腺或皮脂腺感染，形成肛周脓肿。

· 解剖因素：小儿骶骨弯曲尚未形成，肛管短，直肠与肛管呈垂直状态，粪便下来直接冲击肛窦，可致肛窦损伤、感染。加之肛窦的开口向上呈漏斗状，便秘及腹泻后引起肛窦炎和肛腺管炎症，肛门周围组织疏松脆弱，导致感染向肛门直肠周围组织间隙扩散形成肛周脓肿。中医学认为小儿形气未充，稚阴稚阳。乳母过食辛辣、甘醇厚味及温燥之品，致湿热乘虚下注所致。湿热火毒之邪壅遏肛门，气血运行不畅，导致经络阻隔，气血凝滞，而发为痛，热盛肉腐成脓。

目前，对小儿肛周脓肿的治疗有两种观点。一种观点认为只需切开排脓引流，其理论依据是小儿肛周脓肿溃破后有自愈的可能。小儿肛周脓肿的发病不同于成年人，小儿肛腺导管多位于黏膜下层，其肛周感染在皮下及黏膜下层，高位肛周脓肿少见，切开引流术后有较高的治愈率。新生儿肛周脓肿单纯切开引流，2/3的患儿可痊愈，1/3的患儿会发展成肛瘘。过早做根治术易导致发育不全的肛门括约肌受损，影响肛门括约功能。另一种观点主张早期行肛周脓肿根治手术。认为小儿肛管较短，局部组织疏松脆弱，肛门腺感染形成肛门脓肿浅，大多是皮下脓肿。早期行根治术，治愈率可达94.7%。如果早期及时行肛周脓肿根治手术治疗，治愈率高，不易造成肛门功能障碍及复杂肛瘘的发生。

大多数患儿父母并不愿接受肛周脓肿根治术的治疗。本研究对肛周脓肿初起、自溃及切开引流后的患儿采用中药消肿促愈汤及消肿止痛膏外用，在抑制反复发作及避免肛瘘形成方面效果显著。方药中马齿苋、野菊花、土茯苓具有清热解毒、燥湿消肿之效；蒲公英疏散风热，消肿解毒；侧柏叶凉血消肿散结；苍术、防风祛湿止痛；枳壳行气散结。诸药合用，具有清热燥湿、消肿止痛之功效。该中药熏洗可清洗肛门及肛周的污垢及分泌物，抑制多种致病菌，减少感染、消除肿胀，改善肛门局部血液循环，促进炎症吸收。消肿止痛膏为我院院内制剂，具有清热祛湿、解毒消肿、散瘀止痛之功效。方中朱砂、雄黄外用解毒消肿止痛；五倍子清热解毒，止血敛疮；黄连清热解毒；冰片通诸窍，消肿止痛，清热散火解毒。

总之，中药消肿促愈汤外洗联合消肿止痛膏外用治疗小儿肛周脓肿，疗效确切，安全性可靠。

案例三

杨某，男，48岁，于2018年7月18日以"反复肛周肿痛半年，加重10d"为主诉就诊。患者自诉半年前无明显诱因开始出现肛周肿痛，大便时无明显加重，未予特殊处理，一周左右可自行愈合，但反复发作。10d前再发加重，肿物增大，形体消瘦，面色无华，气短懒言，唇颊苍白，纳呆；舌淡，苔白，脉细弱无力。

专科检查：视诊—肛缘后方可见约3cm×3cm大小隆起，局部皮肤无明显红肿。指诊—局部皮温无明显升高，隆起处轻压痛，未触及波动感，齿线处5点位可触及一凹陷，轻压痛。镜检—齿线处黏膜充血水肿，5点位肛窦处可见少量脓性分泌物。

中医诊断：肛痈（气血两虚证）。

西医诊断：肛周脓肿。

患者恐惧手术，要求保守治疗，已告知保守治疗只能缓解症状，无法根治。

整体治疗：补益气血，托里生肌。方用十全大补汤。具体方药如下。

党参10g	白术15g	茯苓10g	炙甘草6g
当归10g	川芎15g	熟地黄15g	赤芍10g
黄芪15g	肉桂10g	生姜10g	大枣3颗

5剂。水煎服，每日1剂，早晚分两次温服。

局部治疗：

· 予黄连、黄柏、黄芩、栀子各 10g 加水煎至 200mL，加温水至 600mL，坐浴 8～10min。

· 予九一丹外敷，每日 2 次。

医嘱：

· 避风寒，慎起居，调情志，注意休息。

· 调节饮食，忌辛辣刺激性及肥甘厚腻之品。

· 保持大便通畅，保持肛门局部清洁卫生。

5d 后复诊，自诉症状较前明显减轻，效不更方，续用 4 剂。

7d 后复诊，自诉肿物较前消退，续用前方 10 剂，基本痊愈。

两个月后复诊，自觉临床症状无反复。检查：视诊—肛缘尚平整，肛旁红肿已退，5 点位皮肤尚有 1cm×1cm×0.5cm 小硬结，无压痛。指诊—局部皮温正常，瘢痕处无压痛，可触及条索状物通于肛内，齿线处 5 点位可触及结节，无压痛。镜检—齿线处黏膜充血水肿。嘱清淡饮食，忌辛辣刺激之品，保持大便通畅及肛门局部清洁卫生。

按 肛痈是常见的肛门疾病，尤以男性最常见，肛痈发病率高。目前治疗肛痈的方法有药物疗法、手术治疗，中医治疗肛痈不同的证型有不同的治法。沙静涛主任医师通过对古代医籍、现代文献报道的回顾和多年临床用药的总结，提出"益气祛腐生肌"的理论。予以十全大补汤治疗肛痈之气血两虚证，使虚得之气血而充之，使邪得之疏导而通之，元气内充，清阳得升，则诸证自愈。十全大补汤中党参、茯苓、白术、炙甘草补脾益气；当归、赤芍、熟地黄滋养心肝；加川芎入血分而理气，则当归、熟地黄补而不滞；黄芪补气；肉桂补火助阳，活血通经；加生姜、大枣助党参、白术入气分以调和脾胃。诸药相辅相成，共奏补益气血、托里生肌之效。用十全大补汤加减治疗肛痈之气血两虚证，应遵循补气与补血相结合的原则，从而达到气血双补之功效。

第四节 肛 瘘

一、概 述

肛瘘是肛管或直肠因病理原因形成的与肛门周围皮肤相通的一种异常管道，一般由内口、瘘管、外口三部分组成。在肛门疾病中，它的发病率仅次于痔疮。男性发病率高于女性，大约为（5～6）∶1，发病的高峰年龄段为 20～40

岁，亦有婴幼儿患者。其中，高位复杂性肛瘘是被公认的外科领域难治性疾病之一。

二、病因病机

肛腺感染学说是目前公认的肛瘘发病学说。该学说强调了肛腺在肛瘘发生中的重要性。肛瘘由于内口和原发感染病灶的持续存在，直肠内的污染物持续不断进入内口并刺激管腔，引起长期慢性炎症刺激，使局部组织纤维化形成管道而难以闭合。外口小，脓液排出受阻，向邻近间隙扩散形成新的脓腔、支管和继发性外口。

中医学认为，肛瘘的形成与以下几个方面有关：

（1）外感六淫之邪　如《河间六书》云："盖以风、热、燥、火、湿邪所致，故令肛门肿满，结如梅核，甚至乃变而为瘘也。"《本草纲目》云："漏属虚与湿热。"均明确认识到肛瘘与风、热、燥、火、湿邪侵袭人体有关。

（2）痔疮久而不愈　《诸病源候论》云："痔久不瘥，变为瘘也。"

（3）饮食肥甘厚味，恣酒，忧思，便秘，房劳过度　《千金方》云："肛门主肺，肺热应肛门，热则闭塞，大行不通，肿缩生疮。"《丹溪心法》曰："人唯坐卧湿地，醉饱房劳，生冷停寒，酒面积热，以致荣血失道，渗入大肠，此肠内脏毒之所由作也。"而《外科正宗》云："夫脏毒者，醇酒厚味，勤劳辛苦，蕴毒流注肛门结成肿块。"

（4）其他原因　《薛氏医案》云："臀，膀胱经部分也。居小腹之后，此阴中之阴，其道远，其位僻，虽太阳多血，气运难及，血亦罕到，中年后尤虑此患。"据此，认为肛瘘与局部气血运行不足有关。对于病变过程，《内经》认为是因"营气不足，逆于肉理，乃生痈肿"。《千金翼方》则明确指出瘘是痈疽的后遗疾患，云"一切痈疽，皆是疮瘘根本所患。痈之后脓汁不止，得冷即是鼠瘘"。

肛瘘是不可能不治自愈的，究其原因可能有以下一些原因：

·内口的存在：脓肿虽然破溃或已切开引流，但原发感染源如肛窦炎或肛腺感染依然存在，肠腔内容物还可从内口继续进入瘘管。

·肛门部不能静养，脓腔不易粘合：排粪、排尿时，因括约肌收缩或因炎症刺激肛门括约肌，使肛门括约肌经常处于痉挛状态。

·肠腔中的粪便、肠液和气体继续进入瘘管，刺激管壁，使管壁结缔组织增生变厚，管腔难以闭合。

·脓腔引流不畅，或外口缩小，时闭时溃，脓液蓄积腔内，导致脓肿再发并穿破而形成新的支管或瘘管。

·管道多在不同高度穿过肛门括约肌，括约肌收缩阻碍脓液排出，以致引流不畅。因此，肛瘘不但无法"不治自愈"，而且如果刚开始时得不到规范的治疗，还容易出现久治不愈、反复发作的现象。

三、临床表现

肛瘘的临床表现主要是肛周局部有略高于四周的瘘管外口、索条状硬块、流脓、疼痛及瘙痒。

1. 流 脓

周期性发作。通常来说，新生成的瘘管排脓较多，脓汁黏稠，黄色、味臭；陈旧的瘘管排脓相对较少，或时有时无，稀淡如水。

2. 肿 痛

瘘管通畅无炎症时，通常无疼痛，只有肛门局部略有肿胀感，行走时可加重，若外口封闭，瘘管存积脓液，或粪便进入瘘管，则会疼痛加重或排粪时疼痛加重，而内盲瘘则常感直肠下部和肛门部灼热难耐，排粪时疼痛加重。

3. 硬结或瘢痕

因为瘘管壁及瘘口的反复刺激，导致纤维组织增生，在管壁和瘘口形成质韧的结缔组织，一般表现为瘘管周围皮肤变色，表皮脱落，凹陷变形，触及条索状硬结通向肛门内。

4. 瘙 痒

肛门部皮肤因脓液及其他排出物刺激，脓液不断刺激肛周皮肤，常感到皮肤瘙痒。肛周潮湿不适，皮肤变色、表皮脱落，纤维组织增生和增厚，有时形成湿疹。

5. 全身症状

一般无全身症状。复杂或迁延日久常有排便困难、肛门狭窄、贫血、身体消瘦、精神萎靡、神经衰弱等症状。继发感染时有不同程度的体温升高等全身症状。

四、诊断及鉴别诊断

(一)诊 断

1. 病 史

患者常有肛周脓肿或切开排脓的病史，此后伤口经久不愈。

2. 临床表现

反复经瘘口流出少量脓液，肛周肿胀疼痛，肛周皮肤瘙痒；触压瘘口有脓液流出，皮下可触及硬的索条。

3. 辅助检查

（1）探针检查　初步探查瘘管的情况。

（2）肛门直肠镜检查　与亚甲蓝配合使用，可初步确定内口位置。

（3）瘘管造影　可采用泛影葡胺等造影剂，尤其对于复杂性肛瘘的诊断有参考价值。

（4）直肠腔内 B 超　观察肛瘘瘘管的走向、内口，以及判断瘘管与括约肌的关系。

（5）CT 或 MRI　用于复杂性肛瘘的诊断，能较好地显示瘘管与括约肌的关系。

（6）电子结肠镜　可清楚地观察到大肠黏膜的细微变化如炎症、糜烂、溃疡、出血、色素沉着、息肉、癌肿、血管瘤憩室、黏膜下病变等。对于克罗恩病肛瘘有鉴别诊断意义。

（二）鉴别诊断

1. 肛门周围化脓性汗腺炎

这是最易被误诊为肛瘘的肛门周围皮肤病，其主要特征是肛周有脓肿形成及遗留窦道。窦道处常有隆起和脓液，有多个外口，故易误诊为多发性肛瘘或复杂性肛瘘。鉴别要点是肛周化脓性汗腺炎的病变在皮肤及皮下组织，病变范围广泛，可有无数窦道开口，呈结节状或弥漫性，但窦道均浅，不与直肠相通，切开窦道后无脓液和瘘管，亦无内口。

2. 骨盆骨髓炎

骨盆化脓性或结核性病变引起的骨盆骨髓炎，常在会阴部形成窦道，与肛瘘的外口极为相似。但前者无内口，X 线片显示骨盆有病变。

3. 骶骨前瘘

由骶骨与直肠之间的脓肿在尾骨附近穿破形成，瘘管位于骶骨凹内，外口常位于尾骨尖两侧，探针可探入 8～10cm，瘘管与直肠平行。

4. 骶尾部骨结核

发病缓慢，无红肿热痛等急性炎症变化，破溃后流出稀薄脓液，外口较大，边缘不整齐，且经久不愈。X 线片显示骶尾骨有骨质损害和结核病灶。

5. 骶尾部畸胎瘤

破溃后可形成尾骨前瘘或直肠内瘘。大型畸胎瘤可凸出骶尾部，容易诊断；小型无症状的肿瘤，可在直肠后方扪及平滑、有分叶的肿块。X 线片可见骶骨和直肠之间有肿块，内有不定型的散在钙化阴影，可见骨质或牙齿组织。

6. 晚期肛管直肠癌

破溃后可形成肛瘘，特点是肿块坚硬，分泌物为脓血，恶臭。病理切片可确诊。

五、治疗方法

手术是治疗肛瘘的主要手段，其基本原则是去除病灶，通畅引流，尽可能减少肛管括约肌损伤，保护肛门功能。本病治疗的关键是清除感染的肛腺，将感染的瘘管组织彻底清除。其他非手术疗法主要是通过药物控制感染、减轻症状，但不能彻底治愈。

（一）一般治疗

目的是减轻症状和减少发作。

· 注意休息、加强营养，饮食宜清淡，忌食辛辣刺激食物。

· 保持大便规律、通畅，防止腹泻或便秘，以减少粪便对肛瘘内口的刺激。

· 保持肛门清洁。

（二）内治法

主要用于减轻症状、控制炎症发展。采用辨证论治。

（1）湿热下注

证候：肛周有溃口，经常溢脓，脓质稠厚，色白或黄，局部红、肿、热、痛明显，按之有索状物通向肛内；可伴有大便不爽，小便短赤，形体困重；舌红苔黄腻，脉弦数。

治法：清热利湿。

方药：二妙丸合萆薢渗湿汤加减。

（2）正虚邪恋

证候：肛周间断流脓水，脓水稀薄，肛门隐隐疼痛，外口皮色暗淡，瘘口时溃时愈，按之较硬，多有索状物通向肛内；可伴有神疲乏力，面色无华；舌淡苔薄，脉濡。

治法：托里透毒。

方药：托里消毒散加减。

（3）阴液亏虚

证候：肛周瘘口凹陷，周围肤色晦暗，脓水清稀，按之有索状物通向肛内；可伴有潮热盗汗、心烦不寐、口渴，食欲不振；舌红少津、少苔或无苔，脉细数无力。

治法：养阴清热。

方药：青蒿鳖甲汤加减。

（三）外治法

1. 熏洗法

适用于手术前后缓解症状，用沸水冲泡药品，先熏后洗，具有活血消肿、止痛的作用。

2. 外敷法

肛瘘急性期局部肿痛者，选用具有消肿止痛作用的药物，如拔毒膏、金黄膏等。

3. 外用栓剂

根据病情选用具有清热祛湿、理气止痛等功效的栓剂，如马应龙痔疮栓、普济痔疮栓等。

（四）手术治疗

1. 挂线疗法

（1）适应证 早在明代，我国就已采用挂线疗法。如（古今医血）中记载："药线日下，肠肌随长，弊处即补。水逐线流，未穿疮孔，鹅管内消。"阐述了挂线疗法的功效和机制，为后世医家使用这一疗法奠定了理论基础并丰富了临床经验。挂线疗法的机制是依靠挂线逐渐收缩的机械作用，使引流通畅，从而防止急性感染的发生。这种逐渐剖开瘘管的方法，其最大的优点是被挂线的组织，在逐渐被切开的过程中，基底创面也逐渐开始愈合。括约肌虽然被切断，但断端已被瘢痕组织部所固定，断端不致因切断而回缩，使分离不会太大。愈合后瘢痕小，不会引起肛门失禁。因此。这种疗法适用于某些肛管直肠环未纤维化的高位肛瘘和脓肿的患者。但对于肛门周围有皮肤病的患者。或有严重的肺结核、梅毒和身体极度虚弱的患者，以及有癌症并发的肛瘘，都不宜采用。

（2）操作方法 在腰麻下，患者取侧卧位或截石位，局部常规消毒后，盖无菌孔巾。先在探针一端缚扎。再将探针另一端从瘘管外口轻轻向内口探入。此时，不能用暴力，以免造成假道。再将探针从内口完全拉出，使橡皮筋经瘘管外口进入瘘管，又从内口引出橡皮筋。然后切开瘘管内外口之间的皮肤和皮下组织部。拉紧橡皮筋。紧贴皮下切口的括约肌表面用止血钳夹住，在止血钳下方，用粗丝线扎紧橡皮筋，并以双重结扎固定橡皮筋。然后在结扎线以外2cm处，剪去多余的橡皮筋(若瘘管切口较长，应保留橡皮筋，以露出引流切口1.5cm为宜)，松开止血钳，用凡士林纱条嵌入伤口止血，外垫纱布，用胶布固定。

2. 切开疗法

(1)适应证

·瘘管通过外括约肌皮下层与浅层之间的肛瘘。

·瘘管通过外括约肌浅层与深层之间的肛瘘。

·内括约肌与外括约肌之间的肛瘘。

·瘘管通过肛管直肠环，但其局部病变已经完全纤维化，且与周围组织已生瘢痕粘连的肛瘘。

·位于皮下坐骨直肠间隙、骨盆直肠间隙、肛门后间隙的肛瘘支管。

(2)切开原则

·切开部位应不影响或基本不影响肛门括约肌的功能。

·切开部位应位于肛管直肠环以下，或与肛管直肠环无关的部位。

·如切开肛管直肠环，必须是病变的局部已经完全发生纤维化，且与周围组织已发生瘢痕性粘连，切开后不会出现肛门失禁。

(3)切开方法　在腰麻或局麻下，患者取截石位或侧卧位，局部常规消毒后，盖无菌孔巾。先在肛门内塞入一块盐水纱布，再从瘘管外口注入1%亚甲蓝或龙胆紫溶液。纱布染色，有助于寻求内口，也便于在手术时辨认瘘管的走向。确定内口后，再将有槽探针从瘘管外口轻轻探入，遇阻力时即停止。然后沿行针方向切开皮肤、皮下组织和瘘管外壁，使瘘管部分敞开，再将有槽探针插入瘘管的残余部分。逐步用同样的方法切开探针以上的表层组织，直至内口，使整个瘘管全部敞开后，用刮匙将瘘管壁上染色的坏死组织刮除，修剪创口两侧的皮肤和皮下组织，使其成一口宽底小的平坦伤口，以便通畅引流。手术完毕后，应认真止血，伤口内填充凡士林纱条，外盖纱布，用胶布固定。

3. 切开挂线疗法

本法适用于瘘管主管贯穿外括约肌深层和耻骨直肠肌以上的高位肛瘘，包括骨盆直肠窝瘘、高位后马蹄形瘘、高位直肠后间隙瘘。

操作方法：在腰麻下，患者取截石位，局部常规消毒后，经指诊、探针、肛门镜等检查，查清管道走行和内口位置。将高位肛瘘的低位部分，即通过外括约肌的皮下层、浅层和内括约肌的管道先予以切开。同时切开肛瘘支管和空腔，搔刮和清除腐肉。然后对贯穿外括约肌深层和耻骨直肠肌与内口相通的管道高位部分采用挂线方法，即先以探针从高位管道至内口穿出，再在探针头结扎一粗线，在粗线末端结扎一橡皮筋，然后将探针从管道退出，使橡皮筋留在管道内。根据具体病变决定拉紧橡皮筋的程度。用一把止血钳夹住橡皮筋根部，再在钳下方，用一条粗丝线将橡皮筋扎紧，再切开内口以下肛管皮肤、内括约肌、外括约肌皮下层。搔刮和清除感染的肛门腺，修整创面。创面用化腐生肌散，外盖纱布，固定。

4. 肛瘘手术的注意事项

·单纯性低位肛瘘较为常见，内口多与外口相对应，切口应呈放射状。

·高位肛瘘管道穿越外括约肌深层以上，切口选择同上，切口应视直肠环是否纤维化处理。若已纤维化可切开引流；无纤维化者，高位管道部分给予挂线，以防肛门失禁。

·马蹄形肛瘘，此类肛瘘病变范围广，管道深且弯曲，穿越肛尾韧带的上方，宜采用弧形切口，主管道做放射状切口引流。高位管道处理原则同高位肛瘘。

5. 中医治疗进展

古代医家有很多宝贵的临床经验，有内治法、外治法、药膳、热敏灸及针灸疗法。

（1）外治法

中药熏洗坐浴：谢飞予对照组患者凡士林纱条外敷换药治疗；治疗组使用祛腐生肌汤（苦参 15g，白芷 15g，芒硝 15g，黄柏 15g，五倍子 15g，石榴皮 15g，蒲公英 15g，赤芍 15g，当归 15g）进行创面熏洗坐浴后，配合初期应用 15% 生肌红粉膏油纱条换药，待创面表层腐肉脱落创面泛红后，改用生肌玉红膏油纱条换药，比较两组患者创面愈合情况及肛肠动力学改变。结果显示：治疗组患者在腐肉脱落时间、创面面积减少率、创面愈合时间等方面均显著低于对照组，差异有统计学意义（$P < 0.05$）。莫波、于洋等对试验组 35 例肛瘘患者术后采用自拟中药熏洗方（苦参、黄柏、生地榆、蛇床子、地肤子、苍术等）坐浴治疗，对照组 35 例患者则用常规护理治疗，比较发现经过治疗后试验组患者的症状评分、术后疼痛持续时间、总体恢复时间、手术并发症发生率以及术后复发率明显低于同期对照组，差异有统计学意义（$P < 0.05$），创面愈合速度明显快于对照组，差异有统计学意义（$P < 0.05$）。毕新昌设计高锰酸钾组患者术后采用高锰酸钾坐浴，中药组患者术后采用中药坐浴（马齿苋 30g，五倍子 20g，黄柏 20g，槐角 10g，蒲公英 10g，大黄 10g，茜草 10g，苦参 10g），治疗后发现：中药组较高锰酸钾组总有效率更高，差异有统计学意义（经 χ^2 检

验，$P < 0.05$），创口疼痛评分更低，创面愈合时间、肿胀消失时间、渗出物消失时间、疼痛消退时间更短。

散剂外敷：李勇予对照组患者常规西药换药处理；试验组患者在对照组的基础上，配合使用中药所制溃疡散（寒水石、雄黄等）进行术后换药治疗，经治疗，两组患者术后创面均愈合，相同时间内，试验组、对照组总愈合率分别为88.9%和63.9%，试验组数值显著高于对照组，差异有统计学意义（$P < 0.05$）。郭培培、周云等予试验组凡士林油纱条填塞配合白及粉外敷换药法，对照组仅予凡士林油纱条填塞换药。经治疗发现，试验组较治疗组患者的创面愈合时间早、创面纵径缩小率大，差异有统计学意义（$P < 0.05$）。术后患者的肉芽生长评分，治疗组较对照组患者有显著优势，差异有统计学意义（$P < 0.05$）。

油膏剂外敷：王爱华、李帅军等将200例肛瘘术后患者随机分为4组，分别以银灰膏（响锡、凡士林等），九华膏，马应龙痔疮膏进行术后换药治疗，通过观察术后创面相关指标（创面愈合时间、疼痛、瘢痕等），发现银灰膏换药的治疗效果明显优于其他3组，且未发现明显副作用。

（2）内治法

中药口服：田振国教授认为，肝经走后阴，肛门部为肝经循行所及部位，局部手术易致肝经损伤，而影响患者的生活和工作；术后必然出现的情志活动常影响肝主疏泄、调畅气机的功能，故此类患者术后疼痛不适可从肝论治。中医治以疏肝养血健脾、理气活血化瘀，方选丹栀逍遥散（柴胡、当归、芍药、茯苓、白术、炙甘草、牡丹皮、栀子、桃仁、红花、川芎、熟地黄）加减。卢精华将肛瘘术后的123例患者随机分为对照组59例和观察组64例，对照组患者采康复新液纱条外敷，观察组在此基础上配合内服院内自拟生肌方（黄芪30g，当归15g，白芷15g，乳香12g，没药12g，苦参12g，黄柏12g，延胡索12g，炙甘草6g），比较两组患者临床疗效、术后创面愈合率、术后创面面积以及创面愈合的时间。发现治疗3周后，观察组较对照组患者临床疗效显著，差异有统计学意义（$P < 0.05$）。

（3）其他

药膳：陈宇秀、林晶等将院内中医证型符合湿热下注型的患者分成两组，研究组在此基础上加服药膳（每日早餐温服赤小豆当归粥，晚餐温服绿豆羊肉汤），比较两组患者创缘水肿、创面疼痛时间、创面愈合率、创面渗液量等情况发现，合理的药膳能够促进湿热下注型肛瘘患者术后创面愈合，研究组和对照组疗效比较，差异有统计学意义（$P < 0.05$）。

热敏灸：罗琴雯、谢昌营等将100例单纯性肛瘘患者随机分为观察组50例和对照组50例两组。对照组患者术后采用中药熏洗、专科换药治疗；观察组在其基础上配合热敏灸治疗（长强穴、足三里穴、三阴交穴、局部阿是穴依序进行回旋、雀啄、往返、温和灸四步法施灸操作）。观察两组患者的切口愈合时间、术后症状评分等。结果显示，观察组的术后症状（如疼痛、渗液、水肿、肛门坠胀等）评分低于对照组；观察组的创面平均愈合时间较之对照组差异有统计学意义（$P < 0.05$）。结论提示热敏灸新疗法配合中医特色治疗对缓解患者术后创面疼痛、渗液等均具有积极意义。

针灸：潘勇、冯群虎等，将70例肛瘘术后患者随机分为对照组和观察组。治疗组40例，采用除湿活血中药熏洗联合针灸（长强穴留针半小时，顶旁1线留针1h，每20min重复上述手法一次，疾闭针孔出针）进行治疗，对照组30例患者采用高锰酸钾坐浴治疗，比较两组患者的治疗效果。结果显示，治疗后治疗组患者的总有效率、肉芽组织成纤维细胞数明显高于对照组患者，创面愈合时间明显缩短，差异有统计学意义（$P < 0.05$）。

六、预防调摄

· 适劳逸，勿进食辛辣刺激食物。

· 经常保持肛门清洁，养成良好的卫生习惯。

· 发现肛周脓肿，宜早期切开排脓，一次性手术治疗可以防止肛漏后遗症。

· 肛漏患者应及早治疗，避免外门堵塞后引起脓液积聚，排泄不畅，引发新的支管。

· 术后应防止出血，换药宜认真仔细，防止创口假性粘合（桥形愈合）和肛漏不愈。

七、病案举隅

案例一

赵某，男，58岁，汉族，于2019年5月以"肛旁反复破溃流脓1年"为主诉就诊。患者1年前因饮酒后肛旁出现一肿块，轻微疼痛，无溃破流脓，无恶寒发热，未经任何检查及治疗。数日后，肿块逐渐变大并自行破溃流脓，自用"高锰酸钾溶液"坐浴，症状无明显好转。此后，肛旁溃破口间断有脓性分泌物流出。今患者为求系统治疗，遂来我院就诊，门诊以"肛瘘"收入院。入院症见：肛旁溃破口间断有脓性分泌物流出，偶有肛门疼痛、肛门瘙痒，大便质可，每日1次，小便顺畅。患者平素有嗜好烟酒、辛辣饮食等习惯。既往有"糖尿病"病史5年余，平素口服降糖药，血糖未监测；舌红，苔黄，脉弦。

专科检查（截石位）：视诊—肛门居中，外观无畸形，肛周4点位距肛缘约2cm处可见一破溃口，按压其基底部可见少许脓性分泌物溢出。指诊—肛周4点位破溃口基底部可扪及一条索状物通向肛内，4点位齿线处可触及一深大、凹陷的肛窦，压痛阳性。镜检—齿线处黏膜充血水肿，4点位肛窦处可见少量脓性分泌物。

中医诊断：肛漏（湿热下注证）。

西医诊断：①低位单纯性肛瘘；②2型糖尿病。

治疗方法：采取硬腰联合麻醉。患者取截石位，消毒后铺无菌孔巾。观察外口的位置和形态，触摸瘘管的走向及深浅。用一圆头软质探针由肛周4点位距肛缘约2cm破溃口处轻轻探入，经过整个瘘管，直达内口。探查时可将左手食指插入肛内，感觉探针经过的位置，直至探针头部经内口穿出。从内口至外口，沿探针方向切开全部瘘管，敞开瘘管全长。将整个瘘管全部切除，直至显露正常组织为止，使创面呈V形。压迫止血，结扎或缝扎止血。将创缘部分皮肤修剪整齐，使创面敞开，置凡士林纱条止血，引流。术毕查伤口无出血后予以无菌敷料加压包扎，胶带固定。

术后情况：术后监测血糖情况，及时调整降糖方案，把血糖控制在正常范围内。当晚肛门疼痛，尚可忍耐，未用止痛药，可自行解小便；翌日换药创面无水肿，无明显渗血，少许渗液，静脉滴注抗生素1d，半流食2d，第2天灌肠后解便，换药后患者未诉特殊不适，伤口渗液较前稍减少，继续每日换药治疗。一周后，出院自行换药治疗，定期门诊复查。

出院医嘱：保持大便通畅，保持肛门局部清洁卫生，便毕予以痔炎冲洗散坐浴，外用九华膏，内置普济痔疮栓，休息1周，不适随诊；清淡饮食，禁食辛辣刺激及肥甘厚腻之品。3个月后随诊无异常。

按 本案应用肛瘘切除术，本术式适用于有内口、外口的低位肛瘘。如果瘘管较弯曲，内口不易探通，可用探针边探边切，寻找内口。采用瘘管切除术来治疗肛瘘，若手术的切除引流不够彻底，容易造成手术失败或复发；若切除范围过大，组织损伤较多，易引起肛门畸形、狭窄，有时将未纤维化的肛门直肠环切断，则不可避免地会产生肛门失禁，给患者带来极大痛苦。探针探查时应仔细、轻柔，不应使用暴力，以免造成假道。准确寻找内口及管道，是手术成功的关键。如果找不到内口时，用亚甲蓝染色后，可先切开探针已经探及的一段瘘管，然后在创面有亚甲蓝染色的部位，循着染色痕迹，继续插入探针探查。也可用力挤压瘘管，观察肛内少许脓液或亚甲蓝溢出之处即为内口。还可用钳夹住瘘管外口处及其管壁，向外牵拉与放松，在肛门镜下可见肠壁肛窦附近形成一下陷区，此处多为内口所在部位。切开瘘管时，必须使切口方向与肌纤维垂直，不应斜切或同时切断两处，否则有发生大便失禁的风险。处理肛门前侧位置较深的瘘管时，不宜做瘘管切除，因前侧肛门括约肌比较薄弱，又无耻骨直肠肌支持，切除后不易对合，容易造成大便失禁，可选择挂线疗法治疗。术中如果切断肌肉，应用 2－0 可吸收线将切断的肌肉做疏松的"8"形缝合，以免肌肉断端回缩。切除后侧复杂肛瘘时，注意不要损伤肛尾韧带，以免肛管向前移位。本案患者除肛瘘外，还有慢性消耗性疾病糖尿病，若血糖控制不佳，也将严重影响术后创面的愈合。故在术前术后均应严密监测血糖，将血糖降至正常范围，方能确保治疗成功。

案例二

张某，女，37 岁，于 2017 年 4 月以"肛旁硬结伴反复流脓水 6 年"为主诉就诊。患者 6 年前因进食辛辣刺激食物及劳累久坐后肛旁出现一肿块，轻微疼痛，无溃破流脓，无恶寒发热，于当地卫生所诊断为"肛周脓肿"，并行"肛周脓肿切开排脓术"，术后症状逐渐缓解。此后，肛旁硬结反复破溃流脓水。今患者为行进一步治疗，遂来我院就诊，门诊以"肛瘘"收入院。入院症见：肛旁硬结，时有疼痛，有脓水流出，潮湿瘙痒；二便正常；舌质红，苔黄，脉弦数。

专科检查（截石位）：视诊—肛门居中，外观未见畸形，肛周 3 点位距肛缘约 3cm 处可见一破溃口，肉芽组织增生，高出皮面，按压其基底部可见少许脓性分泌物流出。指诊—破溃口基底部可触及一条索状物通向肛内，食指可顺利通过肛门，肛管直肠环弹性可，肛内 3 点位齿线附近可触及一深大、凹陷的肛窦，压痛阳性，指套退出无染血。

中医诊断：肛漏（湿热下注证）。

西医诊断：肛瘘。

治疗方法：采用腰硬联合麻醉。麻醉满意后，截石位躺于手术床上，常规消毒后，铺无菌手术单，Ⅲ型安尔碘棉球消毒肛内后，用圆头软质探针从肛周 3 点位外口探入，沿瘘管走行方向探查，至 3 点肛窦凹陷处探出，沿探针走向做放射状切口，切开瘘管，扩创后用刮匙搔刮或用纱布条擦拭管腔，以清除腐败坏死组织。结扎所有出血点，修剪皮缘。然后用过氧化氢溶液、生理盐水反复冲洗术区。观察无渗出后，肛内置普济痔疮栓 1 枚及自制的空心梭形引流管，凡士林油纱条加压包扎。

术后处理：创面局部每天中药坐浴 3 次，每次 10～15min，方用消肿促愈汤加减（马齿苋 30g，侧柏叶 15g，苍术 12g，防风 12g，枳壳 12g，土茯苓 20g，黄柏 20g，蒲公英 20g）。具体方法是，煎药机煎药并封制成袋（每袋 250mL）。使用时，嘱患者将一袋熬制好的药物倒入专用的坐浴盆中，加开水至 2000～2500mL。待药液晾至 25℃～30℃ 时坐浴为宜。过热易致皮肤烫伤，过冷则达不到疗效。术后每日在常规换药基础上对伤口行搔刮治疗。术后第 3 天换药，换药时用 1% 过氧化氢液 + 生理盐水冲洗创面，碘附消毒，用弯钳从内口由内向外搔刮伤口基底部并清理创面分泌物及增生组织，操作过程中杜绝"猛擦、猛捅、猛塞"，康复新液或九华膏纱条放至伤口底部，覆盖创面。

按 中药坐浴法可使中药直接作用于肛门部，在热力作用下，使肛门及肛周皮下血管扩张，加速局部新陈代谢，促进血液及淋巴循环，进而消肿散瘀、祛腐生肌、清热解毒、消炎止痛，加速创口愈合。自拟方消肿促愈汤是沙静涛主任医师根据其从事肛肠科多年的临床经验总结研制的经验方。方中马齿苋、黄柏、土茯苓具有清热燥湿、泻火解毒之效；蒲公英疏散风热，解毒消肿；侧柏叶散毒消肿，凉血止血；苍术、防风祛风除湿，消肿止痛；枳壳行气止痛。诸药合用，具有消肿止痛、清热燥湿、收敛生肌之功效。中药坐浴不仅可以清洁肛门污垢及创面的分泌物，抑制多种致病菌，并预防及减少伤口感染、水肿，还能显著改善局部血液循环，促进创面痂皮软化，促使肉芽组织新生、坏死组织脱落，促使创面快速填充修复，加速创面的愈合。该治疗办法能够促进肛瘘术后创面愈合，提高临床治疗效果，最大限度地减轻患者的痛苦，提高患者的生活质量，缩短疗程，促进患者早日康复，值得临床推广。

搔刮祛腐法是沙静涛主任医师在多年临床工作中总结出的针对肛瘘术后换药的经验方法。中医学认为，肛瘘术后肛周血脉受损，气滞血瘀，兼有湿、热邪毒浸染，其主要病机为湿、热、瘀、毒夹杂为病，肛门局部气血运行不畅，经络瘀滞，秽邪留恋，创面疼痛、浊湿渗出，有碍气血生化、组织生长。现代医学则认为肛瘘开放性创面内由于二氧化碳逸散至空气中，可使创面 pH 值显示为碱性，碱中毒可使组织细胞呈缺氧状态，不利于愈合；创面内的腐肉和微生物经尿素酶分解而产生的氨在碱性环境下形成组织毒也会影响愈合。此外，肛瘘创面一般多采取开放性伤口，神经暴露，血管淋巴循环不畅，易致肉芽水肿，坏死组织引流排出，排便刺激及精神心理等因素，影响了创面的愈合速度。另外术前诊断不准确，术中内口寻找错误甚至盲目暴力地制造内口，造成瘘管处理不当，创面引流不畅，感染物遗留；引流纱布条、线头异物残留等是临床常见的导致肛瘘术后创面难于愈合及复发的因素，尤其内口的正确处理是预防肛瘘术后复发的首要问题。创面修复主要包括炎性渗出期、细胞增殖期、瘢痕修复期三个阶段，它在机体的调控下呈现高度的有序性、协调性、完整性和网络性，炎性反应启动并贯穿创面修复的全过程，是创面愈合的关键。肛瘘术后伤口内仍有坏死组织存留，在创面修复过程中首先要使坏死组织脱落，健康组织才能生长，因此治疗也要相应进行祛腐治疗，排出脓液，使之再生愈合。基于此，采用搔刮祛腐法可保持创面引流通畅，使创面从基底部开始生长，防止表面过早粘合，形成假性愈合，符合中医"祛腐生肌"的治疗原则。该法操作简单易行，疗效显著，有利于组织结构正常状态再生修复，能促进创面肉芽组织生长，值得推广运用。

案例三

王某，男，45 岁，汉族，于 2019 年 4 月 21 日以"肛周脓肿术后 3 年，伴肿痛流脓 20d"为主诉就诊。患者诉 3 年前无明显诱因突然出现肛周肿胀疼痛，于当地医院就诊，并行"肛周脓肿根治术"，术后恢复尚可。20d 前，患者无明显诱因再次出现肛周肿痛，溃破流脓，无恶寒发热，自行外用药物（具体不详）治疗后，症状无明显好转。今患者为求系统治疗，遂来我院就诊，门诊以"肛瘘"收入院。入院症见：肛旁肿痛，溃破流脓；无恶寒发热，二便调；舌红，苔黄，脉数。

专科检查（截石位）：视诊——肛门居中，外观无畸形，肛周 1～3 点距肛缘约 2cm 处可见一大小约 3cm×4cm 红肿区，1 点距肛缘约 2cm 处可见一破溃口，按压其基底部可见少量脓性分泌物流出。指诊——肛周 1～3 点肿块质硬，压痛（＋），食指可顺利通过肛门，肛内 1～3 点直肠环较硬，弹性欠佳，1 点位齿线处可扪及一深大、凹陷的肛窦，压痛（＋），指套退出未见染血。

中医诊断：肛漏（湿热下注证）。

西医诊断：肛瘘。

治疗方法：采用腰硬联合麻醉。麻醉满意后，常规消毒，铺无菌孔巾，肛内消毒。用探针自 1 点位外口探入，顺利从 1 点位深大、凹陷的肛窦处穿出，沿探针走向切开，并处理内口。探针继续探查，可探得一支管沿顺时针方向通向 3 点距肛门 2.5cm 处，在此处做一放射状切口，与 1 点创面相通，两切口之间虚挂一引流橡皮筋。搔刮清除创面坏死腐烂组织，修剪创缘，使创面呈外大内小 V 形，以利于引流，观察术区无活动性出血，予凡士林纱条填塞伤口，无菌纱布加压包扎,胶带固定。

术后情况:术后予抗感染治疗,每日便后予痔炎冲洗散坐浴,过氧化氢、生理盐水冲洗伤口后,初期外敷拔毒膏、后期外敷九华膏。

出院医嘱:保持良好的大便习惯,定期复查。禁油腻辛辣食物,忌负重及剧激运动。

定期复查,不适随诊。术后1个月复查,无异常。

按 肛瘘不能自愈,必须手术治疗。肛瘘术后复发率较高,复发率为1%~10%。病因、术前处理、手术方式及术后处理的不同,均与术后愈合有密切关系。肛瘘手术后复发主要与以下几个因素有关:

·内口处理不当:绝大多数肛瘘复发是因为没有准确找到内口,或没有把感染的原发灶即内口彻底清除。

·肛门腺处理不当:肛门腺感染是肛瘘的重要病因,术中没有彻底处理内口,以及内口附近有炎症的肛门腺及肛门腺导管,而导致复发。

·肛瘘支管清除不彻底:即在手术中没有清除坏死组织或支管,而导致复发。

·内口复杂:即有两个或两个以上的肛瘘内口时,寻找内口不完全,而导致复发。

·新生成的肛瘘:多为患者因肛门腺感染,又发生了肛周脓肿,导致新的肛瘘,而被误认为是复发,在临床中不难鉴别。

沙静涛主任医师结合其渊博的专业知识及多年临床经验,认为肛瘘手术并不是一劳永逸的措施,关键是要改变不良的生活及饮食习惯。生活及饮食不注意,是很有可能复发或再发的。因此,平时在饮食上需注意的是清淡饮食,忌食辛辣刺激食物、海鲜、羊肉,忌饮酒,避免饮食单一,多吃富含膳食纤维的蔬菜水果,预防便秘及腹泻。还应特别注重肛门护理,保持肛门清洁卫生,保持局部干燥,养成便后温水坐浴的习惯,降低细菌感染的概率,减少肛瘘术后的复发及再发。

第五节 功能性便秘

一、概 述

便秘在现代医学中分为原发性便秘和继发性便秘,其中原发性便秘又称为功能性便秘。功能性便秘(functional constipation, FC),又称特发性便秘,系指由非器质性原因引起的以排便次数减少、粪便量减少、粪便干结、排便费力为主要症状，病程至少个 6 月以上的一组独立性疾病，是临床常见病和多发病。

（一）流行病学研究

流行病学调查显示，功能性便秘在成年人中患病率为 14%，女性比男性更常见。亚洲（韩国、中国和印度尼西亚）成年人中自我定义的便秘的患病率女性约为 15% ~ 23%，男性约为 11%。此外，功能性便秘的患病率与年龄呈正相关。同时，随着社会人口老龄化加剧，现代社会的高强度工作引起的精神压力，以及各类减肥热引起的泻剂滥用现象，都使得关于功能性便秘的临床治疗经验及总结变得尤为必要。

（二）现代病理学与功能性便秘

病理学认为功能性便秘是多因素的。常见的病理生理因素包括遗传因素、生活方式因素（如饮食、体育活动）和心理障碍，但儿童和成人之间存在一些差异。有功能性便秘的儿童和成人通常具有便秘家族史，然而，至今并没有找到与功能性便秘有关的特异性基因，遗传因素在其病因学中的作用仍有待进一步阐明。饮食因素在儿童和成人功能性便秘的病理生理学中都有重要的作用。在婴儿期，喂养的变化，如从母乳喂养到配方奶粉喂养或固体食物的引入，往往是触发功能性便秘的开始。不论是在校儿童抑或青少年和成年人，如果摄入的纤维或液体量少，都容易引起便秘。此外神经性厌食症、贪食症或者有滥用泻药的患者因为食物和液体摄入不足从而导致便秘。再者，肠道菌群也已被证明在健康个体和患有功能性便秘的儿童和成人之间存在一定差异，因此微生物也是功能性便秘的重要因素之一。心理因素方面，据报道，具有焦虑和抑郁的儿童和成年人比正常人更容易出现功能性便秘。行为学研究报告表明，有50% 的青少年和 40% 的成年人存在抑制去粪冲动的行为。青少年和成年人有时因在学校、工作场所或不熟悉的地方不去上厕所，从而忽视了去厕所的冲动。在老年人中，粪便潴留可能源于对排便欲望的意识减弱。便秘主要表现为排便困难，排便次数减少（每周少于 3 次），排便时间延长，且粪便干硬，便后无舒畅感，是一种常见的消化道症候群。因为便秘能影响患者的食欲及肠道营养的吸收，可同时伴有腹胀、腹痛、纳呆、恶心、呕吐、口臭、烦躁易怒、肛裂、排便带血、痔疮、汗出气短、头晕及心悸等症状，甚至还是诱发心脑血管等疾病、肠道恶性肿瘤的重要因素。所以便秘严重影响着患者的生活质量，并危害患者的身体健康。现代医学对本病的治疗多以泻药为主，但都有一定的不良反应，而中医药治疗便秘则有独特优势，且疗效显著。

(三)功能性便秘的分型

目前国际上根据排便动力学特点将功能性便秘分为以下3型：

1. 结肠慢传输型便秘(slow transit constipation，STC)

又称结肠无力型功能性便秘，是指由于结肠动力障碍使内容物滞留在结肠或结肠运输缓慢所导致的便秘。主要症状表现为腹胀、腹痛不适、无便意、排便时间延长、常服通便药物辅助排便。直肠指诊无出口梗阻征象。肛肠动力学检查示结肠传输时间明显延长。结合其他检查排除结直肠器质性病变可确定诊断。

2. 出口梗阻型便秘(outlet obstructive constipation，OOC)

是指直肠肛门功能异常，比如排便反射缺如、在排便时肛门括约肌不协调或盆底肌痉挛等引起。其主要包括：①盆底及会阴异常下降；②耻骨直肠肌痉挛、肥厚、粘连；③直肠前突；④直肠黏膜内脱垂；⑤肛管内括约肌肥厚、痉挛；⑥小肠或乙状结肠内疝。主要临床表现为排便费力、便意不尽、肛门部疼痛、有时需手协助排便等。

3. 混合型便秘(mixed constipation，MC)

是指具有上述两种功能性便秘分型的特点。通过全面的肛肠动力学检查可诊断该型便秘。

(四)功能性便秘的中医病名

中医对便秘的认识，最早源于战国时期的《黄帝内经》，《黄帝内经·素问》中有"后不利"和"大便难"；汉代张仲景所著的《伤寒论》中有"不大便""脾约""阴结""阳结""不更衣"病名；宋代朱肱所著的《活人书》中有"大便秘"的记载；元代的《丹溪心法》称之为"燥结"；清代沈金鳌《杂病源流犀烛》中首次提出"便秘"的病名，成为临床公认的病名，一直沿用至今。

二、中医病因病机

便秘主要由于饮食不节、情志失调、感受外邪、体质虚弱等导致肠道传导失常而产生。

(一)病　因

(1)饮食不节　过食辛辣肥甘厚味，致肠胃积热，耗伤津液，肠道失濡，大便秘结；或者恣食生冷，阴寒凝滞胃肠致传导失司，产生便秘。

(2)情志失调　忧愁思虑过度或久坐不行，致气机瘀滞不能调达，则通降失常、传导失司，糟粕不能下行，故而便秘。

（3）感受外邪 寒邪侵及肠胃，致阴寒内盛，传导失常，糟粕不行而成冷秘。

（4）体质虚弱 素体虚弱、便后、产后或年老体弱者，气血两虚，气虚则大肠传导无力，血虚则肠道失于濡养，甚则阴阳俱虚，阴亏则肠道失荣，阳虚则肠道失于温煦，阴寒凝滞，便下无力，均可以导致大便干结，排便困难。

（二）病 机

便秘的病位主要在大肠，病机为大肠传导动能失常，与肺、脾、胃、肝、肾功能失调密切相关。肺脾气虚则大肠传导无力；胃热过盛耗伤津液，则肠失濡润；肝气郁结，气机瘀滞或气郁化火伤津，则腑气不通；肾主五液，司二便，肾精亏耗则肠道失养，肾阳不足则阴寒凝结，均可导致肠道传导功能失常形成便秘。

三、临床表现

（一）症 状

根据《中医内科常见病诊疗指南·中医病证部分》《中医慢性便秘诊治指南（2013，武汉）》及罗马Ⅳ诊断标准对便秘的描述进行汇总归纳，临床症状表现总结如下：

·排便次数减少（每周排便次数＜3次），无便意或便意感明显减弱。

·粪便干硬难下，排便为硬粪或干球粪。

·排便困难，大便不干但排出费力，或有排不尽感，或排便费时，或便时需手法辅助排便。

（二）体 征

结肠慢传输型便秘患者多无特殊体征，部分患者可触及增粗充满粪团的肠管。

出口梗阻型便秘患者：

1. 直肠前突（RC）

视诊：肛周一般无异常，病程长者部分患者有外痔。指诊：直肠指诊是诊断直肠前突的主要检查方法。指诊时直肠前壁有圆形薄弱凹陷区，做排便动作时凹陷更加明显，指尖感觉肠壁松弛，弹性减弱。

2. 盆底失弛缓综合征

指诊：指诊时肛管张力增高，肛管较长，耻骨直肠肌肥厚，有时可触及锐利的边缘。模拟排便时肛管不松弛反而收缩。

3. 会阴下降综合征

视诊：肛周无异常。指诊：由于患者长期用力排便，指诊时可触及直肠末端黏膜堆积，若伴有其他肛周疾病可出现相应的体征。排粪造影检查力排时会阴下降超过 3cm，部分患者可伴有子宫脱垂、乙状结肠冗长而出现相应症状。

4. 直肠内脱垂

直肠指诊可触及直肠腔扩大、直肠黏膜下端松弛或肠腔内黏膜堆积。下蹲位或侧卧位行排大便动作时有时可扪及如宫颈样的套叠的顶端。

（三）伴发症

可同时伴有腹胀、腹痛、纳呆、恶心、呕吐、口臭、烦躁易怒、便时肛门疼痛、排便带血、便后肛门有物脱出、汗出气短、头晕及心悸等症状。

四、诊断及鉴别诊断

（一）诊断要点

便秘患者可依靠病史、症状、体格检查、辅助检查等明确诊断。

1. 病　史

本病症状顽固，病程较长，病情随时间的推移而加重。应详细询问病史，根据便秘的定义，初步进行症状诊断，并且初步判断便秘的原因，如不良的饮食习惯、腹部及会阴部手术史、有无黑便、体重下降、大便性状改变等情况。

2. 心理评估

有些便秘患者常伴有精神心理因素，不一定与肠道功能有关，如儿童期不正常的抑制排便；亦有精神障碍、抑郁症和进食障碍等的患者可因不同的原因引起严重便秘者，临床医生应予以警惕。

3. 症状及体征

详见"临床表现"内容。

4. 体格检查

（1）重点为腹部的体格检查　一般无明显异常体征。

（2）肛门直肠检查　①视诊：有无外痔、脱出物、瘘口、包块等；嘱患者做排便动作，初步判断有无盆底松弛；嘱患者收缩肛门，查看患者肛门收缩能力有无减弱或消失。②直肠指诊：详见"临床表现"中的体征描述。③肛门镜检查：排除内痔、肛管及低位直肠肿瘤等疾病。

5. 辅助检查

对于结肠慢传输型便秘，结合临床表现、体征及结肠传输试验即可明确诊断。

（1）结肠传输试验 结肠传输试验是诊断结肠慢传输型便秘的首选方法，也是主要的诊断依据。是利用不透 X 线的标志物或放射性同位素进行跟踪摄片检查结肠传输功能是否正常。

（2）排粪造影检查 排粪造影检查可了解有无出口梗阻型便秘，对于明确诊断、选择针对性治疗方案有重要意义。其通过电视动态监测排粪过程中不同时相的变化，进而检查出一般形态学检查不能发现的功能性解剖异常。

（3）肛门直肠压力测定 检查内外括约肌、盆底、直肠功能状态及他们之间的协调情况，可判断出便秘与上述结构的功能失调是否有关，并且有助于对便秘的分型。

（4）球囊逼出试验 多用于鉴别出口阻塞和排便失禁，对判断盆底肌、外括约肌反常收缩和直肠感觉功能下降有重要意义。

（5）肛管或盆底肌电图 从电生理角度来判断神经肌肉的功能活动和形态学变化，可以客观准确地估计肌肉的神经支配、自主收缩能力和肌纤维的大小密度等情况。通过该检查可判断肛门内外括约肌有无在排便时产生的异常肌电活动，对病因的诊断有重要意义。

（6）电子结肠镜、钡剂灌肠或 B 超等检查 可排除引起便秘的其他结肠内、外器质性病变，例如肿瘤、畸形等。

（二）鉴别诊断

腹部检查时，左下腹可扪及条索样包块，部分便秘日久的患者，腹部可扪及大小不等的数个小包块，无明显压痛，此时应与积聚相鉴别。积聚是指因正气亏虚，脏腑失和，气滞、血瘀、痰浊蕴结于腹，引发腹内结块，或胀或痛为主要临床特征的病症。积聚之包块通下之后依然存在不发生变化，而便秘引起的包块，经通下之后即可消失或减少。

对于结肠慢传输型便秘应与出口梗阻型便秘相鉴别。包括直肠前突、耻骨直肠肌综合征、会阴下降综合征、直肠内脱垂、盆底痉挛综合征。

1. 直肠前突（RC）

是指直肠前壁和阴道后壁突入阴道内，是排便困难的主要因素之一，表现为出口阻塞症状，排便困难，排便不尽感，指诊时于直肠前壁可扪及薄弱凹陷区，肠壁松弛，弹性下降，做排便动作时凹陷明显加重。

2. 耻骨直肠肌综合征（PRS）

是以耻骨直肠肌痉挛性肥大、盆底出口梗阻为特征的排便障碍性疾病。患者常表现为排便困难，越用力排出越困难，直肠指诊时肛管张力增高，肛管明显延长，耻骨直肠肌肥大、触痛，有时可触及锐利的边缘。

3. 会阴下降综合征

指盆底肌肉异常松弛引起的一系列临床症状群，如排便困难、排不尽感、会阴部坠胀等不适。根据患者有出口梗阻的表现及排粪造影可诊断（力排时可见肛管上端下降大于3cm）。最主要的诊断方法是排粪造影检查。影像学表现为耻尾线肛上距加大、骶直分离、肠疝及正位像的直肠左右曲折等。

4. 直肠内脱垂

是指直肠近端黏膜层或全层折入远端直肠或肛管内而未脱出肛门引起的排便困难。临床表现直肠排空困难，排不尽及肛门阻塞感，每次排便量少，越用力阻塞感越重，常需手指插入协助排便。

5. 盆底痉挛综合征（SPFS）

在排便过程中由于耻骨直肠肌和肛门外括约肌反常收缩导致的一种盆底疾病，是正常盆底肌肉的功能紊乱，病理检查肌纤维及肌细胞正常，盆底肌电图、排粪造影检查有助于诊断。

五、治　疗

（一）治疗原则

以保守治疗为主，对于某些难治、顽固性便秘的患者可以采取手术治疗，但应慎重。

（二）保守治疗

1. 辨证论治

便秘是由多种原因引起的，临床证型复杂，中医古籍中大量记载了便秘的分型，但不外虚、实两大类。血虚、气虚、阴虚及阳虚属虚证，气秘、热秘和寒秘属实证。现代中医对便秘的分型主要根据脏腑辨证与八纲辨证相结合的方式进行，但尚无统一结论。可参考的标准有：国家标准、行业学会标准、教材辨证分型标准。在临床诊疗过程中，各医家在参考各标准分型的原则上，各有特点，积累了大量的临床诊治经验。沙静涛主任医师在继承前人经验的同时，结合自己的临床诊疗经验，认为便秘的病位主要位于大肠，其病机表现为大肠的传导功能失常，主要以气虚为主，其中肺脾气虚、肠失濡润是本病病机的核心。在便秘发展过程中常有气滞、血虚、寒凝等与其同时存在，互相影响，但气虚推动无力，肠道失润，腑气不通是导致便秘的关键。其临床分型和治疗亦有独特之处。本节主要针对结肠慢传输型便秘辨证论治。

(1)肺脾气虚证

证候：虽有便意，临厕努挣费力，伴有腹胀，汗出气短，神疲乏力，纳差；舌质淡红胖大或舌边有齿痕，苔白、脉细弱。

辨证：肺脾气虚，推动无力，肠腑不通，糟粕积聚不下。

治则：补肺健脾，益气通腑。

处方：补中益气汤加减。兼腹痛者，加白芍以缓急止痛；兼气滞脘腹痞胀者，加枳壳、木香、砂仁等以行气消痞。

(2)脾肾两虚证

证候：大便秘结，排出不畅，伴有排不尽感，纳差，腰膝酸软，口干，手足心热；舌质红，苔少，脉细数。

辨证：脾肾两虚，肠失濡润，大便秘结。

治则：健脾滋肾、培本通便。

处方：六位地黄汤加减。大便干结者，加玄参、火麻仁以润肠通便；阴虚火盛、骨蒸潮热者，加知母、黄柏以加强清热降火之功；肾府失养腰膝酸软者，加怀牛膝、桑寄生益肾壮骨；肾虚不摄遗精滑泄者，加覆盆子、煅龙牡以涩精止遗；阴虚肠燥，脾虚不运，纳差腹胀者，加白术、陈皮等以防滞气碍脾。

(3)肝郁气滞证

证候：大便干结，欲便不出，腹中胀满，伴嗳气呃逆，胸胁满闷，口苦咽干，烦躁易怒，食欲不振；舌苔薄白或薄黄，脉弦或弦数。

辨证：肝气郁结，大肠传导失常，大便秘结不出。

治则：疏肝解郁，行气通便。

处方：柴胡疏肝散加减。症见胁肋痛甚，舌有瘀点或发紫者，加当归、郁金、乌药以行气活血止痛；肝郁化火口苦舌红者，加栀子、黄芩、川楝子以清肝泻火；兼肝阴不足见胁痛口干、舌红苔少者，酌加枸杞子、沙参、麦冬以滋阴柔肝；亦可给予郁金、厚朴等以助开郁行气之力。

(4)津血亏虚证

证候：大便干结，努挣难下，伴面色苍白，心悸气短，失眠健忘；或口干心烦，潮热盗汗；舌质淡，苔白或舌质红，少苔，脉细或细数。

辨证：血虚津亏，不能滋润大肠，肠道干涩，大便秘结难出。

治则：养血生津，润肠通便。

处方：四物汤及润肠丸加减。若兼气虚者，加人参、黄芪等以补气生血；

血虚有寒者，可加肉桂、炮姜、吴茱萸等以温通血脉；血虚有热者，加黄芩、牡丹皮、熟地黄改生地黄，以清热凉血。

2. 一般治疗

(1)纠正不良饮食习惯　多食粗纤维含量高的食物，多食水果蔬菜，养成多饮水的习惯。饮水量应达每日超过 3000mL，不宜多饮茶或含咖啡的饮料，以防利尿过多。粗纤维能增加粪便的重量和容积，增强对消化道刺激，可促进肠蠕动，缩短肠内容物排出时间。多饮水可有效缓解肠道干涩，软化大便，每日晨起饮水约 500mL，可产生胃、结肠反射，诱导产生便意。

(2)纠正不良排便习惯　经常强忍便意不能及时如厕；大便时看书、玩手机等行为导致大便时间过长。

(3)养成良好的生活习惯　生活起居有节，保持乐观的精神状态，多运动以锻炼身体。

3. 行为训练

该方法是指定时锻炼排便，增强排便肌肉的力量和协调性，促进结肠内容物通过和大便顺利排出。一般在晨起饮水后 5min 进行，模拟排便过程进行排便训练，重建排便机制。

训练方法：双手压在腹部沿结肠走形顺时针按摩腹部，以增加腹压而促进排便。如未能启动排便则在午餐、晚餐后再进行，适当延长时间，直至排便，重建排便机制。餐后中速步行至少 3000 步以上，运动有助于脾胃运化，脾胃运化正常则大肠传导有力，糟粕得下。

4. 生物反馈治疗

1974 年 Bleijenberg 将生物反馈首先用于慢性便秘的治疗，疗效满意。目前该法主要是出口梗阻型便秘的首选治疗，疗效显著。可借助生物反馈治疗仪进行训练，训练方式有 3 种：

(1)测压反馈　利用气囊/肛门括约肌探头等各种压力感受器分别测出直肠、肛门内外括约肌的压力，同时利用气囊模拟粪块，嘱患者做排便动作，屏幕将显示出正确的和患者错误的压力曲线或图形。

(2)肌电图反馈　是最常用的生物反馈方式，利用肛管电极或体表电极检测出排便时肛门外括约肌和盆底肌、腹肌的运动状况。

(3)二者结合　即电极和测压管并用。根据目前文献报道认为测压法优于肌电图疗法。

5. 心理疗法

内脏神经属于自主神经，因此内外环境和情绪心理等变化都会通过自主神经影响肠道的运动，心理精神因素在慢传输型便秘的治疗中不容忽视。当今社会，每个人的工作压力、家庭等因素都会无形中造成不良影响，应增强患者自信心，保持愉悦心情。

6. 中成药物治疗

对于长期或顽固性便秘患者，在上述诊疗基础上可适量增加使用泻剂，如麻仁润肠丸、补脾益肠丸等中成药物。

7. 中医针灸、推拿、艾灸、敷药、灌肠、耳穴等特色疗法

中医针灸、推拿、艾灸、敷药、灌肠、耳穴等特色疗法治疗功能性便秘历史悠久，并且临床研究报道都有一定的疗效。在前述治疗的基础上，可配合一到两种特色治疗方法，则治疗效果尤甚。

（三）手术疗法

因沙静涛主任医师认为手术的远期疗效存在争议，且不恰当的手术侵袭，有可能会加重便秘或产生新的并发症，所以沙静涛主任医师不主张手术，故在此不做手术治疗分析。

六、预防与调摄

·避免过食辛辣刺激、煎炸及生冷寒凉饮食，勿过度饮酒，多食水果蔬菜及粗纤维类食物。

·起居有节，畅情志，避免久坐久卧，应多运动，养成定时排便的好习惯，不要人为地控制便意，排便感明显时应立即如厕。

·便秘者不可滥用及长期使用通泻药物，以免出现便秘加重或大肠黑变情况的发生。

·大便干硬者，可适量使用开塞露或甘油栓之类纳肛，可使大便容易排出，避免因大便努挣出现肛门局部受损。必要时可给予清洁灌肠或保留灌肠。对于年老体弱或身体极度虚弱者，大便数日不行而致大便过于干硬，壅积于直肠，无力排出，应注意避免过度用力努挣而引起虚脱。便前可给予补气类药物或去医院就诊。

七、临床案例

案例一 肺脾气虚证

贺某某，男，66 岁，于 2018 年 9 月 12 日以"反复大便排出困难 4 年，加重1月余"为主诉就诊。患者4年前无明显诱因出现大便排出困难，3~5d一行，解出费力，大便质干，无黏液脓血，无明显腹胀、腹痛等不适，平素经常自行口服"番泻叶或芦荟胶囊"等药物以维持大便顺畅。4年来上述症状反复发作且逐渐加重。近1月余上述症状明显加重，大便5~7d一行，且伴有腹胀、汗出、神疲乏力、纳差；舌质淡红胖大，苔白稍腻、脉细弱。自用上述药物效果不佳。遂来我院就诊。

专科检查：给予电子结肠镜检查及排粪造影检查未见明显异常。结肠传输试验提示结肠排空时间明显延长。

中医诊断：便秘(肺脾气虚证)。

西医诊断：功能性便秘。

辨证：肺脾气虚，推动无力，肠腑不通，糟粕积聚不下。

治则：补肺健脾，益气通腑。

处方：补中益气汤加减。

方药：

炙黄芪20g	党参20g	生白术60g	当归12g
醋北柴胡12g	陈皮12g	升麻6g	焦山楂15g
焦麦芽15g	焦神曲15g	瓜蒌仁15g	炒柏子仁12g
麸炒枳壳12g	厚朴20g	炙甘草6g	

7剂，每日1剂，水煎分两次早晚温服。

辅助治疗：嘱患者改变饮食习惯，三餐有节，多食粗粮、水果、蔬菜，多饮水，少食或勿食辛辣刺激性食物。作息规律，畅情志，多活动，养成定时排便的好习惯，每天可双手顺时针按摩腹部半小时，以促肠蠕动。停掉口服中汤药前自行使用的各种通便药物，必要时可清洁灌肠或是开塞露纳肛。

二诊：诉服上药第2天即排便，2~3d一次，但仍排出不畅，大便仍较干，腹胀较前明显缓解，舌淡，苔白，脉沉细。上方加枳实20g，炒桃仁12g，杏仁12g，继续服药7剂。

三诊：来诊时患者大便1~2d一次，质软成形，无腹胀不适，无乏力，纳食可。继续连服上方1周后舌淡红苔薄白，脉沉。去厚朴，加肉苁蓉30g以调补脾肾。

四诊：患者大便基本每天1次，质软成形，无其他不适，嘱患者继续口服三诊时方药7剂，每2~3d一剂，逐渐减量停服。随访1年，大便基本正常。

按 《谢映庐医案·便秘》云："治大便不通，仅用大黄、巴豆之药，奚难之有？但攻法颇多，古人有通气之法，有逐血之法，有疏风润燥之法，有流行肺气之法，气虚多汗，则有补中益气之法……"《素问·阴阳应象大论》云："年四十，而阴气自半也，起居衰矣。"又提出五十"肝血渐衰"，六十"心气始衰"，七十"脾气虚"，八十"肺气虚"，九十"肾气焦，四肢经脉空虚"。由此可见，随着年龄的增长，人体脏腑功能日渐减退，气血阴阳，日渐虚馁。患者66岁，年老体衰，气血阴阳日渐虚衰，再加劳倦伤气，致脾肺气虚，发为本病。患者因长期便秘而食少，兼长久口服泻药，致使脾胃虚弱，气血乏源，日久则血虚，血虚失润则加重便秘；糟粕存积日久，导致气机阻滞，日久则瘀而化热。故于补中益气基本方中重用生白术，增强健脾补气之效，加焦山楂、焦麦芽、焦神曲以健脾和胃，消食导滞。柏子仁、瓜蒌仁质润以润肠通便，通下作用较缓，以免峻下之后过度耗气伤津之弊出现。患者一诊后症状明显缓解，加麸炒枳壳、枳实以下气宽肠导滞增加通腑之力，同陈皮共奏健脾行气之功，使补气而不滞；桃仁以增行气润肠通便之力；杏仁味苦降泄，肃降且宣发肺气，兼能润肠通便。三诊时去易耗气伤津药物厚朴，加肉苁蓉以补肾助阳，润肠通便，具有"以补药之体，作泻药之用"的特点。

案例二　脾肾两虚证

王某某，男，46岁，于2019年2月10日以"排便困难2年"为主诉就诊。患者2年前无明显诱因出现排便困难，1~2d一次，排出不畅，先干后稀，伴有排不尽感，大便较干燥时伴有肛门疼痛不适，偶见出血，手纸染血，量少，色红，无黏液脓血。自行使用"果导片"等药物治疗，症状反复发作。平素纳差，腰膝酸软，口干，手足心热；舌质红，苔少，脉细数。患者既往体健。

辅助检查：电子结肠镜及排粪造影检查均无明显异常。结肠传输试验阳性。

中医诊断：便秘（脾肾两虚证）。

西医诊断：功能性便秘。

辨证：脾肾两虚，肠失濡润，大便秘结。

治则：健脾滋肾、培本通便。

处方：六味地黄汤加减。

方药：

熟地黄30g	生地黄20g	麦冬20g	山药15g
山茱萸15g	焦山楂15g	焦麦芽15g	焦神曲15g
当归12g	酒女贞子12g	墨旱莲12g	盐知母12g
炙甘草6g。			

7剂，每日1剂，水煎分两次早晚温服。

辅助治疗及注意事项同前讲述。

二诊：诉大便1~2d一次，大便质软成形，排出较前顺畅，纳差较前明显好转，口干、手足心热减轻。无便血，舌淡红，苔白，脉细。原方去盐知母，加酒川牛膝12g，给药10剂。

三诊：患者大便每天1次，质软成形，无其他明显不适，继续二诊时方药口服7剂，2~3d一剂，逐渐停药治疗。随访半年，大便无异常。

按 《素问·玉机真脏论》云："脾不足，其人九窍不通。"患者便秘日久不思饮食，脾胃虚弱，气血生化乏源，致气虚推动无力，大便不行。故见大便困难，纳差。《景岳全书·秘结》云："凡下焦阳虚，则阳气不行……此阳虚阴结也。下焦阴虚能致精血枯燥……此阴虚阳结也。"由此可以看出大肠的正常传导功能，还有赖于肾阳的温煦和肾阴的滋润。《杂病源流犀烛·大便秘结源流》云："大便秘结者，肾病也。经曰：北方黑水，入通于肾，开窍于二阴。盖以肾主五液，津液盛则大便调和。"肾为先天之本，其精气有赖于水谷精微的培育和充养，脾胃虚弱日久，精微不化，肾失滋养，肾阴不足，虚热内生，可见腰膝酸软，苔少，脉细数。故予六味地黄汤佐以生地黄、当归、酒女贞子、墨旱莲以滋肾养阴通便。气虚不摄血，故见便血；糟粕排出不畅，积聚可生内热，故予盐知母以清热通腑。二诊时患者内热已除，故去盐知母，加牛膝善于下行且补肝肾，以助滋肾养阴之功。

案例三 肝郁气滞证

刘某，女，49岁，于2018年12月13日以"排便困难3年"为主诉就诊。患者3年前无明显诱因出现排便困难，2~3d一次，排出不畅，大便稍干，伴腹胀不适且嗳气频作，偶见便后手纸染血，量少，色红，无黏液脓血，口苦咽干，烦躁易怒，食欲不振，自用"大黄及芦荟胶囊"等药物治疗，大便干结反复发作；舌质红，苔薄白，脉弦细。患者既往体健。

辅助检查：电子结肠镜：大致正常肠黏膜。

中医诊断：便秘（肝郁气滞证）。

西医诊断：功能性便秘。

辨证：肝气郁结，大肠传导失常，大便秘结不出。

治则：疏肝解郁，行气通便。

处方：柴胡疏肝散加减。

方药：

柴胡 12g	陈皮 12g	党参 12g	香附 9g
川芎 9g	白芍 9g	枳实 9g	焦山楂 6g
焦麦芽 6g	焦神曲 6g	火麻仁 15g	黄芩 6g
炙甘草 6g			

7 剂，每日 1 剂，水煎分两次早晚温服。

辅助治疗及注意事项同前讲述。

二诊：诉大便 2d 一次，大便质软成形，排出较前顺畅，腹胀不适较前好转，偶作嗳气，无明显口苦咽干，纳食可，情绪平和；舌淡红，苔薄白，脉弦。原方去黄芩，改枳实为枳壳，继续给药 7 剂。

三诊：患者大便每天 1 次，质软成形，无腹胀不适，无嗳气，饮食佳，情志舒畅，其他明显不适，继续二诊时方药口服 3 剂。随访半年，大便无异常。

按 肝气郁结，久郁不解，肝失柔顺舒畅之性，故见情绪烦躁易怒；疏泄失职，腑气不通，则气不下行而上逆，出现腹胀不适、嗳气频作；肝气犯胃，脾胃失和，故见食欲不振；肝郁化火，故见口苦咽干。本方中重用柴胡，味苦辛性凉，主入肝胆经，擅长条达肝气，疏肝气解郁结，为君药；香附味辛微苦性平，归肝、脾、三焦经，主疏肝解郁、消食下气之功；川芎味辛性温，归肝胆经，能疏肝行气，与香附同为臣药；陈皮理气和胃，助君臣以解郁调气；枳实破气以下行，于行气中有降气之力，可达疏肝消腹胀、降逆通下之功；因枳实易攻伐正气，故佐党参以健脾益气扶正；火麻仁则理气除胀，润肠通便。通方行气与降气共用，破气与补气同在，可使郁滞条畅，诸症得解。

案例四 津血亏虚证

高某某，女，32 岁，于 2019 年 3 月 6 日以"排便困难 3 个月"为主诉就诊。患者 3 个月前因分娩后出现排便困难，每天一天，努挣难下，大便干结，伴便时肛门滴血，量多，色淡红；面色无华，少气懒言，失眠健忘，因处于哺乳期，多食水果蔬菜，未予药物干预，偶用开塞露纳肛助排；舌质淡，苔白，脉细。追问病史，有孕期轻度贫血史。

中医诊断：便秘（津血亏虚证）。

西医诊断：功能性便秘。

辨证：血虚津亏，不能滋润大肠，肠道干涩，大便秘结难出。

治则：养血生津，润肠通便。

处方：四物汤及润肠丸加减。

方药：

| 当归 9g | 熟地黄 9g | 白芍 9g | 川芎 9g |
| 麻仁 15g | 桃仁 15g | | |

7 剂，每日 1 剂，水煎分两次温服。

辅助治疗及注意事项同前讲述。

二诊：诉大便每天 1 次，大便质软成形，排出较前明显顺畅，面色淡红。舌淡，苔薄白，脉细有力。继续给药 7 剂。

三诊：患者大便每天 1 次，质软成形，无排出费力，无便时肛门出血，原方去桃仁，继续口服 7 剂。随访半年，大便无异常。

按 《景岳全书·杂证谟·秘结》："秘结者，凡属老人、虚人、阴脏人及产后、病后、多汗后，或小水过多，或亡血失血大吐大泻后，多有病为燥结者，盖此非气血之亏，即津液之耗。"凡此之类，皆须详察虚实，不可轻用芒硝、大黄、巴豆、牵牛、芫花、大戟等药，及承气神芎等剂。虽今日暂得通快，而重其虚，以致根本日竭，必得更甚，愈无可用药矣。患者素体虚弱，加之产后失血，致肠道津血亏虚失于濡润，大肠艰涩，传导失常，而使大便干结努挣难下。血虚不能上荣，故见面色无华，心血不足，故见少气懒言，失眠健忘。方中当归，补血和血，熟地黄味厚滋腻，为补血滋阴之要药，两药合用，补血之力显著。白芍酸甘，养血敛阴，川芎下行血海，与当归相伍可畅达血脉。麻仁、桃仁润燥滑肠。六药配伍，肝肾同治，兼调冲任，可收补血之功，行血之力，润肠通便之功。

第六节　溃疡性结肠炎

一、概　述

溃疡性结肠炎（UC）是一种病因不明的特发于直肠与结肠的炎症性肠病，又称为特发性结肠直肠炎，肠黏膜多可见糜烂、溃疡，肠道症状多以黏液脓血便、腹痛、腹泻为主，还可见全身表现，如乏力、畏冷、消瘦、发热等，常伴有皮肤、黏膜、关节、口腔等肠道外症状。本病病情轻重不等，多呈反复发作的慢性病程。历代中医文献根据其发病特点，常归属于"泄泻""痢疾""肠澼"等范畴。

二、病因病机

本病多由湿热蕴结肠腑，饮食不节，内伤脾胃，或情志失调，肝脾不和，抑或病患长期失治误治导致脾肾阳虚。邪气结于肠腑，阻滞气血运行，肠道血络受损，瘀结肠膜，则见腹痛，下痢脓血。

（一）病　因

（1）湿热为患，瘀结肠腑　大肠湿热理论最早由秦汉时期医家提出，至明清时代才对其病因病机、临床表现有了较全面的认识。"湿"为重浊有形有质之邪，其性黏滞，易阻气机；脾为阴土，主运化，喜燥而恶湿；湿邪困阻中州，而致脾阳不升，运化失司，则内生湿邪。"湿"为"有形之邪"，"热"为"无形之邪"，湿为热的载体，故热邪最易与湿邪相结，下注大肠，灼伤肠道血络，则瘀结肠腑，可见便时脓血。正如《金匮要略》所言："热之所过，血为之凝滞，蓄结痈脓。"以此看来，湿、热二邪互结，热瘀互结，俱为溃疡性结肠炎的病因，常常贯穿疾病的发展始终。

（2）饮食失宜，损伤脾胃　饮食物的消化与吸收主要依靠脾胃运化功能进行，若饮食失宜，则伤脾胃。正如《金匮要略》所言："凡饮食滋味以养于生，食之有妨，反能有害……若得益则宜体，害则成疾，以此致危。"从此我们不难看出饮食习惯对人体的重要性，若饮食得益则宜于人体，若失宜则有害于人体。《素问·太阴阳明论》言："食饮不节，起居不时者，阴受之。……入五脏则䐜满闭塞，下为飧泄，久为肠澼。"此论述意在强调人们若平素饮食失宜日久，损伤脾胃气机，病情迁延，久可为肠澼。《素问·生气通天论》中言："因而饱食，筋脉横解，肠澼为痔。"该论述旨在强调饮食过饱，或暴饮暴食，以致脾胃难于纳运转输食物而致病，久而亦可发为肠澼。综上所述，饮食失宜是导致溃疡性结肠炎发病的重要病因。随着现代人们生活水平的提高，嗜食生冷、油腻、辛辣刺激之品，损伤脾胃运化功能，这也是导致溃疡性结肠炎在我国发病率日趋升高的重要原因之一。

（3）情志失调，肝脾不和　人们的情志活动与内脏关系密切，且能直接伤及内脏，如《景岳全书·泄泻》所言："凡遇怒气便作泄泻者，必先以怒时夹食。"又如《知医必辨》云"肝气一动，即乘脾土，作痛作胀，甚则作泄"，呈"木横克土"或"土虚木乘"之证。肝主疏泄与脾主运化在功能上相辅相成，故有"土得木而达之"之说。故由于七情内伤，肝气郁结，肝旺侮脾或脾虚肝乘，致肝疏泄功能异常，则脾失健运，出现肝脾不和证，则可见腹胀，纳差，便溏等症。在临床实践中，常可见到这样的溃疡性结肠炎患者，他们不仅有溃疡性结肠炎的临床表现，还伴有精神、心理问题及负面情绪，常表现为精神压力大，情绪不稳或思忧过度。故在临床上，治疗的重点不单单放在肠道方面，更会考虑患者的情志因素，给予患者心理疏导或一定的药物辅助治疗，当患者的精神、心理及情绪状况好转后，病情可得到明显控制，达到事半功倍的效果。

（4）久病失治，脾肾阳虚　脾为"后天之本"，肾为"先天之本"，先后天互相滋生，脾的运化需肾阳的温煦蒸化，而肾中精气，必须依赖脾运化水谷精微的填充。故《医宗必读·痢疾》云："痢之为证，多本脾肾……在脾者病浅，在肾者病深……未有久痢而肾不损者。"《景岳全书·泄泻》指出："肾为胃关，开窍于二阴，所以二便之开闭，皆肾脏之所主，今肾中阳气不足，则命门火衰，而阴寒独盛，故于子丑五更之后，阳气未复，阴气盛极之时，即令人洞泄不止也。"然泄泻日久，脾病及肾，不但损伤脾胃，更会累及于肾，导致下利不止。脾主运化，肾司二便。脾肾阳虚，则温煦机体、运化、吸收水谷精微及排泄二便功能失职，则见久泄久痢不止、腹部冷痛、畏寒怕冷或腰膝酸软。而每到子丑之后、寅卯之交之时，阴寒极盛，阳气未复，则发为五更泻。溃疡性结肠炎久病失治，脾胃已虚，病久损伤脾阳，脾病及肾，肾阳不能上煦脾土，脾阳为湿所困，则下利不止，小腹冷痛。因此临床上许多溃疡性结肠炎患者经积极治疗后，症状好转，但仍见神疲乏力、肢寒畏冷、腰膝酸软等症。

（二）病　机

溃疡性结肠炎的病因虽复杂，但其基本病机不外乎脾胃之气受损，肠道传化不行，邪蕴肠腑，以致肠道膜络受损。湿热、食积等邪居肠腑，阻滞气血运行，则见肠道气血瘀滞，腐化而下则见脓血；情志不畅则可直中内脏，肝失疏泄，脾失运化，则可见便溏，气机不畅则腹痛、里急后重等。

本病的病位在肠腑，与脾胃、肝、肾关系密切。肠与胃解剖关系密切相连，肠病常可及胃，如《医碥·痢》所言："不论何脏腑之湿热，皆得以入肠胃，以胃为中土，主容受而传之肠也。"若此病失治误治，病程延长，则可累及肾脏，致肾气不足或肾阳不足。

病理性质可分为实证和虚证，病性急者，泄下次数较多则多属实证，即平常所说急性期；病性缓者，泄下次数较少且病程长者，多属虚证，即平常所说缓解期。急性期多因湿热困脾，或食滞生湿，蕴滞中焦，使脾气不运，小肠水谷清浊不分；或热邪灼伤肠道膜络，致下利脓血。缓解期多由急性期迁延而来，病程较长，病情缠绵，但只要治疗得当多能得到有效缓解或治愈。

三、临床表现

本病症状复杂多变，病情轻重不一，轻症患者或仅有轻度腹泻，易被忽略，而重症患者则可发生中毒性巨结肠，危及生命。本病的临床表现主要分为肠道症状及全身症状。肠道症状以水样便、血便、黏液血便、稀便最为常见，还伴有大便次数增多，便次的多少可反映病情轻重，轻者每天 2~3 次，重者每天可达 10 余次之多。本病患者还有腹痛症状，轻者隐痛，重者可为绞痛，多在下腹或左下腹。存在疼痛—便意—便后缓解的规律。重症患者还可见到食欲减退、恶心、呕吐、腹胀等伴随症状。

患者的全身症状常可见发热、乏力、消瘦等，常伴有皮肤红斑、口腔黏膜溃疡、关节痛、角膜炎、贫血等症状。因为有诸多肠道外症状，现代也有学者认为此病是由于自身免疫机制参与的一种全身性疾病。

在本病的活动期，还可见肠狭窄、肠梗阻等并发症，当溃疡累及肠壁深层血管时，可发生大出血或肠穿孔等严重并发症。本病病情复杂，病程较长，一旦确诊，需及时治疗。

四、诊断及鉴别诊断

溃疡性结肠炎临床表现复杂多样，若患者出现黏液血便、里急后重且伴有腹痛则要高度怀疑本病。经多次粪便细菌检测未发现特殊病原体，行肠镜检查、病理活检、钡剂灌肠等显示结肠炎则可诊断。

（一）诊查要点

（1）临床表现　反复发作的黏液血便、稀便，伴有里急后重感和腹痛，大便次数增多，部分伴有不同程度的全身症状，如发热、乏力。

（2）肠镜检查　此检查较直观，可见肠黏膜充血、水肿，呈弥漫性分布；肠黏膜粗糙，呈颗粒状，质脆易出血，表面或可见脓性分泌物；结肠袋变钝或消失。

（3）病理活检　肠镜下取活检，组织呈炎性反应，杯状细胞减少，隐窝脓肿形成。

（4）腹部 X 线或钡餐检查　此类检查可提供腹部器官的影像学表现，如肠管狭窄，结肠袋消失呈管状，但无法确诊。

（二）鉴别诊断

溃疡性结肠炎应与克罗恩病（表 3-1）、细菌性痢疾、阿米巴肠炎、缺血性结肠炎、放射性肠炎、结直肠癌和肠易激综合征相鉴别。

表3-1　溃疡性结肠炎与克罗恩病鉴别诊断

鉴别要点	溃疡性结肠炎	克罗恩病
常见部位	直肠、左半结肠	末端回肠、右半结肠
出血、血便	典型、常见	不常见
腹泻	严重	中度、较轻
里急后重	常见	不常见
腹痛	不常见	常见
腹部包块	罕见	常见
肛周病变	不常见、轻	常见、复杂
结肠外症状	常见	不常见
内瘘	不常见	常见
癌变	发病率明显升高	少见
溃疡特点	弥漫性、成片、可融合、表浅、不穿透基层	呈节段性、跳跃式、纵行溃疡
溃疡部位	远端结肠多见，局限于结肠	回肠、右侧结肠多见
黏膜	粗糙、增生	鹅卵石样
炎性息肉	常见	不常见
病理特点	隐窝脓肿形成，杯状细胞减少	肉芽肿形成
侵袭黏膜部位	黏膜及黏膜下层	全层

五、治　疗

(一)辨证要点

1. 辨暴泻和久泻

一般暴泻者起病较急，症状表现较重，泄泻次数较多，病程较短，以湿热为主；久泻者起病较缓，多因失治误治或暴泻转化而来，症状较轻，病程较长，以脾胃虚或肾阳虚为主。

2. 辨虚实

病性急，腹痛剧烈，泄下痛减，拒按，多属实证；病性缓，病程长，喜温喜按，四肢怕冷者，多属虚证。

3. 辨寒热

泄下完谷不化，白多赤少，小便清长，四肢畏冷，舌淡，苔白滑者，多属寒证；泄下赤多白少，味恶臭，肛门灼热，小便短赤，舌红，苔黄腻者，多属热证。

（二）治疗原则

根据患者具体临床表现制定合理的治疗原则，宜将整体与局部相结合，突出重点。

（三）证治分型

（1）大肠湿热证

证候：下利赤白脓血，腹痛，里急后重，肛门灼热；小便黄赤，口干，口渴，身热；舌红，苔黄腻，脉数或浮数。

治法：清热利湿，调气行血。

方药：芍药汤加减。

药物：黄连、黄芩、白头翁、木香、炒当归、炒白芍、生地榆、白蔹、肉桂（后下）、生甘草。

（2）寒湿困脾证

证候：腹痛，下利赤白如果冻样；头身困重，脘腹胀满，食少纳差；舌淡，苔白腻，脉濡缓。

治法：温化寒湿，健脾行气。

方药：胃苓汤加减。

药物：苍术、陈皮、厚朴（姜制）、甘草（蜜炙）、泽泻、猪苓、赤茯苓、白术、肉桂。

（3）寒热错杂证

证候：大便稀溏，或夹少量黏冻；腹痛绵绵，胃脘灼热，四肢不温；舌红，苔黄腻，脉沉缓。

治法：温中补虚，清热化湿。

方药：乌梅丸加减。

药物：乌梅、黄连、黄柏、肉桂（后下）、细辛、干姜、党参、炒当归、制附片。

（4）食积证

证候：泻下粪便臭如败卵，夹杂不消化食物；脘腹胀满，不思饮食；舌红，苔厚腻，脉滑。

治法：消食和胃，健脾和胃。

方药：保和丸加减。

药物：焦山楂、炒神曲、制半夏、茯苓、陈皮、连翘、炒莱菔子、炒麦芽。

（5）肝郁脾虚证

证候：肠鸣腹痛，腹痛即泻，泻后痛减，每因恼怒抑郁等情志因素而诱发；平素可见胸胁闷胀，食少纳差；舌淡红，苔薄白，脉弦。

治法：疏肝理气，健脾和中。

方药：痛泻要方加减。

药物：陈皮、炒白术、炒白芍、防风。

（6）脾肾阳虚证

证候：久泻不止，甚则完谷不化；形寒肢冷，腹痛喜温喜按，食少纳差，腰酸膝软；舌淡胖，或有齿痕，苔薄白润，脉沉细。

治法：温肾健脾，涩肠止泻。

方药：四神丸加减。

药物：补骨脂、肉豆蔻、吴茱萸、五味子。

（四）随症加减

若患者便血较多，血色鲜红，为血热出血，方中可加地榆炭、槐角炭、酒黄芩，以清热凉血止血；若血色偏暗，或便下血块，方中可加三七，化瘀止血止痛；若患者食欲不振，纳差，可加焦山楂、焦麦芽、焦神曲，三者合用以健脾行气，消食导滞；若患者腰膝酸软，加杜仲、菟丝子等，以补益肝肾；若患者腹部胀痛，加枳壳、陈皮，以理气宽中，行滞消胀；若患者伴见干呕恶心，可加半夏、生姜，以降逆止呕；若患者咽干口渴，可加麦冬、玉竹、北沙参，益胃生津止渴；若患者胃脘冷痛，畏寒怕冷，可加干姜、吴茱萸，以暖脾和胃。

六、预防调护

加强锻炼，增强体质，注重饮食。注意平时饮食饮水安全，饮食有节制，不暴饮暴食，不吃腐败变质食物，养成良好的个人卫生习惯。患者宜给予清淡、富有营养、便于消化的流质或半流质食物，忌食辛辣油腻、肥甘厚味、鱼虾海鲜等发物。平时应注意调畅情志，避免负面情绪。

七、病案举隅

案例一

高某，女，53岁，于2018年11月13日以"腹泻伴黏液脓血便3个月"为主诉就诊。患者于当地医院行电子结肠镜检查示溃疡性结肠炎。口服美沙拉嗪肠溶片后症状未见明显好转，平素饮食稍有不慎，症状随即加重，症见大便溏薄，带有黏液脓血，日行 3～4 次，小腹胀痛。为求中医诊治，遂来就诊。初诊时可见：大便溏薄，挟黏液脓血，日行 3～4 次，排便不尽感，里急后重，小腹胀痛，便后痛减，肛门灼热，伴口苦，口干，纳差，舌质红，苔黄厚腻，脉弦滑。

中医诊断：泄泻（大肠湿热证）

西医诊断：溃疡性结肠炎。

治法：清热化湿，健脾助运。

方药：

败酱草 12g	马齿苋 15g	白头翁 12g	炒白术 15g
生薏苡仁 30g	砂仁（后下）6g	炙黄芪 20g	升麻 6g
醋北柴胡 12	当归身 12g	地榆炭 12g	槐角炭 12g
酒黄芩 10g	陈皮 12g	枳壳 15g	焦山楂 12g
焦麦芽 12g	焦神曲 12g	厚朴 10g	酒川牛膝 12g
炒山药 15g			

上方 7 剂，水煎服，每日 1 剂，早晚分服。

嘱其清淡饮食，忌食辛辣刺激食物及生冷油腻之品，保持心情愉快。

二诊：大便溏薄，日行 2～3 次，可见少量黏液脓血；腹痛、肛门灼热感减轻，里急后重次数减少，伴排便不尽感，口苦，口干，纳差，偶有反胃；舌红，苔黄腻，脉弦滑。故于上方基础上加北沙参 15g，以增强其益胃生津止渴之功效；加姜半夏 10g，半夏入脾胃经，性温燥，擅止痰湿阻胃所致呕吐反胃，再与原方中的陈皮相须为用，理气燥湿与降逆止呕之功并兼。上方 14 剂，水煎服，早晚分服。

三诊：大便质软成形，日行 1～2 次，偶感少腹胀痛，腰膝酸软，无里急后重感，无黏液脓血便；食纳可，口干；舌红，苔薄白，脉滑。患者现食纳可，脾胃之气渐复，停用焦麦芽，焦神曲，防补护太过，反碍胃气，加炒白扁豆 30g，虽健脾消滞之功稍缓，但其利湿和中之功更宜于后期脾胃之气恢复。白扁豆味甘温而气芳香，甘温补脾而不滋腻，芳香化湿而不燥烈。但其"味轻气薄，单用无功，必须同补气之药共用为佳"，故将其与白术同用，健脾补胃，化湿止泻。患者病已至缓解期，重在后期调养，促进局部受损组织恢复，加白及 12g，以护膜宁络，止血生肌。上方继服 1 个月。嘱患者清淡饮食，忌食辛辣刺激之品，劳逸结合，保持情志舒畅。随访半年，患者目前症状基本消失，近日于本院行电子结肠镜检查示"大致正常肠黏膜"。

按 初诊时，患者因饮食不节后出现大便溏薄，带有黏液脓血，伴见里急后重感，肛门灼热，腰膝酸软，结合舌脉四诊合参，辨证为大肠湿热证，又因患者腰膝酸软，则考虑久病及肾，脾肾两虚。故以清热化湿、健脾补肾为主，佐以行气活血。方中败酱草、马齿苋、白头翁三药合用，以清热利湿解毒，祛瘀排脓消痈；焦三仙合用，补消结合，共奏补气健脾消食之功，又防诸药太过，损伤胃气；其中，山楂酸敛，固涩化瘀止血，炒用兼能行气止痛止泻；当归身辛温，主入肝脾二经，调节二脏气机，以补气生血，化瘀止痛；炙黄芪与升麻合用，不仅能补气生肌，更能托毒排脓，促进肠膜修复；加用炒炭类药物（地榆炭、槐角炭）以增止血功效；加用酒黄芩，川牛膝以补益肝肾，调节人体阴阳。二诊时，患者症状缓解，方药大体不变，但仍有口干、反胃、舌红等症，则考虑久病损及胃阴，宜滋胃阴，顺胃气，故在原方基础上加北沙参与半夏，滋阴生津止渴，顺气降逆止呕。三诊时，患者胃气渐复，但脾胃仍虚，故停用焦麦芽、焦神曲，加用炒白扁豆，重在化湿止泻；考虑患者病已至缓解期，重在后期恢复，加白及，以护膜宁络，止血生肌。三诊后，患者诸症减轻，为防病邪留恋，继服上方，后诸症消失。

案例二

王某，女，47岁，于2019年5月14日以"大便次数增多伴稀便5月余"为主诉就诊。5个月前因饮食不节，进食冷饮后出现大便不成形，便次增多，每日5～6次，量少，时感肛门坠胀，食后即便，于当地诊所诊治，给予口服"左氧氟沙星胶囊"及"蒙脱石散"，症状稍好转。近日为求进一步诊治，前来就诊。几日前于本院行电子结肠镜检查，回报示：溃疡性结肠炎。初诊时可见：患者大便不成形，次数增多，每日5～6次，脘腹胀闷不舒，便中偶见黏液及血丝；食纳一般，眠可；舌淡红，苔白，舌边可见齿痕，脉细弱。

中医诊断：泄泻（脾胃虚弱证）。

西医诊断：溃疡性结肠炎。

治法：健脾助运，渗湿止泻。

方药：

太子参12g	炙黄芪12g	白术30g	茯苓12g
薏苡仁10g	砂仁(后下)6g	炒山药15g	厚朴12g
莱菔子6g	槐角炭12g	焦麦芽12g	炙甘草12g。

上方7剂，水煎服，每日1剂，早晚分服。

嘱其清淡饮食，忌食辛辣刺激食物、海鲜生食及油腻之品，保持心情愉悦。

二诊：大便次数减少，每日 3～4 次，质稀，便中黏液量减少，偶感左腹部胀痛；纳可，眠可；舌质淡，苔白，脉细弱。患者服药后，诸症减轻，效不更方，于上药中加用诃子肉 6g，以涩肠止泻，加用陈皮、枳壳各 12g，以达理气止痛之功。共 14 剂，煎服方法同前，2 周后复诊。

三诊：患者大便次数每日 2～3 次，成形，无黏液及脓血；饱食或饮食生冷后，腹部胀闷不舒，食纳可；舌淡，苔薄白，齿痕较前减轻，脉细。经上述几次治疗后，患者诸症已明显好转，加用焦山楂、焦神曲各 15g 以助运消积，与原方中莱菔子、陈皮及枳壳，共奏理气止痛、消食化积之功。共 14 服，煎服方法同前。嘱患者清淡饮食，忌食辛辣刺激之品，劳逸结合，情志舒畅。随访半年，未诉大便性状及次数异常，症状基本消失。

按 患者初诊时，大便不成形，次数增多，每日 5～6 次，脘腹胀闷不舒，便中偶见黏液及血丝，其舌边有齿痕，多考虑为脾胃虚弱，致运化失司，水气停聚而致泄泻，故采用健脾助运、渗湿止泻之法。予以经典的四君子汤为基础加减，加焦三仙以消食助运，陈皮、枳壳、莱菔子三味以理气宽中止痛。大便次数增多且质稀，则需涩肠止泻，故加用诃子肉。同时应告知患者注意饮食，保持心情愉悦。

案例三

张某，男，71 岁，于 2019 年 10 月 9 日以"大便次数增多伴黏液血便 2 年"为主诉就诊。患者 2 年前无明显诱因出现大便次数增多，伴有黏液脓血，于当地医院行电子结肠镜检查示"溃疡性结肠炎"。给予美沙拉嗪栓纳肛治疗，症状稍好转。现为求中医治疗，于我院门诊就诊。初诊时症见：患者大便次数增多，溏薄，每日 5～8 次，可见黏液脓血，腹部隐痛；时感腰膝酸软，疲乏怕冷，食纳可，眠差；舌质淡，苔白，脉沉细。

中医诊断：泄泻(脾肾阳虚证)。

西医诊断：溃疡性结肠炎。

治法：温肾健脾，助阳止泻。

方药：

吴茱萸 6g	煨豆蔻 12g	补骨脂 12g	炙黄芪 15g
太子参 12g	炒白术 30g	肉桂 12g	干姜 12g
柴胡 12g	当归 12g	地榆炭 12g	槐角炭 12g

升麻 6g　　　　　败酱草 12g　　　　白头翁 12g　　　　　合欢皮 12g

夜交藤 12g　　　　诃子肉 9g

上方 7 剂，水煎服，每日 1 剂，早晚分服。

同时嘱患者清淡饮食，忌食辛辣刺激、海鲜贝类等发物。

二诊：2019 年 10 月 16 日。患者大便次数减少，每日 4~5 次，黏液脓血量减少，仍觉腰膝酸软，疲乏怕冷，睡眠状况改善；舌质淡，苔白，脉沉细。于上方去败酱草，加党参、菟丝子各 12g，增强健脾温肾之功。上方 7 剂，水煎服，每日 1 剂，早晚温服。

三诊：2019 年 10 月 23 日。患者大便成形，2~3 次/日，无黏液脓血，偶感腰膝酸软，畏寒，睡眠状况得到明显改善，故效不更方，沿用上次方继服，14 剂，煎服方法同前。后遵循原方加减，随访半年，症状基本消失，未再复发。

按　此案中患者年老体衰，腰膝酸软，疲倦怕冷，而发泄泻，乃脾肾阳虚之象。肾阳不足以温煦脾阳，脾运化失司，则发飧泄，治法当以温肾健脾，助阳止泻，方中吴茱萸、煨豆蔻、补骨脂、肉桂、干姜等温肾助阳、炙黄芪、太子参、炒白术、升麻等药物健脾益气，诸药合用，共奏温肾健脾之功，炭类药物（地榆炭、槐角炭）止血宁络，合欢皮与夜交藤合用，一来安神助眠，二来补中气，通血脉。方中败酱草、白头翁既能凉血止痢祛瘀，又能制约肉桂、干姜等燥热之性。柴胡与当归合用，可起活血调气之功。服药后患者症状得以明显改善，但需长期服药以温肾阳，固脾阳，同时嘱其避免饮食及情志刺激，抵御外邪侵袭，诸症渐复。

第七节　肛窦炎

一、概　述

肛窦炎又称肛隐窝炎，是指位于肛内齿线处的肛窦、肛门瓣发生的急慢性炎症，属中医学"脏毒"范畴。《疮疡经验全书》记载："脏毒者，其大肠尽处是脏头，一曰肛门，又曰屎孔内是也；毒者，其势凶也。"肛窦炎是肛肠科常见且易反复发作的难治性疾病，难治就难治在去除不了病根，症状常不时反复发作，严重影响患者生活质量。近几年随着生活节奏加快及饮食复杂化，肛窦炎的临床发病率呈现逐渐上升趋势，且女性发病率较男性高，尤其以围绝经期女性常见。

二、病因病机

(一)西医学认识

肛窦炎由肛腺感染所致。肛窦是一个开口朝上底朝下,呈现类似漏斗样结构的小憩室,因其特殊的解剖结构特点易导致引流不畅,造成肛腺分泌物堵塞,从而有利于细菌在此大量繁殖。另一方面,若大便次数增多或长期腹泻,肛窦遭受频繁刺激后,隐窝内的非特异性防御成分会逐渐流失,当机体免疫力降低后则易引发肛窦感染;若大便干燥或混合其他异物经过肛门时,肛窦遭受损伤,大便残渣和细菌进入受损的肛窦时也可诱发肛窦感染,并引起肛腺管水肿和肛腺液潴留,最终产生肛窦炎。此外,研究发现肛窦炎的发生与性激素、胚胎发育、微循环障碍、免疫力降低及情志异常等因素均有关。

(二)中医学认识

本病多与饮食不节,过食肥甘厚味之物,日久损伤脾胃,运化失司,湿浊内生,久而化热,致使湿热内生,下注肛门,如《外科全生集》曰:"脏毒者,醇酒厚味,勤奋辛苦,蕴毒流注肛门。"或情志不畅,气机不利;或便秘肠燥,感染毒邪;或因外感六淫,邪气侵袭人体,损伤脾胃,后天失于运化,气血运行失常,而致湿浊内生,郁久化热,湿热浊邪胶结于魄门,日久而成脏毒;轻者局部疼痛,重者毒邪壅聚,腐肉蚀筋,发为肛痈。如《疡科心得集·辨肠风脏毒论》曰:"脏毒者,蕴积毒久而始见,所以色浊而黯。经云:阴络伤,则血内溢而便血。人唯醉饱房劳,坐卧风湿,生冷停寒,酒面积热,使阴络受伤,脾胃虚损,外邪得而乘之,以致营血失道,渗入大肠而下,久则元气愈陷,湿热愈深,而变为脏毒矣。"

三、临床表现

(一)症 状

临床上患者的症状常轻重不一,多以肛门下坠、肛内刺痛憋胀、烧灼感或大便不尽感为主症就诊,严重者肛内下坠、刺痛感可放射至尾骨部及大腿,致患者坐立难安,夜不能寐,更甚者出现焦虑、抑郁等。肛窦炎初期往往症状轻,且不典型,很容易被忽视或被误诊,若长期不愈反复发作易使感染扩散形成肛周脓肿,继而发展为肛瘘,因此早期诊治肛窦炎能大大降低肛肠疾病的发生率。

(二)专科检查

视诊：肛门外观正常，部分患者伴有肥大增生的肛乳头脱出于肛外。指检：肛温较正常人升高，肛门稍有紧缩感，齿线附近指尖可触及深大、凹陷的肛窦，压痛（＋），部分患者于齿线附近可触及肥大增生的肛乳头。肛门镜检查：可见充血、红肿的肛隐窝及肛窦。

(三)辅助检查

肛窦炎的诊断一般结合患者临床症状及专科检查即可明确，一般不需要实验室检查及影像学诊断。

(四)中医辨证分型

1. 湿热下注型

肛内灼热、下坠、疼痛、潮湿、瘙痒，伴黏液和脓性分泌物流出。肛门疼痛、坠胀于排便时加剧，并有里急后重感，便干或溏而不爽，口干口苦，小便短赤，舌红，苔黄腻，脉滑数。肛门镜检：镜下可见患处肛窦深大红肿。

2. 脾虚肝郁型

肛门坠胀不适，伴有肛门黏液溢出，肛门疼痛，或伴轻度瘙痒；平素善太息，偶有两胁胀痛，上述不适症状或因情绪变化而增减。低声懒言，面白无华；舌淡，苔薄白，脉弦细。肛门镜检：镜下可见患处肛窦淡红，伴有充血，水肿。

3. 阴虚内热型

肛门疼痛不明显，轻度灼热感，排便时加剧，肛门有黏液溢出，或夹有血丝；五心烦热，口干咽燥，潮热盗汗；舌红少苔，脉细数。肛门镜检：镜下可见患处肛窦暗红。

4. 气虚下陷型

肛门坠胀，偶有黏液渗出于肛外，质地清稀；少气懒言或纳少便溏；舌淡苔薄白，脉细弱。

四、诊断及鉴别诊断

(一)诊　断

结合患者主诉及专科检查，此病对于经验丰富的肛肠科医生不难诊断，但临床上仍可见少数被误诊患者由急性期转为慢性期，从而迁延不愈，严重影响患者生活质量，因此对此病的早期诊断显得尤为重要。

1. 主要诊断依据

（1）主症 常以肛门下坠、灼热、刺痛或便意频繁为主要症状就诊。

（2）肛门指检 肛门有紧缩感，肛温高或正常，齿线附近肛窦处可扪及深大、凹陷肛窦，压痛阳性。

（3）辅助检查 行直肠腔内 B 超或磁共振排除肛周脓肿或肛瘘等其他病变。

2. 临床分期

急性期：病程短，肛门下坠、刺痛、灼热感明显，排便时上述症状加重；肛门指检提示肛门有紧缩感，肛温高，可触及深大、凹陷肛窦，压痛强阳性。

慢性期：病程超 1 个月，以肛门下坠及便意频繁为主症，严重者可出现大腿或骶尾部放射痛，患者可伴有焦虑或抑郁倾向；肛门指检提示肛温高或正常，肛内肛窦处压痛阳性。

（二）鉴别诊断

1. 肛 裂

其疼痛特点表现为典型的周期性疼痛，便时肛门疼痛感明显，便后持续数分钟或数小时可缓解，且伴有便血。专科检查：肛管可见梭形裂口，深达肌层。

2. 肛周脓肿

起病急，表现为肛周包块隆起，胀痛明显，严重时不能端坐，伴或不伴发热，严重时可出现全身症状。专科检查：肛周可见包块隆起、肿胀，皮温升高，指检时肛内有饱满感或触及硬结或触及深大、凹陷肛窦。通过直肠腔内 B 超或者肛周磁共振影像可鉴别。

3. 肛 瘘

肛瘘内口形成时在肛内齿线附近可扪及硬结或凹陷，压痛阳性，但内口处一般可扪及条索状管道通向肛外，肛外通常可见相对应外口。通过直肠腔内 B 超或者肛周磁共振影像可明确诊断。

4. 直肠恶性肿瘤

二者均可出现肛门下坠、便意频繁症状，但肠道恶性肿瘤好发于老年人，首以大便性状及大便次数改变为主要症状，伴有黏液脓血便、体重下降；指检时指尖可触及表面凹凸不平的肿物，质硬；通过电子结肠镜及病理活检可明确诊断。

五、治　疗

（一）西医学治疗

目前西医学对此病尚无确切的治疗方案及治疗效果；治疗方法单一，一般给予抗生素及保护胃肠黏膜治疗，给药方式多采用静脉滴注或者直肠肛门滴注，如甲硝唑、庆大霉素保留灌肠。

（二）中医学治疗

中医中药对此病的治疗历史悠久，疗效确切，且治疗方法多样，如中药内服、中药熏洗坐浴、直肠给药、外用膏剂、栓剂等；治疗方案的制定遵从中医整体观、辨证施治两大理念，本着治病求因，达到同病异治、因人施治。因此临床上取得了不错的治疗效果。

1. 内治法

肛窦是一个口朝上的袋状间隙，位于齿线附近，而齿线是一个特殊的解剖部位，是肛管内外皮肤与黏膜的分界线、是脏体神经的分界线，是静脉、淋巴上下分流线，也是排便感觉激惹中心。炎症或手术刺激后，患者肛门疼痛、下坠症状往往会较术前加重，更有部分患者会出现便意频繁、里急后重的直肠刺激征。对于肛窦炎的治疗，沙静涛主任医师不主张手术，而是遵循中医外科"消、托、补"治疗原则，强调内服、外治相结合。

沙静涛主任医师在辨证论治时强调从整体观出发，认为人体是一个有机整体，在结构上不可分割，肛窦炎虽然其发病部位在肛内齿线处，但与五脏六腑均有联系，如《血证论》所述："是以大肠为病，有由中气虚陷，湿热下注者；有由肺经遗热，传于大肠者；有由肾经空虚，不能润肠者；有由肝经血热，渗漏入肠者，及大肠与各脏腑相连之义也。"因此在辨证时不可只局限于肛门，应透过现象看本质。《素问·太阴阳明论》曰："伤于风者，上先受之。伤于湿者，下先受之。"《疡科心得集》曰："盖疡科之证，在上部者，俱属风温风热，风性上行故也；在下部者，俱属湿火湿热，湿性下趋故也；在中部者，多属气郁火郁，以气血之俱发于中也。"肛窦炎发于人体下部，结合中医外科"三焦辨证"，肛窦炎多属湿热为患。沙静涛主任医师认同前者，但也有自己独到的见解，认为虽是湿热为患，但湿从何来？中医将湿邪分为外感湿邪和内生湿邪，外感湿邪常为久居湿地或外感阴雨湿气而致，随着生活水平提高，这种致病因素已明显减少甚至消失；内生湿邪，中医讲"诸湿肿满，皆属于脾"。脾主运化，包括运化食物及运化水液，因运化水液被称之为"水之中州"，同时脾胃乃后天之本，全身气机升降枢纽，人体气血生化之源，脾气健旺，运化水液功能正常，既确保了对水液的充分吸收，以免津液生成乏源，又促使水液在体内及时输布代谢，而不致积聚潴留形成水湿痰饮等病理产物；反之脾气不足，则致使水液积聚形成水湿痰饮等病理产物，湿久郁而化热，下注大肠、肛门而致此病。湿热之邪若不及时祛除，反之又困阻中焦脾胃气机，形成恶性循环，即内生邪气既是病理产物，也是致病因素，它们因脾胃功能失常产生，并反过来成为致病因素影响脾胃正常生理功能，最终导致此病产生，加之久病体质虚弱，治疗不当，易积虚成损。

沙静涛主任医师认为肛窦炎是一个缠绵难愈且易反复发作的疾病，主要在于湿热之邪滞留魄门，胶着难解，顽固不化，加之脾虚运化失职，与气血搏结而形成本虚标实之证。因此沙静涛主任医师认为脾虚湿滞为肛窦炎发病的主要原因，脾虚乃致病之本，湿热乃致病之标。

对于肛窦炎的治疗，沙静涛主任医师主张从调理脾胃入手，遵循李东恒"脾胃学说"之旨，有所创新，选药精良化裁，每获良效。肛内灼热、下坠感多为湿热下注大肠，理应清热利湿为要，然湿邪为患，其性重浊黏腻难去，易困阻脾阳，致脾失健运，病程缠绵难愈，久病必耗气，使脾气虚弱，如再一味投以苦寒清热之品，则更耗脾胃之气，使正虚无力驱邪外出，但若一味补脾气，则易使湿浊难除，且甘味药物多具有滋腻之性，过用则有碍湿浊之邪运化传输。因此沙静涛主任医师在治疗时不忘健脾固本，用人之不用，即便在实证之象很明显时，她也常以补中益气汤为基础方，清热利湿贯彻始终，再辨证施治，加减化裁。遣药组方遵循"实则泻之，虚则补之"之大法，在清热利湿的同时不忘益气健脾。

"补中益气汤"为李东垣创制名方，是补气升阳的代表方，根据《素问·至真要大论》"损者益之""劳则温之"之旨而设，是治疗"脾胃气虚、中气下陷"所致的病症。沙静涛主任医师治疗肛窦炎时常以补中益气汤为基础方进行加减化裁，湿热重者加清热利湿药；偏阴虚者加滋阴药；情志抑郁者加疏肝解郁药；气滞血瘀者加行气、活血化瘀之药。

主方：

炙黄芪 30g	党参 20g	当归 12g	醋北柴胡 12g
陈皮 12g	升麻 6g	生白术 20g	焦山楂 15g
焦麦芽 15g	焦神曲 15g	醋延胡索 12g	

偏湿热者：加酒黄芩 10g，野菊花 12g，蒲公英 10g。

偏脾虚者：大便干结者生白术加量至 60g，大便溏稀者加茯苓 12g，山药

15g，姜半夏 10g。

偏肝郁者：加瓜蒌仁 15g，木香 6g，香附 15g。

偏气滞血瘀者：加木香 6g，桃仁 15g，红花 10g。

2. 外治法

（1）外用熏洗法　将药物煮沸，利用其产生的热蒸汽对皮肤或患处进行熏蒸、洗涤，借助药力和热力，直接作用于局部病变部位，使腠理开泄，有利于对药液中有效成分的吸收。自拟清窦方，以清热利湿止痛为法。组方：马齿苋 40g，侧柏叶 15g，苍术 15g，防风 15g，甘草 10g，枳壳 15g，蒲公英 30g，野菊花 15g，土茯苓 30g，黄柏 20g，紫花地丁 15g，天葵子 15g。上述药物加水 2000mL，大火烧开，小火煎 20min，待温度合适后先熏洗后坐浴 5～6min，早晚各一次，注意水温切勿过高，以免烫伤皮肤。

（2）中药直肠滴入　肛窦属肛管直肠交界处解剖结构，直肠滴入通过对病灶直接给药，使药物中的成分不经过肝脏而直接被直肠黏膜吸收，可防止药物被体内的消化酶破坏及对消化道产生刺激，并可有效提高病灶局部的药物浓度，加快药物的起效速度，减少不良反应的发生。自拟方，以清热解毒、活血止痛为法。组方：马齿苋 15g，北败酱草 15g，盐黄柏 12g，酒黄芩 12g，牡丹皮 12g，蒲公英 15g，野菊花 12g，炒桃仁 12g，红花 10g，醋延胡索 12g，白芷 12g。上述药物水煎至 200mL，患者取左侧卧位，将煎好的 200mL 汤药温度控制在 37℃ 左右，用一次性输液器缓慢滴入直肠，使药物在直肠内保留 30min 左右，每天 1 次。

（3）微波治疗　微波疗法具有解痉止痛、促进炎症消散及加速创口修复之功效，其对局部组织穿透力强，可改善肛周血液、淋巴循环，减轻肛缘水肿且对细菌有较强的杀伤作用，能破坏细菌生存环境，抑制细菌生长，提高组织抗炎和免疫能力，促进了炎症的消散和吸收，并有利于药物的吸收，使药效充分发挥。

（4）红外线治疗　可增加局部组织温度，扩张毛细血管，加快营养和代谢水平，使损伤的肛窦修复，消退局部炎症反应，同时解除括约肌痉挛，缓解肛门不适。

（5）栓剂纳肛　肛内灼热、疼痛明显者给予吲哚美辛栓或双氯芬酸钠栓纳肛，便血者予以复方角菜酸酯栓纳肛，便秘者给予普济痔疮栓纳肛。

六、预防调摄

1. 未病先防

·慎起居，畅情志，适当运动锻炼。

·少食或不食辛辣刺激之物。

·保持大便排出通畅、质软成形，避免腹泻或便秘。

2. 已病防变

肛窦炎诊断明确后立即辨证施治，尽量于急性期达到最好治疗效果，减少或避免复发。临床上可以看到久病患者常伴随不同程度的精神症状，如焦虑、抑郁、闷闷不乐等。对于此类患者，沙静涛主任医师谓之"土虚木乘"，肝主全身气机的调节，脾的正常运化有赖于肝，若脾气虚弱，复肝木克土，脾气更伤，如此以致恶性循环，加重病情。此类患者一方面给予心理安慰，告诫患者少生气，多活动，怡情悦性；另一方面予以药物辅助治疗，补中益气汤在补脾的同时提升脾气，增强脾主思功能，改善抑郁症状，同时配合疏肝解郁类药物。当然临证时沙静涛主任医师尤其注意饮食宜忌，嘱咐患者忌食辛辣刺激之品，慎食海鲜贝壳类，以免诱发或加重疾病；勿久坐、久站，适当锻炼，做到劳逸结合，同时每日行提肛运动 200～300 次以改善肛周微循环。

七、病案举隅

案例一

患者男，41 岁，于 2017 年 11 月 9 日初诊。患者诉 2 个月前因腹泻后出现肛内烧灼不适感，伴肛门下坠，无肛周疼痛，无出血，平素大便质稀、不成形，日行 1 次，偶有黏液便，无脓血便，查肠镜示：正常。且上述症状每遇劳累及食辛辣刺激食物后加重。平时乏力明显，纳可，夜休差，舌体湿润，舌红苔白，脉沉缓。

专科检查（截石位）：视诊—肛门居中，外观未见畸形。肛缘未见湿疹样改变。肛缘一周可见结缔组织增生。指检—肛门括约肌紧张度可，肛温较高，3、5、7、11 点位齿线附近可扪及痔黏膜隆起，压痛（－），5、6、7、9 点位肛窦压痛（＋），指套退出未见血染及黏液。

中医诊断：脏毒（脾虚证）。

西医诊断：肛窦炎，混合痔。

治法：益气健脾，渗湿止泻。

方药：

炙黄芪 30g	太子参 15g	当归 12g	柴胡 12g
陈皮 12g	升麻 6g	白术 30g	薏苡仁 20g
山药 15g	白扁豆 20g	焦山楂 15g	焦麦芽 15g

　　　　焦神曲 15g　　　　马齿苋 15g　　　　木香 6g　　　　　　炙甘草 6g

　　　　延胡索 12g　　　　白芷 12g　　　　　茯苓 12g

　　　　7 剂，每日 1 剂，水煎至 400mL，早晚分服。

　　微波治疗：5 次，每天 1 次。

　　嘱患者畅情志，忌食辛辣刺激及粗纤维之物，保持大便解出成形。

　　二诊：治疗 1 周后复诊，诉经先前治疗，肛内烧灼症状较前减轻，但仍有下坠感，大便解出较前成形，无黏液便，舌红苔白，脉缓。治疗同上，内服药守上加川牛膝 10g，桃仁 12g。煎服方法同前。

　　三诊：1 周后再次复诊，诉已无肛内烧灼感，偶有下坠感，大便质可，成形，每天 1~2 次，小便可，纳可，夜休可，舌红，苔白。患者经过两次复诊，病情稳定，守原方。又复诊 3 次后患者诉肛门无明显不适感。

　　按　从患者症状、体征及舌苔脉象可见其表现出一派脾虚之象。脾主运化，乃后天之本，全身气血调节之枢纽，脾虚运化水湿不及，日久生湿，湿邪易困阻脾胃，阻滞脾胃运化水湿，从而导致恶性循环；脾胃气虚，纳运乏力，故见饮食减少、大便稀薄；脾虚则四肢、肌肉失养，可见时常乏力，脾主升举，脾虚，中气不足，摄纳无力，升举无能，从而患者感肛内下坠感明显。因此一诊时采用健脾益气与利湿之药合用，方中重用黄芪、白术，二者为伍，使得益气健脾之效更著；山药、白扁豆更助健脾之效；陈皮理气和胃，使诸药补而不滞；少量升麻、柴胡升阳举陷，协助君药以升提下陷之中气；白芷、茯苓、薏苡仁三药合用以祛湿，既能治标又能恢复脾胃运化水湿之功效；马齿苋清热解毒，凉血消肿，延胡索活血行气止痛，二者合同，旨在缓解肛内灼热感及疼痛感。全方健脾药与祛湿药合用，以健脾补气为主，达健脾止泻、益气升清之效。二诊时予牛膝、桃仁意在调节气血，使得全身气机顺畅。

案例二

　　患者女，48 岁，于 2018 年 9 月 20 日初诊。患者诉 3 年前无明显诱因出现肛门下坠感，肛内坠胀感明显，坐立难安，一度有轻生倾向，无明显肛门疼痛、无便血，无肛内肿物脱出。平素大便解出通畅，成形，日行 1~2 次，无黏液脓血便，半年前查肠镜示：大致正常肠黏膜；磁共振成像及 B 超均未见明显异常；纳差，夜休差，舌质紫黯，脉弦细。

　　专科检查（截石位）：视诊—未见明显异常。指检—肛门括约肌紧张度可，6、7、9 点位肛窦压痛（＋＋），指套退出未见血染及黏液。

　　中医诊断：脏毒（肝郁脾虚证）。

西医诊断：肛窦炎。

治法：益气健脾，疏肝解郁。

方药：

炙黄芪 15g	太子参 15g	当归 12g	醋北柴胡 12g
陈皮 12g	升麻 6g	生白术 30g	焦山楂 15g
焦麦芽 15g	焦神曲 15g	瓜蒌仁 15g	香附 20g
炙甘草 6g	延胡索 12g	厚朴 20g	黑芝麻 15g
姜半夏 10g	玉竹 12g		

7 剂，每日 1 剂，水煎至 400mL，早晚分服。

微波治疗：5 次，每日 1 次。

嘱患者每日行提肛运动 200～300 下，同时畅情志，转移注意力，不要将过多精力集中于肛门。

二诊：7 剂药服完后复诊，诉肛门下坠感较前有所缓解，舌质紫黯，脉弦。治疗同上，内服药守上，其中太子参改为北沙参 20g，加玫瑰花 20g，川牛膝 10g，桃仁 12g。煎服方法同前。

三诊：1 周后再次复诊，诉肛门下坠感较前明显缓解，且情志较前好转，守原方不变给予 14 剂。再次复诊时患者精神状态明显好转，病情已基本控制，由于患者病程长，嘱患者继续口服补中益气丸及柴胡疏肝散以巩固。

按 患者为围绝经期女性，表现为肝郁脾虚之象，谓之"土虚木乘"。肝主全身气机的调节，脾的正常运化有赖于肝，若脾气虚弱，复肝木克土，脾气更伤，如此以致恶性循环，加重病情。肛窦炎之病因虽以脾虚为主，但出现情志抑郁之表现时，应加以疏肝解郁之药。方中半夏化痰散结，降逆和胃，厚朴下气除满，二药合用共助散结降逆之效。大量香附以疏肝解郁；瓜蒌取其宽胸散结之效；肝体阴而用阳，方中用黑芝麻以滋补肝肾之阴；该病例是一围绝经期女性，此阶段中女性常伴有阴虚燥热之象，因此方中还选用玉竹以滋阴。二诊时患者虽诉肛门下坠有所改善，但从舌苔脉象仍可见气血运行不畅之象，因此将一诊中太子参改为北沙参以滋补阴血，予以玫瑰花意在疏肝解郁之效，予牛膝、桃仁意在行气活血，使得全身气机顺畅。方中补益药配伍行气药，既能调理气机，又使补而不滞，同时加少量滋阴之药，滋补肝肾之阴，更助疏肝解郁之效。

案例三

患者男，28 岁，于 2018 年 7 月 28 日初诊。患者诉 1 周前因食辛辣刺激食物后出现肛内烧灼、下坠不适感，无便血及肛门疼痛，自用"马应龙痔疮膏"

后上述症状未见明显缓解。平素喜食辛辣刺激食物，大便解出通畅，成形，1~2d行一次，无黏液脓血便，小便正常；舌红苔黄，脉弦细。

专科检查(截石位)：视诊—未见明显异常。指检—肛门括约肌紧张度可，6点位肛窦压痛(+)，指套退出未见血染及黏液。

中医诊断：脏毒(脾虚湿盛证)。

西医诊断：肛窦炎。

治法：清热祛湿，健脾益气。

方药：

炙黄芪15g	太子参15g	当归12g	醋北柴胡12g
陈皮12g	升麻6g	生白术20g	焦山楂15g
焦麦芽15g	焦神曲15g	酒黄芩12g	炙甘草6g
延胡索12g	厚朴20g	野菊花12g	蒲公英10g

7剂，每日1剂，水煎至400mL，早晚分服。

外治：痔炎冲洗散外用熏洗每天2次。

禁食辛辣刺激食物。

二诊：1周后复诊，诉肛内烧灼感及下坠感已经完全消失，守原方再给予7剂巩固治疗。

按 此患者为典型的肛窦炎急性发作。过食辛辣刺激食物损伤脾胃，致湿热下注肛门所致，给予清热祛湿、健脾之药，组方时以补中益气汤为基础，加以大量清热利湿之药，方中黄芩清中下焦之湿热；野菊花、蒲公英取其清热消肿之效；健脾补气配清热利湿之药合用，使得苦寒清热之品不能损伤脾胃之气，选用健脾补气药增补正气以驱邪外出，但若一味补脾气，则易使湿浊难除，且甘味药物多具有滋腻之性，过用则有碍湿浊之邪运化传输。

第八节　肛门湿疹

一、概　述

肛门湿疹(eczema of anus，EA)是一种发生于肛门部皮肤由内外激发因子所引起的迟发型超敏反应，任何年龄均可发病，发病率约占肛门疾病的10%，且复发率较高；现代医学目前无法解释其具体发病原因，但多认为本病可能与体质与遗传、精神与神经功能障碍、病灶感染、消化系统功能障碍、血液循环障碍、内分泌与代谢紊乱等因素有关，主要临床特征为局部皮肤潮红、皲裂、糜烂、奇痒难忍，皮肤浸润肥厚等多种皮肤损害；病变常局限于肛门周围皮肤，少数可累及会阴部。属中医"肛门湿疮""血风疮""绣球风""风湿疡"等范畴。

二、病因病机

中医认为肛门湿疹不外乎内外二因，外因主要是风、湿、热毒、虫淫或尿粪浊毒浸淫肌表腠理，影响营卫气血正常运行，导致肛周局部肌肤脉络瘀阻、气血凝滞。内因多为禀赋不足、饮食不节或劳倦，或偏嗜辛辣刺激、肥甘厚腻之物，致使脾胃受损，运化失职，湿热内生；或因阴血不足，血虚生风，化燥伤阴，以致肌肤失养。正如《医宗金鉴·血风疮》指出："此证由肝、脾二经湿热，外受风邪，袭于皮肤，郁于肺经，致遍身生疮。形如粟米，瘙痒无度，抓破时，津水浸淫成片，令人烦躁、口渴、瘙痒，日轻夜甚。"其发生发展与心、肺、肝、脾密切相关，故治疗肛门湿疹需注重辨证，整体与局部并重，内治与外治兼修。

现代医学认为湿疹发病原因复杂，多为内在因素及外在因素相互作用引起，疾病的发生可能与遗传与体质、精神因素、消化系统障碍、内分泌紊乱、过敏反应、局部刺激等相关。

（1）遗传与体质因素 本病与遗传基因也有一定关系，遗传性过敏体质对致病因子有较正常人高的敏感性，但有的患者通过加强体育锻炼，增加机体免疫力，在接受以往诱发湿疹的刺激时，发生湿疹的概率可大幅度降低。

（2）精神与神经功能障碍 长期精神紧张、失眠、焦虑抑郁等，可诱发湿疹，或使湿疹症状加重。

（3）消化系统功能障碍 胃肠功能紊乱可造成黏膜的分泌物吸收功能失常，使异性蛋白或过敏原进入体内而发生湿疹。胃肠功能失调造成的营养物质缺乏亦是形成湿疹的原因。

（4）内分泌失调 妇女内分泌失调、甲状腺功能障碍、糖尿病等也易并发湿疹。

（5）过敏反应 某些蛋白质食物、花粉、动物皮毛、人造纤维、紫外线、冷热空气、干燥环境、化妆品、肥皂等，都可诱发变态反应引发湿疹。

三、临床表现

（一）症 状

1. 瘙 痒

瘙痒是肛门湿疹最典型的症状。呈阵发性奇痒，常于夜间加重，搔抓破溃后则瘙痒及刺痛交加，严重时可影响睡眠和休息。

2. 肛门潮湿

患处的皮肤渗出可引起肛门潮湿不适，渗液较多时可引起肛周皮肤浸润肥厚及皲裂。

3. 疼 痛

当发生皮损或合并感染后，常发生肛门疼痛和排便时疼痛。

（二）体 征

可见肛周红斑、丘疹、糜烂、皲裂、皮肤浸润肥厚、脱屑、皮肤色素减退等，常呈对称性分布。

四、诊断与鉴别诊断

（一）诊 断

现代医学根据肛门湿疹的发展规律，将其分为急性期、亚急性期和慢性期三个阶段。

（1）急性期 主要表现为密集粟粒样大小红色斑丘疹、水泡、糜烂及渗出，奇痒难忍。病变中心较周围严重，而逐渐向周围蔓延，界限不清；多见于发病初期。当合并感染时，炎症更加明显，可形成脓包，脓液渗出或结黄绿色或褐色痂，还可合并毛囊炎、疖、局部淋巴结炎等。

（2）亚急性期 丘疹和渗出较急性期减轻，糜烂创面逐渐结痂、脱屑，但仍自觉瘙痒剧烈。急性期与亚急性期反复发作不愈，可逐渐演变成慢性湿疹。

（3）慢性期 湿疹患处皮肤炎症减轻，局部皮肤可见浸润性增厚，伴有色素沉着，色棕红或灰色，皮肤表面粗糙，伴有糠样鳞屑，个别有不同程度的苔藓样变，边缘较清晰。病程较长，可迁延数月或数年。

（二）鉴别诊断

1. 神经性皮炎

神经性皮炎一般好发于颈部，其次为肘、骶、眼睑、腘窝等处，首先感觉局部瘙痒，后出现集簇的粟粒至米粒大正常皮色或淡褐色、淡红色多角形扁平丘疹，稍具光泽，覆盖少量秕糠状鳞屑，进而丘疹互相融合成片，因痒常搔抓刺激皮肤渐增厚，形成苔藓样变，境界清楚，患处皮损周围常见抓痕，有血痂形成，一般无渗出。是一种常见的慢性皮肤神经功能障碍性皮肤病，多为局限性。若皮损分布广泛，甚至泛发于全身者，称为泛发性神经性皮炎。

2. 接触性皮炎

本病为皮肤或黏膜接触外源性物质后，在接触部位发生边界清晰的皮损，表现为红斑、肿胀、丘疹、水疱甚至大疱。皮炎的部位及范围与接触物接触部位一致，境界非常鲜明，但如接触物为气体、粉尘，则皮炎呈弥漫性而无一定的鲜明界限，但多发生在身体暴露部位。

3. 肛门瘙痒症

初期仅限于肛周皮肤瘙痒，为阵发性，常在夜间、安静、情绪变化、饮食辛辣食物、肛周潮湿时加剧，重者瘙痒难忍，抓破后出现皮肤溃烂、渗出、结痂。

五、治　疗

（一）治疗原则

尽可能地寻找发病原因。全面了解患者的既往病史、过敏史、生活环境、饮食及生活习惯等，并行全身检查。有引起湿疹的慢性病及内脏器官疾病时，整体和局部治疗并进。

（二）内治法

1. 中医辨证论治

从中医角度出发，肛门湿疹重辨虚实，湿疹临证实证多以湿热下注型、热毒壅滞型二者居多，虚证多以血虚风燥型、脾虚湿盛型两者为主。实证起病多较急，病程较短，而虚证多起病慢，病程绵长。

（1）湿热下注证

证候：皮损潮红，或有丘疹及抓痕，局部灼热瘙痒，夜间加剧，渗液较多；常伴有心烦口渴，大便干结或黏滞，小便短赤；舌质红，苔厚，苔色白或黄，脉滑或数。

治法：清热利湿，祛风止痒。

方药：萆薢渗湿汤加减。常用萆薢、薏苡仁、茯苓、牡丹皮、泽泻、滑石、通草、车前子、防风、蝉蜕等。湿热较盛者，加龙胆草、栀子；破后流滋多者加鱼腥草、土茯苓；剧痒者，加紫荆皮、地肤子等。

（2）热毒壅盛证

证候：肛周皮肤红肿，痛不可按，皮损范围大，或有流脓水；常伴有身热恶寒；舌红，苔白而根部黄厚，脉弦数。

治法：清热解毒，利湿消肿。

方药：龙胆泻肝汤加减。常用龙胆草、生地黄、黄芩、泽泻、赤芍、防风、苦参等。热证明显者，可配合黄连解毒汤加减；大便秘结者可加生石膏、厚朴、柏子仁等。

（3）血虚风燥证

证候：肛周皮肤肥厚，伴有角化皲裂或脱屑，皮色暗红、有色素沉着或色素脱失，或瘙痒剧烈，伴有抓痕；伴心烦易怒，失眠多梦，纳差，夜寐不佳等；舌淡，苔白，脉弦细。

治法：养血润肤，滋阴止痒。

方药：当归饮子或四物消风饮加减。常用当归、生地黄、白芍、丹参、川芎、鸡血藤、防风、乌梢蛇等。瘙痒不能入眠者，加珍珠母（先煎）、夜交藤、酸枣仁。

（4）脾虚湿盛证

证候：肛周皮肤粗糙肥厚，有少量渗液，红斑，皮损严重，鳞屑；伴口渴不思饮，大便便溏；舌淡胖，边伴有齿痕，苔白腻，脉沉缓或滑。

治法：健脾除湿止痒。

方药：参苓白术散加减。白扁豆、陈皮、白术、党参、茯苓、山药、焦三仙、木通、泽泻等。

2. 西医治疗

可选用抗组胺药物以镇静止痒。口服苯海拉明、西替利嗪、氯雷他啶、司米唑、酮替酚等，可选1~2种药物应用。急性期可选用维生素C、10%葡萄糖酸钙注射液或硫代硫酸钠静脉推注；对于面积广泛，糜烂和渗液严重者，可给予糖皮质激素，如口服泼尼松、曲安西龙或地塞米松；得宝松肌内注射。重症者也可先用地塞米松静脉滴注，等症状减轻后，口服维持，逐渐减少剂量。当肛周湿疹合并感染，如发热、淋巴结肿大者，可酌情应用抗生素。

注意事项：糖皮质激素一般不作口服和注射治疗，糖皮质激素虽然消炎、止痒及减少渗出的作用较快，但长期应用易引起水、盐、糖、蛋白质及脂肪代谢紊乱、肾上腺皮质功能减退、骨质疏松，女性会出现月经紊乱甚至闭经、不孕等。

（三）外治法

1. 中药熏洗坐浴

中医治疗肛门湿疹注重内外治兼顾，其中熏洗坐浴法作为中医特色外治法，首见于《五十二病方》。清代医家吴师机于《理瀹骈文》中曾言："外治之理，即内治之理，外治之药，亦即内治之药，所异者，法耳。"可见，中医内外治法之机理是互通的，只是使用方法有所差异。中药熏洗坐浴其优势在于熏洗坐浴可使药物的有效成分直接作用于患处，提高药物疗效，另外熏洗坐浴疗法避免了口服药物引起的有效成分被胃肠道消化酶破坏，同时可减轻药物对肝脏、肾脏等损害，又可以清洁肛周，防止局部感染。沙静涛主任医师自拟坐浴方，以"清热燥湿，杀虫止痒"为法，治疗肛周湿疹取得较好疗效，其组方：马齿苋 30g，侧柏叶 15g，苦参 20g，黄柏 20g，蛇床子 15g，地肤子 15g，生百部 15g，防风 15g，枳壳 15g。用法：将诸药加水 1500mL，武火煮沸，文火煎 20min，晾温后（约 35℃ ~ 38℃）洗浴患处，每日 1 剂，早晚 2 次，每次洗浴患处 10 ~ 15min。

注意事项：药汤温度要适宜，与皮肤温度相近最好，从而避免刺激肛周皮肤及黏膜。此外，药液温度过高也会引起局部血液循环加快、局部瘙痒加重等不适。坐浴时间选择与患者适应度相匹配的 10 ~ 15min。坐浴时间过短可使疗效降低，过长则会给肛周皮肤带来较大负担，同时会降低患者治疗时的舒适度。

2. 西药外用

急性阶段以红斑、丘疹为主者，可用炉甘石洗剂，用时摇匀，取适量涂于患处，每日 2 ~ 3 次。红肿明显，伴水疱、糜烂和渗液者可做开放性冷湿敷，如湿敷溶液有 1% ~ 3% 硼酸溶液。取 4 ~ 6 层纱布，浸泡于该溶液中，再用镊子轻绞至不滴水为度，以此湿纱布敷于患处，每隔 5min 重新湿润纱布一次，连续 20min 左右。每日 2 次。亚急性或慢性阶段以霜剂及油膏外用为主，可用糖皮质激素软膏，如布地奈德乳膏等。取少量涂于患处，并轻揉片刻，每日 1 ~ 2 次，如皮损伴有感染，可配合外用抗生素，如红霉素、莫匹罗星软膏等。

注意事项：

·使用硼酸溶液湿敷时所用溶液温度不能过高，并需要及时更换湿润纱布，以保持适宜的温度、湿度和无菌状态。

·当皮损伴有糜烂时，不宜用本药湿敷，以免硼酸大量吸收后引起的毒性反应。

·糖皮质激素软膏不宜大面积长期使用，防止形成激素性皮炎。

·当内服与外用药效果治疗不佳时，可考虑外科手术治疗，如肛周皮下封闭术、肛周皮瓣游离术等。

肛周皮下封闭术采用复方亚甲蓝注射液局部封闭：将 1% 亚甲蓝注射液 2mL、0.75% 盐酸罗哌卡因 5mL、生理盐水 10mL 配制成注射液。于肛周湿疹病灶区皮下封闭注射，注射呈点状或扇面状。观察注射部位皮肤变蓝色为宜，注射后对注射部位轻柔15~30s，使药液得到充分浸润，同时压迫针眼防止注射液渗出。

注意将药液始终注射于皮内组织，勿注射到肌肉层。

六、预防调护

因肛门湿疹极易复发，而药物治疗只能一时改善症状、控制病情，故养成健康的生活方式及正确的肛门护理是避免本病复发的根本。经过长期的临床观察和总结，建议广大肛门湿疹患者在日常生活中合理饮食，禁饮酒及食辛辣刺激食物，减少对咖啡、羊肉、海鲜等食物的摄入，养成良好的排便习惯；由于过高温度的水或药液会使局部血循加快，加重局部瘙痒等不适症状，坐浴时应严格控制药液温度，日常清洁时也应控制水温，避免肛门周围皮肤接触过热的水，此外还需患者避免洗澡时使用肥皂、沐浴液等物品反复清洁、刺激肛门局部皮肤。予以长期被肛门湿疹困扰的患者积极的心理疏导，鼓励患者坚持治疗，这对疾病本身的恢复及预后有重要的作用。

七、病案举隅

病案一

刘某，女，32岁，因"反复肛周瘙痒2个月"于2019年4月19日就诊于我院肛肠科门诊。患者诉2个月前无明显诱因出现肛周瘙痒，夜间痒甚，失眠烦躁，进食辛辣食物后加重。

专科检查：肛周皮肤可见一大小约3cm×4cm范围潮红、潮湿皮损，伴有丘疹及抓痕。患者既往体健。舌红，苔厚腻，脉弦滑。

中医诊断：肛门湿疮（湿热下注）。

西医诊断：肛周湿疹。

治法：清热利湿，祛风止痒，佐以宁心安神。

方药：

萆薢 20g	黄芩 15g	茯苓 15g	通草 6g
薏苡仁 10g	白鲜皮 15g	防风 12g	蝉蜕 7g
紫草 10g	酸枣仁 15g	柏子仁 15g	

上方7剂，水煎400mL，早晚分服。

外用方：

马齿苋 30g　　　侧柏叶 15g　　　苦参 20g　　　黄柏 20g

蛇床子 15g　　　地肤子 15g　　　生百部 15g　　　防风 15g

枳壳 15g。

将上述诸药加水 1500mL，武火煮沸，文火煎 20min，晾温后（约 35℃ ~ 38℃）洗浴患处，每日 1 剂，早晚 2 次，每次洗浴患处 10 ~ 15min。

内外联合用药 7d，患者诉症状明显减轻，睡眠明显改善。继用 14d，症状基本消失，嘱患者清淡饮食，忌辛辣腥发食物，避免搔抓及摩擦等。治疗后随访 2 个月未见复发。

按　本例患者属急性湿疹初发作，此类患者皮损常以肛周皮肤潮红及伴大量斑丘疹为特点，严重时可伴有水疱，可见湿热泛发肌肤，湿热并重之象。湿热客于肌肤腠理，外不能透达，内不能疏泄，气血运行不畅，故患者肛门潮湿瘙痒反复发作，肛周皮肤潮红；舌红，苔厚腻，脉弦滑。故辨证为湿热下注，此例患者尚在发病初期，热象轻浅，故治疗当利湿为重，辅以清热。故用萆薢渗湿汤为主方。萆薢、薏苡仁、茯苓、通草重在除下焦之湿，黄芩加强清热利湿之效，白鲜皮意在胜湿止痒。《外科大成·卷之四·诸痒》认为"风甚则痒，……作痒起粟者，治宜疏风"，因此，使用防风、蝉蜕、紫草重在祛风活血，意在血行风自灭；酸枣仁宁心安神助眠，配合自拟坐浴方，内外兼顾，风湿热邪得去，肛周肌表腠理通畅，则患者症状缓解。

病案二

蒋某，男，72 岁，因"反复肛周湿痒 3 年，加重 7d"于 2019 年 7 月 5 日就诊于我院肛肠科门诊。患者诉 3 年前无明显诱因出现肛周潮湿瘙痒，于当地社区门诊就诊，诊断为"肛门湿疹"，予以"艾洛松药膏"外用，症状稍有缓解，此后上诉症状反复发作。7d 前食辛辣刺激食物后，瘙痒症状明显加重，影响夜间休息。平素易劳累，纳差，大便不成形，日行一次。

专科检查：肛周可见一约 2cm×4cm 大小皮肤色素沉着，伴有丘疹，可见明显抓痕。患者高血压病史 10 余年，未诉其他不适。舌质黯，边有齿痕，苔厚，脉弦。

中医诊断：肛门湿疮（脾虚湿盛证）。

西医诊断：肛周湿疹。

治法：健脾除湿，止痒。

方药：

党参 15g　　　炒白术 15g　　　茯苓 15g　　　泽泻 10g

当归 20g	赤芍 15g	炒山药 20g	陈皮 10g
砂仁 6g	白扁豆 30g	酸枣仁 15g	茯神 15g
焦山楂 10g	焦麦芽 10g	焦神曲 10g	薏苡仁 30g

上方 7 剂，水煎 400mL，早晚分服。

外用方：

马齿苋 30g	侧柏叶 15g	苦参 20g	黄柏 20g
蛇床子 15g	地肤子 15g	生百部 15g	防风 15g
枳壳 15g			

此方水煎外洗（方法如前）。另嘱保持肛门局部干爽、清洁，调畅情志，忌食辛辣。

二诊：用药 7d 后，患者复诊，自觉肛门瘙痒缓解，但肛周仍有轻度潮湿，睡眠情况稍有改善，口服前方加萆薢 15g，夜交藤 10g；外用方不变，继用 7 剂。

三诊：用药 14d 后复诊，自诉各症状明显减轻，效不更方，续用前方各 7 剂。

2 个月后复诊，自觉临床症状无反复，嘱其忌辛辣刺激之品，保持肛门局部清洁卫生，病情若有变化随时来就诊。

按 本例患者为老年慢性湿疹急性发作，此类患者多春夏季复发，患者肛周皮色素沉着伴丘疹，结合神疲、纳差、便溏等兼见脾虚症状，以及患者体征，辨证为脾虚湿盛兼有血瘀。患者年老脾虚，水液运化能力减弱，湿浊困脾，阻碍中焦气机运化，肛周气血生化乏源，导致肛周局部肌肤脉络瘀阻、腠理开合失司。方选参苓白术散加减。该方源自《太平惠民和剂局方》，原方主治"脾胃虚弱，饮食不进，多困少力，中满痞噎，心悸气喘，呕吐泄泻，及伤寒咳噫"，据记载久服可"养气育神，醒脾悦色，顺正辟邪"。党参、白术健脾燥湿，茯苓、泽泻、白扁豆、薏苡仁合用以健脾利水渗湿。山药配合焦三仙益气补脾，佐以陈皮、砂仁化湿醒脾，行气和胃；健脾化湿，固护脾胃，稳固后天之本，截断"湿"之来源。当归、赤芍入血分，以调血养血化瘀，气血得以运行通畅，使肛周腠理得以滋养；酸枣仁、茯神安神。并联用自拟坐浴方以增祛湿止痒之功。二诊时患者仍觉肛周潮湿及夜间睡眠欠佳，口服方加萆薢增加胜湿之功，配合夜交藤辅以安神。三诊时收效已较明显，继用上方以巩固疗效。

病案三

陈某，女，18 岁，因"肛周湿痒 7d"于 2019 年 12 月 5 日就诊于我院肛肠科门诊。患者诉 7d 前因进食海鲜后出现肛周潮湿瘙痒，瘙痒剧烈，伴肛周皮肤灼热，反复抓挠后出现肛周痒痛难忍，自用"皮炎平"涂抹患处后自诉症状稍有好转，但停药后反复。发病以来大便解出费劲，质干，2～3d 一次，无恶寒发热，余未诉其他异常。

专科检查：肛周可见一约 4cm×4cm 大小皮肤颜色潮红，伴有密集皮肤丘疹，呈对称分布，色红，渗液较多，肛周皮肤可见明显抓痕；舌质红绛，苔薄黄，脉滑数。

中医诊断：肛门湿疮（湿热下注）。

西医诊断：肛周湿疹。

治法：清热利湿，祛风止痒。

方药：

萆薢 20g	牛蒡子 20g	黄芩 15g	栀子 15g
金银花 15g	薏苡仁 15g	防风 12g	蝉蜕 10g
紫草 10g	牡丹皮 10g	柏子仁 15g	枳实 12g
厚朴 12g			

上方 7 剂，水煎 400mL，早晚分服。

外用方：

马齿苋 30g	侧柏叶 15g	苦参 20g	黄柏 20g
蛇床子 15g	地肤子 15g	生百部 15g	防风 15g
枳壳 15g			

此方水煎外洗。

另予患者以氯雷他定片 10mg，必要时每日 1 次口服。

嘱患者禁食海鲜，保持肛门局部清洁卫生，调畅情志，忌食辛辣刺激食物。经治疗，患者好转，随访 1 个月，未见复发。

按 本例患者为进食海鲜后肛周湿疹急性发作。治疗此类患者，应首先嘱患者脱离过敏原，嘱患者禁食海鲜类食物，患者肛周痒痛剧烈，并且患处皮肤潮红，伴有大面积红色丘疹。结合患者体征及舌脉，可判断出患者证属湿热下注，热盛较重，多为饮食不节，以致湿热内蕴，成热成毒，淫浸肌肤所致。故在祛湿同时应偏重于清热，方选萆薢渗湿汤和牛蒡解肌汤加减。萆薢、薏苡仁下消湿毒。中医古籍中素有"风盛则痒"之说，牛蒡子疏散风热，消肿散疮，配合防风、蝉蜕以达助邪外散、祛风止痒之功。《素问·至真要大论》曰："诸痛痒疮，皆属于心。"心主血脉，推动血液在脉内运行，且心在五行属火，心火血热，则见血热动风所致肌肤瘙痒。黄芩、栀子清心热，配合紫草、牡丹皮及金银花清热凉血解毒；患者大便秘结，予以患者柏子仁、枳实、厚朴以通利大便。并配合自拟坐浴方，内外兼修，药到邪消。

第九节　肛周坏死性筋膜炎

一、概　述

肛周坏死性筋膜炎（perianal necrotizing fasciitis，PNF）是一种少见的、潜在的、威胁生命的进行性感染性疾病。常伴有会阴、外生殖器及肛周皮下坏死性筋膜炎症，是极为少见的一种坏死性软组织感染。常伴有全身中毒性休克。现代医学认为由多种细菌所致，常为需氧菌和厌氧菌协同作用的结果。机体免疫力低下是导致此病的诱因。本病的一个重要特征是感染通常只损害皮下组织及筋膜，不会累及病变部位的肌肉组织。肛周坏死性筋膜炎属于中医"肛疽""锐疽""阴疽""悬痈"等范畴。《灵枢·痈疽》云："发于尻，名曰锐疽，其状赤坚大，急治之，不治，三十日死矣。"《景岳全书》曰："悬痈，谓疮生于玉茎之后，谷道之前……沥尽气血而亡，重则内溃而即殒……"该病的临床发病率较低，但发病进展迅速，会导致休克、多器官衰竭综合征，临床致死率极高。1883 年，Fournier 首先报道了男性生殖器暴发性蔓延广泛的感染，被称为 Fournier 综合征。随后有很多类似的报道，直至 1952 年，Wilson 建议将皮肤、皮下脂肪、浅筋膜和深筋膜的进行性坏疽统称为急性坏死性筋膜炎，目前这一名称被广泛采用。该病任何年龄都可发病，但好发于 32 ~ 57 岁男性，男女之比为 1.4∶1。该病起病急骤，发展极其迅速，如不能早期诊断及治疗，感染会迅速波及会阴部、双下肢、腹部、背部甚至全身，患者常死于脓毒血症、呼吸衰竭、肾衰竭及多器官功能衰竭。坏死性筋膜炎常继发于挫裂伤、蚊虫叮咬等皮肤轻度损伤，长期卧床等导致免疫功能受损，拔牙、肛周脓肿引流、腹腔镜操作等。长期使用糖皮质激素和免疫抑制剂者好发本病。

二、病因病机

中医认为，体内热毒邪气蕴于肌表，或者肌肤破口感染邪毒，火毒蕴于体内，发为烂疔，在肛周局部则为肛疽。陈玉根从中医学上对于肛周坏死性筋膜炎进行了分类，并且对其病因进行了详细阐述，提出病名为"肛周毒疔"，认为该病为热毒炽盛，下陷肌肤，内攻五脏，导致血气衰竭、筋骨良肉皆坏死。沙静涛主任医师认为本病多因饮食不节、过食肥甘厚味致湿浊内生，下注大肠，毒阻经络、瘀血凝滞而致热盛肉腐，加之外感疫毒，火毒炽盛，下陷肌肤，内陷五脏，导致气血衰竭、筋骨肌肉皆坏死。

三、临床表现

1. 局部症状与体征

早期临床表现无明显特异性，主要表现为外阴部及肛周皮肤红肿、疼痛、变硬等炎症表现，局部呈紫红色片状，边界不清，触痛明显，呈弥漫性蜂窝织炎状。病情进一步发展时，病灶的局部末梢神经被破坏后，患者剧烈疼痛感则被麻木或麻痹所替代，皮肤似皮革样改变，表现出僵硬，无波动感，皮肤颜色逐渐发紫、发黑，并常有含血性渗液的水疱或大疱出现。皮下脂肪和筋膜水肿、渗液发黏、浑浊、发黑，最终液化坏死。渗出液奇臭，坏死范围扩散广泛，呈潜行状，有时可产生皮下气体，局部按压可有捻发音。

2. 全身症状与体征

疾病初期，局部感染尚轻，可伴有寒战、高热、脸色苍白、神情淡漠、纳呆、反应迟钝、嗜睡懒言等全身中毒性症状。若未得到及时就诊治疗，可迅速引起感染性休克，血压下降，呼吸循环衰竭，直至死亡。

3. 并发症

（1）出血 早期由于病变部位的皮肤、筋膜组织血管栓塞，通常在进行大面积清创时患处一般不出血或极少有出血。但需严密观察患者创面情况，个别患者在清创术数小时后，由于病变组织彻底暴露，充分通氧，加之输液使血容量增加，部分栓塞的血管再通，血管开放，导致创面大量出血。

（2）贫血 病情发展迅速，坏死范围大，毒素大量吸收，导致毒血症，红细胞遭到大量破坏。

（3）低蛋白血症 病变范围广，组织大面积坏死，其组织液大量消耗、流失。如不能及时纠正和补充，对于控制病情极为不利。

（4）真菌感染 患者体质多极其虚弱，病情危重，为控制感染常较长时间地采用多种抗生素联合运用，易引起机体内部菌群紊乱、失调，致使真菌生长。治疗过程中应积极控制双重感染。

四、诊断与鉴别诊断

(一)诊断要点

·肛周皮下浅筋膜的广泛性坏死伴潜行性坑道,向周围组织内扩散。

·伴有不同程度的全身中毒性症状。

·血常规白细胞升高、血糖升高、红细胞沉降率加快,可有贫血、低蛋白血症、电解质紊乱。

·X线平片检查中90%的患者局部皮下积气及软组织肿胀,对肛周坏死性筋膜炎诊断有重要意义。CT检查在诊断肛周坏死性筋膜炎中有较大价值,可检测到坏死组织、游离气体存在,有助于了解病变侵犯的范围。

·肛周及会阴部超声检查在病变范围可见不均匀低回声团,内部可见强气体回声,为临床诊断提供可靠的依据。

·术中切开发现皮下浅筋膜广泛坏死,而未累及肌肉。

·深部组织细菌培养或血培养阳性。

·可进行病理检查,其特点是皮肤、皮下脂肪、浅深筋膜凝固性坏死,周围组织呈非特异性炎细胞浸润,血管壁呈纤维蛋白样坏死。

(二)实验室检查

(1)血常规 白细胞及中性粒细胞明显升高,红细胞计数及血红蛋白显著降低。

(2)血培养 出现寒战高热时尽早进行血培养,如在大量使用抗生素后进行血培养则阳性率低。应根据药敏试验结果指导临床用药。

(3)超声 应跟踪进行超声检查,明确是否有脓液、气体存在,以协助诊断。

(4)CT或MRI CT或MRI检查不仅可明确病变侵及的范围,还可发现坏死组织、脓腔、游离气体等。对于感染范围大且病情严重、发展迅速的会阴及肛门部病变,特别是局部症状与全身病情严重程度不相符者,应尽早进行CT或MRI检查,对本病的早期诊断、提高抢救成功率有十分重要的意义。必要时还应随时复查,了解病情的进展情况。本病常常沿会阴、阴囊、腹股沟、腹壁、胸壁扩散,行CT或MRI扫描时应密切观察,以免遗漏。

(三)鉴别诊断

1. 肛门直肠周围脓肿

肛门直肠周围脓肿是指肛门直肠周围软组织或筋膜间隙发生急性化脓性感

染并进一步形成的脓肿。局部红、肿、热、痛,可伴或不伴有发热,排便时疼痛可能会加剧,端坐受限,一般 5~7d 后成脓,自行破溃或切开排脓后疼痛减轻,可反复发作。

2. 气性坏疽

气性坏疽是由梭状芽孢杆菌引起的一种危及生命的急性特异性感染。表现为局部肿胀,疼痛剧烈,皮肤、肌肉大片坏死,脓液浑浊稀薄恶臭,混有气体,伴严重的毒血症。

3. 褥 疮

由于局部组织长期受压,发生持续性缺血、缺氧、营养不良而使局部组织溃烂坏死的一种病症。多见于截瘫、慢性消耗性疾病、大面积烧伤及深度昏迷等长期卧床患者。多发生于无肌肉包裹或肌肉层较薄、缺乏脂肪组织保护又经常受压的骨隆突处。在持续受压部位出现红斑、水疱、溃疡三部曲病理改变。

4. 蜂窝织炎

蜂窝织炎是发生在皮下、筋膜下、肌间隙或深部蜂窝组织的弥漫性、化脓性炎症。致病菌主要为溶血性链球菌;其次为金黄色葡萄球菌,以及大肠埃希菌或其他性链球菌。由于溶血性链球菌感染后可释放溶血素、链激酶和透明质酸酶等,炎症不易局限,与正常组织分界不清,扩散迅速,在短期内可引起广泛的皮下组织炎症、渗出、水肿,导致全身炎症反应和内毒素血症,但血培养常为阴性。若是金黄色葡萄球菌引起者,则因细菌产生的凝固酶作用而病变较为局限。表浅和深部的蜂窝织炎临床表现有所不同:表浅者初起时患处红、肿、热、痛,病变部位淋巴结常有肿痛;深部蜂窝织炎皮肤症状不明显,多有寒战、高热、头痛等全身症状。常因病变深而影响诊治,严重时体温极高或过低,甚至有意识改变等严重中毒表现。

五、治 疗

治疗原则:肛周坏死性筋膜炎一经诊断,必须及早进行局部广泛彻底清创、充分引流,同时使用广谱敏感抗生素。且应早期给予必要的支持疗法,可提高存活率并加速恢复。

(一)内治法

1. 辨证论治

(1)火毒炽盛证

证候:寒战高热,肛周及阴囊肿胀,按之较硬,色黑,伴剧烈疼痛或麻木感，有恶臭渗出液流出或无破溃流脓，或有捻发音；舌红绛，无苔，脉数。

治则：清热凉血，解毒透脓。

方药：犀角地黄汤合透脓散加减。

(2)气血两虚证

证候：局部渗液较多，神疲乏力，面色淡白，呼吸气短，动则汗出；舌质淡，苔薄，脉细弱。

治则：益气养血，生肌收口。

方药：八珍汤加减。

2. 中成药治疗

可用犀黄丸、龙胆泻肝丸等治疗。

(二)外治法

(1)熏洗塌渍疗法 待病情稳定后可用沙静涛主任医师的消肿促愈汤(临床医案中有详细说明)给予局部的中药塌渍，每日2次，直至创面愈合。

(2)敷药疗法 恢复期创面如有部分脓腐未脱者，可用九一丹、拔毒膏(西安市中医医院内部制剂)外敷以拔毒祛腐；脓腐已净者可用生肌九华膏(西安市中医医院内部制剂)生肌收口。

(三)手术治疗

予以彻底清创引流术或切除对口引流术。

1. 手术原则

明确诊断后应及时彻底地大范围清创或切除已病变的坏死组织，阻断其与正常组织、血管之间的联系，防止坏死组织和毒素的吸收。因此对病变部位彻底清创是本病治疗和防止病情扩展的基础。

2. 手术方法

多次、彻底的大面积清创是本病治疗的关键，应早期在患处做多方位切开或切除，充分暴露，敞开引流或对口引流，尽可能切除所有已坏死的组织，之后用过氧化氢及生理盐水反复冲洗，也可用甲硝唑纱条湿敷，破坏厌氧菌繁殖的条件，控制感染继续蔓延和扩散。

术后密切观察病情变化，如发现坏死区域有所扩大，应随时进行再次清创处理，将坏死组织全部切除。

(四)其他疗法

(1)广谱抗生素联合应用 根据经验选择有效的大剂量抗生素联合应用，是控制感染的有效措施。最好以广谱和抗革兰阴性杆菌的抗生素配合使用，治疗过程中可依据脓液和血液培养的药敏试验及时调整用药。

（2）支持治疗 本病好发于体质虚弱或免疫力低下患者，且由于组织大面积的坏死、渗出，清创引流术等对机体的损耗极大，加之毒素广泛吸收造成全身的中毒反应，因此一定要给予足够的热量、蛋白质的补充，以增加机体的免疫力。一般给予新鲜的血浆、全血、胃肠外营养支持等治疗。

（3）纠正电解质紊乱 必须密切观察患者的电解质变化情况，是否出现电解质紊乱，随时调整、补充电解质，并注意补液量和补液速度。

（4）积极治疗基础疾病 对于血糖升高的患者，应合理、准确地进行降糖治疗，使血糖控制在 10mmol/L 以下。

（5）术后换药治疗 每天 1~2 次专科清创换药，及时清除不新鲜及再次感染的坏死组织及筋膜。

（6）高压氧辅助治疗 早期给予高压氧治疗，对于有效控制深部厌氧菌感染有很大的帮助，必要时每天可 2~3 次治疗，且在患者恢复期还可加速创面愈合。

（7）并发症的观察预防 大剂量抗生素持续使用 1 周以上时应注意体内是否有真菌感染，如发现有真菌感染，应及时适当对使用的抗生素做出调整，积极控制真菌感染。如处理不及时，容易引起多重感染，严重者可导致患者死亡。部分患者经清创后血管栓塞情况有所改善，术后数小时后可出现创面出血，甚至会出现搏动性出血的情况，应随时观察，一旦发现出血应及时缝扎，一般不主张压迫止血。

六、预防与调摄

·注意饮食。避免进食辛辣刺激性食物，多食水果蔬菜，保持排便通畅。

·平素注意肛门周围卫生，保持肛门周围清洁干燥，积极治疗会阴及肛门部各种感染性疾病。

·发病后不应自行随便用药，及早诊治。

·治疗基础疾病。

·营养支持，增强体质。

七、临床医案

案例一

李某某，男，50 岁，以"肛旁疼痛 10d，破溃流脓性分泌物 1d"为主诉，门诊以"肛周坏死性筋膜炎"为诊断，于 2018 年 11 月 13 日 10 时入院。轮椅推入病房，神志尚清，精神较差，肛旁肿块，疼痛明显，不能端坐，行走困难，伴破溃流脓，伴有发热（最高达 37.8℃），3d 未行大便，小便排出不畅，量少，自诉约 500mL/d。纳食差，寐差，乏力，无胸闷、气短、咳嗽咳痰等症状。"风湿性心脏病"5 年，平素一般活动后有心慌、气短、胸闷等症状，现口服地高辛 0.125mg/d，螺内酯每日 1 片，华法林每日 1 片。"高血压病"病史 6 年，血压最高 150/110mmHg，平素口服卡维地洛片，1 片/次，2 次/日；苯磺酸氨氯地平片 5mg，每日 1 次，血压控制于 120～130/80～90mmHg。"2 型糖尿病"病史 6 年，平素间断口服阿卡波糖片，3 次/日，未规律监测血糖，血糖控制不佳。"乙肝病毒携带"病史 5 年。否认其他急慢性内科病史。

专科检查（截石位）：视诊—肛周红肿明显，以右侧为著，向上至阴囊下部，大小约 9cm×12cm，色潮红，7～12 点肛缘外皮肤灰黑，面积约 4cm×7cm，伴有灰色水样渗出物。指诊—肿块质软，触痛明显，有棉絮感，波动感（＋－）；肛门疼痛明显，食指顺利通过，肛门括约肌松弛，肛内 6 点肛窦处毛糙，压痛（＋），直肠环弹性可，指套退出未见染血及染脓。

辅助检查：（西安市中医医院 2018.11.13）血常规—白细胞 WBC 2.7×10⁹/L、中性粒细胞百分比（NEUT%）85.50%，淋巴细胞百分比（LYM%）6.30%，中性粒细胞计数（NEUT#）20.7×10⁹/L。C 反应蛋白 246.42mg/L，超敏 C 反应蛋白＞10.00mg/L。心电图示异位心律，电轴不偏，心房纤颤。肾功能—尿素测定（Urea）22.3mmol/L，血清尿酸测定（UA）529μmol/L。肝功能—血清蛋白测定（ALB）28.20g/L。降钙素原检测（B-PCL）4.31ng/mL。凝血—D-二聚体 1.90μg/mL，活化部分凝血活酶时间（APTT）76.00s，PT 国际标准化比值（PT-INR）8.03，凝血酶原时间（PT）69.30s。胸片提示心影增大。

中医诊断：肛周烂疔（火毒炽盛证）。

西医诊断：肛周坏死性筋膜炎脓毒血症急性肾衰？低蛋白血症；风湿性心脏病心房纤颤；2 型糖尿病；高血压病 3 级。

患者肛周坏死性筋膜炎诊断明确，因病情凶险，进展迅速，应及时行手术治疗，但患者有风湿病心脏病病史，有房颤、双下肢水肿，平素一般活动后即出现心慌、胸闷、气短等不适，患者凝血提示出血倾向明显，且肾功能仍异常，经科内疑难病例讨论及多学科（肾病科、心内科、ICU）综合会诊后，评估病情，做好术中及术后应急预案，积极行术前准备，并充分告知患者和家属病情及手术风险，于 2018 年 11 月 13 日 17 时 45 分行手术治疗。

手术名称：肛周坏死性筋膜炎清创术。

麻醉方法：硬腰联合麻醉。

体位：截石位。

手术步骤：①麻醉满意后，取截石位，常规消毒，铺无菌手术巾。②用电刀沿 12 点破溃口做一弧形切口，逆时针通向 7 点距肛缘约 3cm 处，脓腔内充满黑褐色坏死筋膜组织及脓液，予以彻底搔刮清除，食指深入脓腔，清除坏死纤维脂肪隔，沿 7 点创面可探得脓腔平行直肠通向距肛缘约 10cm 处，在此置一引流管，于肛旁缝合固定。沿 12 点创面向上可探得有一脓腔沿肛缘通向 12 点距肛缘约 5cm 阴囊下处，在此处做一切口，与 12 点创面相通，并贯穿一引流橡皮筋。搔刮剔除增生腐败组织及黑褐色坏死筋膜组织，修剪创缘，形成约 2cm×1.5cm 大小的创面。③沿 7 点创面逆时针向下可探得有一脓腔沿肛缘通向 6 点距肛缘约 2.5cm 硬结处，在 6 点距肛缘约 2.5cm 处做一放射状切口，与 7 点创面相通，并贯穿一引流橡皮筋。搔刮剔除增生腐败组织及黑褐色坏死筋膜组织，修剪创缘，形成约 2cm×2.5cm 大小的创面。④用电刀沿 3 点破溃口做一弧形切口，顺时针通向 5 点距肛缘约 3cm 处，脓腔内充满黑褐色坏死筋膜组织及脓液，予以彻底搔刮清除，食指深入脓腔，清除坏死纤维脂肪隔。⑤沿 3 点创面逆时针向上可探得有一脓腔沿肛缘通向 1 点距肛缘约 6cm 及 2 点距肛缘约 5cm 处，在此处各做一切口，与 3 点创面相通，并互相贯穿一引流橡皮筋。搔刮剔除增生腐败组织及黑褐色坏死筋膜组织，修剪创缘，各形成约 2cm×1.5cm 大小的创面。⑥过氧化氢、生理盐水及庆大霉素注射液反复冲洗所有脓腔，观察创面无渗血后，清点器械及纱布准确无误，外敷安尔碘纱条，无菌敷料加压包扎后，安返 ICU。⑦整个术程顺利，麻醉效果满意，术中患者出血量约 30mL，生命体征平稳。

术后处理：

·术后于 11 月 13 日 20 点 44 分转入 ICU。

·术后给予广谱抗生素联合用药直至血常规指标正常。给予止血、抗心衰、控制血糖、生命支持等处理。

·专科换药，每日 1～2 次，及时清除不新鲜及再次感染的坏死组织及筋膜。

·给予透脓散合仙方活命饮中汤药加减口服以清热消肿，解毒透脓。

方药：

生黄芪 15g	当归 9g	赤芍 9g	川芎 9g
皂角刺 6g	金银花 30g	乳香 6g	没药 6g
焦山楂 9g	焦麦芽 9g	焦神曲 9g	甘草 6g

　　　白芷 12g　　　　　浙贝母 12g　　　　陈皮 12g　　　　　蒲公英 15g

　　7 剂，水煎，每日 1 剂，分两次早晚温服。

　　·患者病情平稳后，于 11 月 19 日转回肛肠科病房，继续给予抗感染、止血、对症支持治疗、中药塌渍（消肿促愈汤）及专科换药等治疗。

　　·于 11 月 26 日出院。出院情况：患者生命体征平稳，一般情况可，无心慌、胸闷、气短等不适。专科检查：创面新鲜，引流通畅，创缘无水肿、红肿，未见异常分泌物。遂转当地医院继续治疗。3 个月后来我院复查，完全愈合，随访半年，无异常。

　　按　《外科证治全生集》曰："脓之来，必由气血。"疮疡痈疽，化脓外溃，为正胜邪之兆，邪毒可随脓外泄。《灵枢经·痈疽》云："热盛则腐肉，肉腐则为脓，脓不泄则烂筋脉，筋烂则伤骨，骨伤则髓消。"术后方中应用"疮家之圣药"黄芪以托毒排脓；川芎、当归与之相伍以补益气血，通畅血脉；皂角刺、白芷，消肿排脓；金银花、蒲公英二者合同，清热解毒；乳香、没药活血散瘀止痛；浙贝母解毒散结，同时加入陈皮、焦三仙等健脾和胃的药物，使祛邪而不伤正。诸药合用，共奏清热消肿、解毒透脓之效。

　　中药塌渍法属于传统中医特色外治疗法，药物从皮肤如腠理通经贯络，较服药尤有力。其优点有以下几点：①药物有效成分直接作用于病变部位，直达病所，疗效显著且迅速；②避免了肝脏的"首过消除效应"，降低肝肾功能损伤；③塌渍液可反复使用，降低医疗支出。中药消肿促愈汤是沙静涛主任医师的经验方，药方组成包括马齿苋、侧柏叶、苍术、防风、枳壳、土茯苓、黄柏、蒲公英、延胡索、白及、地榆等。方药中马齿苋、黄柏、土茯苓具有清热燥湿、泻火解毒之效；蒲公英疏散风热，消肿解毒；侧柏叶消肿散毒，凉血止血；苍术、防风祛风除湿，消肿止痛；枳壳、延胡索行气止痛；白及、地榆生肌止血。诸药合用，具有清热燥湿、消肿止痛、收敛生肌的功效。中药消肿促愈汤药理作用：①抑制细菌作用；②提高非特异性免疫功能；③改善血液微循环，调整血管功能；④加速血管新陈代谢。综上所述，中药消肿促愈汤不仅可清洗肛门及肛周的污垢及分泌物，抑制多种致病菌，减少伤口感染、水肿，还能显著改善局部血液循环，促进创面痂皮软化，促使坏死组织脱落、肉芽组织新生，使创面快速填充修复，加速创面愈合。

　　案例二

　　贺某某，男，45 岁，汉族，于 2019 年 11 月 30 日 9 时 53 分因"肛周脓肿术后会阴部及腹部肿痛 5d"入院。患者 5d 前因"肛周脓肿"于当地医院行手术治疗(具体术式不详),术后出现会阴部及腹部肿痛,无恶寒发热,给予抗炎、补液、专科换药等治疗,此后病情呈进行性加重。1d 前于外院就诊,血常规显示:白细胞 $20.62 \times 10^9/L$,血红蛋白 86g/L,中性粒细胞 83.3%;白蛋白 22g/L。肛周 CT 检查结果:肛周大面积坏死感染,腹壁下有感染灶。诊断为"肛周脓肿、局限性腹膜炎、感染性休克",给予抗炎、补液等对症治疗,症状未见明显缓解。今患者为求系统诊治,遂来我院就诊,肛肠科门诊急诊以"肛周坏死性筋膜炎"收治入院。入院症见:推入病房,神志清,精神差,会阴部及腹部红肿、疼痛,会阴部破溃流脓,伴低热、乏力,发病以来大便未解,小便色黄,量少,饮食及睡眠欠佳。否认咳喘、心慌等不适症状。既往史:2019年 11 月 10 日从床上跌落致骶尾骨骨折,未行手术,保守治疗。"2 型糖尿病"病史 8 年,平素间断口服二甲双胍,2 片/次,3 次/日,血糖控制不理想。

专科检查(截石位):视诊—肛周 3 点、5 点可见未愈合的手术切口,大小约 10cm×8cm,最深处约 6cm,有恶臭、浑浊、发黑渗出液,边缘有坏死组织,肛周皮肤及会阴部皮肤呈暗红色,阴囊处皮肤破溃,有恶臭灰黑色渗出液,左侧红肿自下逐渐向上蔓延至前胸部,右侧红肿自下逐渐向上蔓延至腹部平脐;指诊—肛旁切口处边缘质软,触痛阳性,阴茎水肿,阴囊肿胀,有一脓性破溃口,腹部、右侧前胸部附近肿块质韧,触痛明显,皮下按压有捻发音。

辅助检查:肝功能—谷草转氨酶(AST)45U/L,谷丙转氨酶(ALT)31U/L,总蛋白(TP)52.1g/L,白蛋白(ALB)24.6g/L。电解质—钾 3.07mmol/L,钙 1.87mmol/L。凝血指标—D - 二聚体 2.14μg/mL,凝血酶时间测定(TT)15.7s,凝血酶原时间(PT)14.2s,凝血酶原时间活动度(PT%)64.4%,纤维蛋白(原)降解产物测定(FDP)9.20μg/mL,纤维蛋白原测定(Fbg)7.750g/L。血常规—WBC $20.62 \times 10^9/L$,HGB 86g/L,NEUT% 89.3%。

中医诊断:肛周烂疔(气血两虚证)。

西医诊断:肛周坏死性筋膜炎;肛周脓肿术后;脓毒血症;电解质紊乱;2 型糖尿病;低蛋白血症。

入院后积极完善各项检查,经科内疑难病例讨论后,于当日 13 时 20 分行手术治疗。

手术名称:肛周坏死性筋膜炎清除术。

麻醉方法:全麻。

体位:截石位。

手术步骤:①麻醉满意后,取截石位,常规消毒,铺无菌手术巾,取安尔碘Ⅲ型棉球肛内消毒三次。术区可见肛门后侧切口处有大量脓性分泌物,指诊伤口深达骨盆直肠间隙，脓腔向两侧及向上蔓延至阴囊，阴囊表面坏死、破溃。腹壁及右侧胸壁皮肤色红，按压肿胀，有捻发音。②扩大清除原切口处感染坏死组织，直至新鲜无感染筋膜，沿坏死部分逐渐向上切除至阴囊，（尿管导尿通畅），保护双侧睾丸，分离皮下脂肪至筋膜层，并在引流不畅的臀部增加切口，搔刮剔除坏死组织及筋膜，并在各切口间挂橡皮筋引流条使各切口间引流通畅。③沿左侧腹股沟肿块处逐渐向上至左侧前胸部清除坏死筋膜及脂肪组织，并间断性做多处切口，搔刮剔除坏死组织及筋膜，并在各切口间挂橡皮筋以利引流。同法处理右侧腹股沟逐渐向上蔓延至腹部平脐部的坏死筋膜及脂肪组织，切除范围直至新鲜无感染组织。④修剪创缘，充分止血，观察无渗血后给予过氧化氢、生理盐水反复冲洗创面，观察创面无渗血后，油纱条加压包扎，清点器械及纱布准确无误。⑤整个术程顺利，麻醉效果满意，术中患者出血量约 30mL，生命体征平稳。

术后处理：术后转入 ICU 给予抗感染、补液、纠正低蛋白、护肝、纠正电解质紊乱及专科换药等治疗，因再次复发、感染，于 2019 年 12 月 4 日 9 时 55 分在手术室全麻下行坏死性筋膜炎清创术，术后于 ICU 继续给予上述对症处理，待病情稳定后于 2019 年 12 月 11 日转入我科继续治疗。

我科继续抗感染、止血、对症支持治疗，中药塌渍（消肿促愈汤）及专科换药。给予中汤药口服以益气养血，生肌收口。

方药：

黄芪 20g	炒白术 15g	陈皮 12g	人参 9g
当归 12g	熟地黄 15g	赤芍 12g	川芎 9g
黄柏 12g	野菊花 12g	黄芩 12g	焦山楂 12g
焦麦芽 12g	焦神曲 12g	甘草 6g	

7 剂，水煎，每日 1 剂，分两次早晚温服。

出院情况：经治疗后于 2019 年 12 月 31 日出院。出院后建议择期行植皮手术。出院时患者精神佳，生命体征平稳，自主体位，自述术区无明显疼痛。专科检查——胸腹部、肛门及会阴部术区创面新鲜，肉芽组织生长良好，创面引流通畅，创缘可见少量上皮组织生长，未见异常分泌物及异常组织增生。

按 本病多见于体弱多病又有外伤者。本例患者 2 型糖尿病病史多年，且因外伤致久卧于床，卫外不固，气血虚弱，又外伤染毒，故易"内陷"，即出现脓毒血症。如不能及时治疗，病变继续扩大，则皮色紫黯，随之坏死。坏死性筋膜炎应早期诊断，尽早清创处理并保证引流通畅，术后予以整体综合支持治疗。脾胃乃后天之本，全身气机升降枢纽，人体气血生化之源。故术后给予黄芪、人参、白术、甘草以益气补中为主，配陈皮、川芎以调畅气机，使补而不滞，予黄芩、黄柏、野菊花以清热解毒，同时加入消食健胃之药物，促进脾胃的消化吸收，恢复机体正气，以促进创面的恢复。

第十节　肛门直肠狭窄

一、概　述

肛门直肠狭窄（anorectal stenosis）是指肛管和直肠由于炎症、损伤等原因造成的肠径缩小、肠道变窄、粪便通过受阻，排出困难。患者多伴有肛门疼痛，便次增多，粪便变形，伴有脓性或黏液性分泌物，严重者可出现进行性便秘、腹胀、腹痛或肠梗阻。属中医"谷道狭小"的范畴。

二、病因病机

（一）中医认识

初期的肛门狭窄其程度较轻，大便难但可顺便排出，肛门疼痛较重者，此多为气滞所致，以标实为主，若病程较长，狭窄程度较重，粪便稀尚可排出，粪便干燥则难排出。肛门疼痛较轻者，则多为气虚所致，以本虚为主，应辨清虚实，分证治疗。

1. 气滞血瘀

情志不舒或外伤误治、失治，致气机郁滞，气滞则肠道血行不畅，血液淤积，瘀血阻滞肛门、直肠而发病。故见排便困难，肛门坠胀疼痛。

2. 热结肠燥

素体阳盛或过食辛辣厚味、嗜饮酒浆，误食药石或高热伤津，使大肠积热，耗伤津液，肠道干涩，致大便排出困难。

3. 肠道湿热

湿邪重浊，黏滞趋下，附于大肠肛门，阻滞气机，肛门开关不利，湿浊秽物积于大肠，久积化热，湿热黏滞，肠腑传化受阻，排便困难，时有热结旁流，肛门灼热。

（二）西医认识

现代医学认为，肛门直肠狭窄（后天获得性）通常是各种肛肠疾病和损伤的直接结果。

1. 外 伤

会阴部外伤、烧伤、火器伤、化学伤等均可以引起肛管直肠狭窄。由于会阴、肛管直肠的解剖特点,损伤后容易引起感染,在组织修复过程中纤维组织增生,瘢痕形成,引起肛门直肠狭窄。

2. 医源性损伤

肛门部手术、外用腐蚀性药物治疗不当等常可造成肛门直肠狭窄。如内痔或环状混合痔切除过多的黏膜与皮肤过多;激光、红外线、微波等治疗时损伤正常组织过多;枯痔散、枯痔钉等使用不当;硬化剂药液注射过深,损伤黏膜或进入肌层等都有可能造成肛管直肠周围广泛炎症,形成瘢痕,均可造成狭窄。

3. 炎 症

直肠肛门部的各种急、慢性炎症和溃疡,可使直肠壁及肛门周围形成瘢痕,挛缩造成肛门直肠狭窄。

4. 肿 瘤

包括良性和恶性肿瘤。因肿瘤迅速生长导致压迫,或肿瘤浸润、感染致肠腔狭窄。

5. 肌肉痉挛

肛门、直肠部各种原因引起的刺激,致使肛门内括约肌引起痉挛性肛门狭窄。

(三)病理过程

肠黏膜和肠壁全层在炎症或损伤后的组织修复、炎症愈合过程中发生一系列炎细胞浸润、纤维组织增生、瘢痕组织形成等变化,导致肛门直肠不同程度的狭窄。环形狭窄者其病变多以黏膜层为主,而肠腔的管状狭窄则提示肠壁全层受累。

三、临床分类

(一)按狭窄性质分类

1. 良性狭窄

由先天发育异常、创伤、感染和医源性损伤等因素引起的狭窄。

2. 恶性狭窄

由恶性肿瘤引起的狭窄。

（二）按狭窄部位分类

1. 肛门狭窄

又称低位狭窄，狭窄部位位于肛管。

2. 直肠狭窄

狭窄部位位于直肠内，多在齿线上 2.5～5cm 处或直肠壶腹部。狭窄区在距肛门 4～7cm 以内的直肠，称为中位狭窄；狭窄区在距肛门 7cm 以上者称为高位狭窄。

（三）按狭窄形态分类

1. 线性狭窄

瘢痕占据肛门、肛管或直肠腔道的一部分，呈线状或半环状，不构成环，又称为镰状狭窄。

2. 环状狭窄

瘢痕位于肛门、肛管或直肠腔道全周，腔道变小，形成环状，其上下长度不超过 2cm。

3. 管状狭窄

狭窄呈管状，狭窄上下长度超过 2cm。

（四）按狭窄程度分类

1. 轻度狭窄

多为线状狭窄或肠外肿瘤压迫部分肠腔所致。症状较轻，以排便不顺畅为主，肛门指诊可通过术者食指，但麻醉下两指不能通过。

2. 中度狭窄

多呈环状或管状狭窄。狭窄孔径在 1cm 左右，术者食指通过困难，但小指能通过。有明显的排便困难和不畅，伴有狭窄所致的全身症状或不完全肠梗阻症状。

3. 重度狭窄

多为严重的环状或管状狭窄。狭窄孔径小于 1cm，术者小指不能通过。患者症状严重，伴有较重的全身症状及不完全性、慢性结肠梗阻症状。

四、临床表现

患者患有肛管直肠手术、损伤或炎症病史，或局部注射、反复使用栓剂等用药史。主要临床症状为：

·排便困难：粪便不易排出，且便形细小、扁平或有棱状。

·便意频数：因粪便难以排尽而积聚，刺激肠壁感受器而引起便意频频。

·疼痛：因肠管狭小，粪便通过困难，排便时用力努挣，很容易造成损伤，引起肛门或直肠疼痛。

·肛周潮湿：患者多有肛门潮湿，或有肠液或血液流出，排气时引起粪水溢出等，以致肛门皮肤皲裂。

主要临床体征：肛门紧、小，肛门括约肌痉挛；肛管直肠瘢痕形成；直肠指诊时食指通过困难或不能通过，可触及坚硬的纤维带，或环形狭窄。

五、诊断及鉴别诊断

（一）诊　断

对肛门直肠狭窄的诊断，应首先确立有无狭窄，进一步确定其性质是良性或者恶性，程度和范围，以确定其治疗方案。

·病史：患者一般有肛门直肠外伤、手术、烧伤、注射、药物腐蚀史；或炎症性肠病、传染病接触史、个人冶游史等病史。

·常见的症状有排便困难、便意频数，腹胀脓血便、肛门疼痛、里急后重、消瘦等。

·腹部检查可见腹胀、肠型、手术瘢痕等。

·肛门指诊对发现狭窄及确定狭窄部位、范围、形状、质地具有决定性意义。

·直肠镜、乙状结肠镜和纤维结肠镜检查可见肠腔缩小，表面黏膜糜烂、溃疡及出血，狭窄近端肠腔扩张，同时活组织检查有助于了解狭窄的性质，尤其是直肠癌保肛手术后的狭窄，更应排除局部复发的可能。

·X线下消化道造影，可了解狭窄范围和程度。

·直肠腔内B超、盆腔B超、CT检查有助于直肠及其邻近器官肿瘤的诊断。

（二）鉴别诊断

1. 肛　裂

周期性疼痛，排便时加剧；出血，色鲜红；在肛裂溃疡周围可见皮赘物；以青年女性居多。

2. 直肠肿瘤

早期多无明显症状，偶有粪便带血、腹泻。形成直肠狭窄往往已到晚期，直肠指诊可触及质硬、固定、高低不平或菜花样的肿块，内镜下可见直肠病灶，确诊需病理检查。

3. 性病性淋巴肉芽肿

系病毒性感染，病变主要在生殖器和腹股沟淋巴结。患者以女性为主，有性病接触史，常伴有肛门刺激症状，便脓血、黏液，可并发肛瘘，狭窄一般在齿线上方，质硬但表面光滑，呈苍白色，肛门口呈开放状，补体结合试验及病毒学检查阳性。

4. 溃疡性直肠炎

直肠多发性溃疡在愈合过程中，可形成广泛的肉芽肿和大量瘢痕而导致直肠狭窄。这类患者往往有慢性反复发作的腹泻病史。

5. 日本血吸虫性肠病

慢性日本血吸虫病晚期，直肠壁内有大量虫卵沉着，肉芽肿形成或纤维化，形成质地坚硬、凹凸不平的狭窄区。患者多有疫水接触史。粪便卵孵化或肠黏膜活检压片可找到虫卵。

六、治 疗

(一)治疗原则

以改善和缓解症状为治疗目的。轻度狭窄患者先考虑保守治疗，保守治疗无效或中重度狭窄患者可考虑手术治疗。

(二)非手术治疗

1. 辨证施治

(1)气滞血瘀

证候：肛门坠胀，疼痛，排便时加重，排便不畅，伴腹胀肠鸣，痞满不适，乏力，有时大便时带血，舌紫黯，苔黄或白，脉涩。

治法：行气化瘀，软坚通便。

方药：活血散瘀汤加减。

组方：延胡索10g，归尾12g，桃仁12g，红花6g，柴胡12g，赤芍12g，乌药12g，苏木10g，枳实15g，熟大黄8g，莱菔子15g，乳香6g。

(2)热结肠燥

证候：大便秘结，粪便变细，大便时伴便血，痛如针刺，发热，口干，虽有便意用力努挣，难于排出，小便赤少，舌红，苔黄少津，脉数。

治法：滋阴润肠，清热凉血。

方药：增液承气汤合麻仁丸加减。

组方：熟大黄 12g，厚朴 15g，火麻仁 15g，枳实 15g，生地黄 15g，沙参 15g，地榆 12g，木香 12g，石膏 25g，天花粉 15g，芒硝 5g。

（3）肠道湿热

证候：排大便不畅或便溏次数多，可有黏液或脓血，低热，肛门潮湿，腹痛和肛门胀痛，口苦，目眩，小便黄，舌红，苔黄厚腻，脉滑数。

治法：清热燥湿。

方药：黄连解毒汤合龙胆泻肝汤加减。

组方：黄连 12g，黄芩 12g，泽泻 12g，栀子 15g，龙胆草 12g，当归 10g，滑石 20g，青皮 12g，火麻仁 15g，白芍 20g，白头翁 15g。

2. 外 治

（1）针灸疗法

①针刺大肠俞、天枢、支沟。气秘加中脘、行间，气血虚弱加脾俞、胃俞。

②气滞便秘：泻大敦、足三里，补支沟、太白。

③气血虚弱便秘：补气海、足三里、脾俞、胃俞；或者采用腰骶骨两侧梅花针轻叩，每天 1 次。

④如感肛门疼痛剧烈者，可以按肛裂处理。主穴：长强。配穴：白环俞。个别可加承山、八髎、耳针。每次留针 2~5min，夜间强刺激 1 次。

（2）灌肠法　对肛门直肠轻度狭窄者，可用清热利湿、解毒通便作用的中药汤剂灌肠，以缓解症状。对溃疡性结肠炎、血吸虫病、阿米巴病者可采用抗生素保留灌肠，必要时也可加用糖皮质激素以减少瘢痕形成，促进愈合

（3）敷药法　具有消肿止痛、活血化瘀作用。常用五倍子散、九华膏、痔疮膏等，根据不同的症状选用不同的油膏、散剂，直接敷于患处。

（4）塞药法　将栓剂塞入肛内，依靠体温将其溶化，直接敷于肛管直肠皮肤黏膜，具有清热消肿、止痛止血作用。常用的药物有痔疮栓、太宁栓。

（5）理疗　红外线照射和微波透热治疗，对轻度狭窄有一定疗效，一般每天 1 次，每次 20~30min，连续 4~6 周。

3. 其他疗法

（1）注射软化剂　对局限性瘢痕可用醋酸氢化可的松 1mL 加 1% 普鲁卡因 2~3mL，局部注射于瘢痕区，5~7d 一次，6~10 次为一疗程。

（2）扩肛疗法　适用肛管半环形或环形狭窄者。嘱患者取侧卧位和截石位，常规络合碘肛周及皮肤消毒后，用手指扩肛，术者以食指轻轻纳入肛内，以患者觉痛能忍耐为度，初次进入头节，渐次可进入中节、末节而患者无痛苦

即可。也可用肛门镜或扩肛器进行扩肛，每次扩 3～5min。开始每天扩肛一次，以后间隔时间逐渐延长，至每周 1～3 次。直至狭窄消失，排便正常，肛内可纳入两指，不再复发为止。扩肛时应缓慢，勿用暴力。

（三）手术治疗

1. 挂线疗法

挂线疗法是传统的中医外科疗法之一，主要用于治疗高位复杂性肛瘘，其作用机制是利用挂线（橡皮筋）的慢勒割的作用，以其紧缚所产生的收缩力达到使局部组织血液循环受阻的目的，进而发生缺血性坏死，缓慢切开，断端肌肉由于线的异物刺激作用，与周围组织产生粘连固定，从而防止了肛门直肠环突然断裂回缩而引起的肛门失禁。采用挂线疗法取其以线代刀，缓慢切开瘢痕组织，达到松解狭窄的目的，能有效防止直接切开导致出血等并发症。在缓慢切开分离的过程中，黏膜不断向切开的断端生长，防止断端组织粘连，从而达到扩大肠腔、消除狭窄梗阻的目的。特别是对于狭窄环位置较高的病例，在直肠内直接切开手术暴露非常困难，持线就更显示出其优越性。

2. 纵切横缝术

肛门纵切横缝术，通过切断栉膜带、切除肛裂的病灶和并发症，扩延了肛门周径，改善了肛门的力量结构，减少了再损伤的机会，有利于肛门的血液循环和肛门组织的营养供给，从而有效阻断了肛裂的恶性循环，肛门狭窄得以治愈。而改良纵切横缝术是在传统术式的基础上，将切口中上端两侧缝合，中央不缝合。此法可有效减小张力，减轻患者的疼痛及水肿；中央切口作为引流口，避免了粪便残留，从而减少了感染风险。有人认为采用此法治疗肛门狭窄，与传统术式相比具有明显优势，值得推广。

3. 肛门 Y-V 成形术

主要适用于镰状或环形肛门狭窄。其操作过程简易，在肛门前方和后方中线各做一放射状切口，在切口外端再做两个切口，使之呈 Y 形，游离皮肤、皮下组织，将皮片尖端牵至肛门，缝合伤口，使切口从 Y 形变成 V 形，使肛门增大。

4. 皮瓣转移肛门成形术

有人认为，对于肛门狭窄无论狭窄轻重，采用皮瓣转移手术能更好地达到治疗效果，尤其对于更严重的狭窄更是如此，大部分的肛管组织缺损必须采用皮瓣转移才能达到更好的治疗目的。而且认为房式滑行皮瓣转移与菱形皮瓣转移可以增加更多的肛管周径，疗效优于 V-Y 皮瓣转移成形术。因为前者皮瓣与周围组织完全游离，形成岛状形态，使其向肛管转移的活动度更大，缝合肛管皮肤及直肠黏膜后缝合口张力更小，更有利于皮瓣成活及伤口愈合。在缝合直肠黏膜与皮瓣时，不能简单地将皮瓣与直肠黏膜间断缝合，一定要将皮瓣全层间断缝合于直肠黏膜及肛门内括约肌上，这样能将直肠黏膜及皮瓣两端固定在齿线处，能较好地恢复肛管的解剖学形态，也能防止因皮肤张力牵拉而导致的直肠黏膜下移。对于严重的肛管狭窄，可以同时行两侧皮瓣转移成形术。

七、预防调护

肛门狭窄是一种可以预防的疾病。养成良好的排便习惯，保持大便通畅。注意保持肛门清洁，排便后可用温水清洗肛门。注意合理饮食，多饮水，多进食新鲜蔬菜、水果。对医源性狭窄应强调预防为主，如果改进术式保留足够的肛门皮肤，尽量减少正常组织的损伤，保留足够的皮肤和黏膜桥，形成狭窄的风险就少多了。

八、病案举隅

病例一

张某，女，45岁，于2019年11月15日以"大便排出困难5年余"为主诉就诊。患者述5年前因便时出血就诊于外院，诊断为混合痔，并行"微创手术治疗"，术后不久出现大便排出困难，稀便时尚可正常排出，一旦大便成形则排便费力，粪便成细条状，经常性排便困难，影响正常的生活作息，自觉便意感明显，到肛门后解出困难。

专科检查（截石位）：视诊—肛门未见畸形。指诊—肛门括约肌功能正常，距肛缘5cm直肠内可触及狭窄，呈环形，食指通过困难，小指可顺利通过；退指指套未见染血。直肠镜检查—可见距离肛门5cm处的狭窄环。

中医诊断：谷道狭小（气滞血瘀证）。

西医诊断：混合痔术后；肛门直肠狭窄（中度）。

治疗方案：硬腰联合麻醉下行肛管直肠狭窄纵切横缝术。

手术过程：术前清洁灌肠，排尽大便。患者截石位，待麻醉成功后，指扩肛门，置入肛门镜，暴露肛门直肠交界处的狭窄口，用电刀在后位6点处切开狭窄口附近的黏膜组织，暴露肌层。置入食指，可以通过后触及上端仍有一狭窄环，然后在3点、9点处再次切开狭窄环处的黏膜组织，扩肛时可置入四指，然后用000可吸收线横行缝合切口上下黏膜组织，充分止血，确认无活动性出血点。置入排气管，凡士林纱条填塞，纱布加压包扎，丁字带固定。术后嘱患者卧床休息，禁食并控制大便5d，术后第6天予流质饮食，并逐渐恢复正常饮食。配合抗炎、止血、营养支持治疗，每天专科换药，12d后出院。出院时患者一般情况良好，大便日行一次，成形，量中等，排便通畅，无出血，术后每隔1周复查，3周后创面恢复，患者痊愈，排便通畅，指诊食指通过顺利。

按 医源性肛门直肠狭窄多由于治疗失误、手术操作不当或术后继发感染未能及时处理所致。其中与痔瘘手术有关的病例较多，占73.1%。治疗多个混合痔或环状内痔，或在行复杂性肛瘘手术时，一次性过多切除肛缘皮肤、肛管上皮或直肠黏膜，会造成术后瘢痕过多、创面挛缩、弹性减弱，从而导致狭窄。又如内痔注射疗法中注射部位、剂量、浓度处理不当，可导致肛管皮肤和直肠下端黏膜组织出血坏死，引起狭窄。近年来随着应用吻合器治疗痔和直肠黏膜脱垂患者的增多，有个别患者术后也能引起轻至中度直肠吻合口狭窄，多由于吻合口处炎症严重或吻合不理想，使瘢痕形成范围较宽、位置较深所致。严重的病例则需行手术治疗。手术方法有肛门扩张、纵切横缝术、狭窄松解术等。手术治疗后仍需扩肛，一般术后2周开始，持续3~6个月，直至肛管能通过食指、排便通畅为止。之后应防止瘢痕挛缩导致再度狭窄。

病例二

王某，男，65岁，于2020年6月13日以"便时肛门疼痛伴排便不尽感10年"为主诉就诊。患者述10年前因排便时肛内肿物脱出，就诊于当地医院诊断为"混合痔、肛裂"，建议手术治疗，患者拒绝。自行用药后症状不能缓解，后就诊于当地门诊，予以"硬化剂注射治疗"，后脱出症状缓解，治疗后出现便时肛门疼痛，伴有明显排便不尽感，大便干燥时明显。用药不能缓解，前来就诊。

专科检查(截石位)：视诊—肛门未见畸形。指诊—肛门括约肌增厚，距肛缘2~3cm直肠内可触及狭窄区域，食指通过费力。退指指套未见染血。

中医诊断：谷道狭小(气滞血瘀证)。

西医诊断：肛门直肠狭窄(中度)。

治疗方案：硬腰联合麻醉下行挂线疗法。

手术过程：麻醉成功后，患者取截石位，术野常规消毒，铺无菌巾，肛内消毒，常规扩肛后，以中弯血管钳分别自3、9点处自狭窄环下缘经肛门内外括约肌(直肠环、纵肌)之间向上至狭窄环上缘穿出，钳夹单股橡皮筋后向下抽出，适度拉紧橡皮筋，于两端以10号丝线结扎，充分止血，确认无活动性出血点。置入肛门排气管，凡士林纱条填塞，纱布加压包扎，丁字带固定。术后每日便后痔炎冲洗散坐浴，每天换药一次。换药时以九华膏纱条纳肛。两处皮筋分别于术后7d、10d后脱落。术后12d患者出院，出院时患者排便通畅，未见出血，指诊时食指通过顺利。

按 挂线疗法主要用于治疗高位复杂性肛瘘，其机制在于利用挂线（橡皮筋）的缓慢勒割作用，以其紧缚所产生的收缩力使局部组织血液循环受阻，从而发生缺血性坏死，缓慢切开，断端肌肉由于线的异物刺激作用，与周围组织产生粘连固定，从而防止了肛管直肠环突然断裂回缩而引起的肛门失禁。我们采用挂线疗法治疗肛门直肠狭窄，以线为刀，缓慢切开瘢痕组织，达到松解狭窄环以及扩大肠腔、消除狭窄梗阻症状的目的。挂线法优点主要表现在：①损伤小、出血少、痛苦轻、恢复快；②利用橡皮筋的牵拉作用，可以避免再次形成狭窄引起大便不畅；③疗效确切，由于挂线的引流作用，避免了肛周感染；④能一次治愈疾病，减轻了患者经济负担；⑤术后无后遗症，不必担心损伤括约肌而引起大便失禁。

参考文献

[1] 訾薇,翟文炜,贺向东.痔炎冲洗灵熏洗治疗痔疮120例[J].陕西中医,2014,2:199-200.

[2] 付冬瑞."消痔灵"液注射治疗三期内痔300例[J].中国实验方剂学杂志,2010,16(11):226-227.

[3] 冯禄,张艳辉.选择性痔上黏膜切除术(TST)与吻合器黏膜环切术(PPH)治疗混合痔的疗效比较[J].中国现代医生,2020,58(28):74-76.

[4] 沙静涛,曾进,赵伟,等.连环内扎外剥术治疗Ⅲ、Ⅳ期环形混合痔的临床观察[J].陕西医学杂志,2015,44(6):673-674.

[5] 曹吉勋.新编中国痔瘘学[M].成都:四川科技出版社,2015:106-127.

[6] 汪建平.中华结直肠肛门外科学[M].北京:人民卫生出版社,2014:740-755.

[7] 张新.沙静涛.沙静涛教授提倡的外用中药分期干预在肛肠疾病术后污染创面中的应用效果[J].临床医学研究与试验,2020,5(34):142-144.

[8] 彭慧,汪建平.硝酸甘油软膏治疗肛裂的多中心随机对照研究[J].中华胃肠外科杂志,2013,16(7):64-67.

[9] 陈益家.纵切横缝术治疗老年性肛裂的临床疗效观察[J].临床研究,2020,28(1):135-136.

[10] 汪爱平,何姣姣,权娜娜,等.《外科大成》论治肛痈的特点[J].亚太传统医药,2017,13(14):48-49.

[11] 安艳丽,常忠生,楚慧,等.《外科正宗》肛痈治疗刍议[J].中华中医药杂志,2012,27(11):2776-2778.

[12] 张豪,黄凤.肛痈的研究进展[J].新疆中医药,2019,37(5):98-101.

[13] 杜桓斌,史兆岐.中西医结合治疗肛肠病的进展第四讲肛门直肠周围脓肿治疗概况(上)[J].中国医刊,1994,3:49-50.

[14] 朱煜璋,郭修田,陆金根.陆金根学术思想与临床经验撷英[J].辽宁中医杂志,2021,48(1):32-35.

[15] 赵伟,黄蓓.沙静涛教授治疗高位肛周脓肿临床经验[J].现代中医药,2021,41(4):58-61.

[16] 沙静涛,曾进.低切开窗旷置配合置管冲洗引流术治疗高位肛周脓肿40例[J].陕西中医,2013,34(9):1133-1134.

[17] 沙静涛.中药消肿促愈汤联合消肿止痛膏治疗小儿肛周脓肿26例疗效分析[J].中国肛肠病杂志,2018,38(9):78.

[18] 申岳林,何智斌,王建青,等.红花痔疮栓治疗肛瘘术后疗效观察及对患者肛肠动力学指标、肛门功能、术后疼痛、生活质量的影响[J].河北中医,2019,41(11):1643-1647,1652.

[19] 韦平,谷云飞,张正荣.中医对肛瘘认识及治疗溯源[J].辽宁中医药大学学报,2013,15(11):147-148.

[20] 谢飞.祛腐生肌汤对肛瘘术后创面愈合和肛肠动力学的影响[J].河南中医,2015,35(8):1912-1914.

[21] 莫波,于洋,郝志楠,等.中药熏洗在肛瘘患者经挂线引流术后的临床应用[J].现代生物医学进展,2016,16(17):3376-3378,3397.DOI:10.13241/j.cnki.pmb.2016.17.044.

[22] 毕新昌.中药坐浴对肛瘘术后恢复的干预作用研究[J].中医临床研究,2016,8(34):107-108.

[23] 李勇.溃疡散对肛瘘挂线术后创面愈合的影响[J].基层医学论坛,2015,19(18):2527-2528.

[24] 郭培培,周云,杨学琴,等.白芨粉外用促进肛瘘术后创面愈合的临床研究[J].世界最新医学信息文摘,2017,17(17):49-50.

[25] 王爱华,李帅军,王真权,等.银灰膏对肛瘘术后50例创面换药疗效观察[J].新中医,2003,4:21-22.

[26] 李姗姗,田振国.田振国运用丹栀逍遥散从肝论治肛肠术后疼痛[J].实用中医内科杂志,2012,26(16):7-8.

[27] 卢精华.自拟生肌方对肛瘘术后患者创面愈合的影响研究[J].四川中医,2015,33(5):128-130.

[28] 陈宇秀,林晶,郑鸣霄,等.药膳促进湿热下注型肛瘘术后创面愈合的研究[J].齐齐哈尔医学院学报,2016,37(23):2905-2906.

[29] 潘勇,冯群虎,林鸿成.除湿活血方熏洗结合针灸促进肛瘘术后创面愈合临床观察[J].陕西中医,2014,35(3):332-333.

[30] Mearin F, Lacy BE, Chang L, et al. Bowel disorders [J]. Gastroenterology, 2016, 150:1393-1407.

［31］Suares NC, Ford AC. Prevalence of, and risk factors for, chronic idiopathic constipation in the community: systematic review and meta-analysis［J］. Am J Gastroenterol, 2011, 106: 1582 - 1591.

［32］Wald A, Scarpignato C, Mueller-Lissner S, et al. A multinational survey of prevalence and patterns of laxative use among adults with self-defined constipation［J］. Aliment Pharmacol Ther, 2008, 28:917 - 30.

［33］Wald A, Mueller-Lissner S, Kamm MA, et al. Survey of laxative use by adults with self-defined constipation in South America and Asia: a comparison of six countries［J］. Aliment Pharmacol Ther, 2010, 31: 274 - 284.

［34］Vriesman Mana H, Koppen Ilan JN, Camilleri Michael, et al. Management of functional constipation in children and adults［J］. Nat Rev Gastroenterol Hepato, 2020, 17:21 - 39.

［35］Dehghani SM, Moravej H, Rajaei E, etal. Evaluation of familial aggregation, vegetable consumption, legumes consumption, and physical activity on functional constipation in families of children with functional constipation versus children without constipation［J］. Prz Gastroenterol, 2015, 10: 89 - 93.

［36］Youssef NN, Sanders L, Di Lorenzo C. Adolescent constipation: evaluation and management［J］. Adolesc Med Clin, 2004, 15: 37 - 52.

［37］Mancabelli L, Milani C, Lugli GA, et al. Unveiling the gut microbiota composition and functionality associated with constipation through metagenomic analyses［J］. Sci Rep, 2017, 7(1): 9879.

［38］Haug TT, Mykletun A, Dahl AA. A reanxiety and depression related to gastrointestinal symptoms in the general population［J］. Scand J Gastroenterol, 2002, 37: 294 - 298.

［39］Rao SSC, Mudipalli RS, Stessman M, et al. Investigation of the utility of colorectal function tests and Rome II criteria in dyssynergic defecation(Anismus)［J］. Neuro gastroenterol Motil, 2004, 16: 589 - 596.

［40］王芳.中医治疗便秘的研究进展［J］.临床合理用药,2020,13(1A):171 - 173.

［41］李泽旭.温肾健脾膏方治疗慢传输型便秘的临床研究［D］.成都:成都中医药大学,2017.

［42］李春雨,汪建平.肛肠外科手术学［M］.北京:人民卫生出版社,2015:747 - 750.

［43］王爱华,宾东华.王爱华肛肠科医案集［M］.北京:中国中医药出版社,2018:213 - 220.

［44］陆金根.中西医结合肛肠病学［M］.北京:北京中医药出版社,2009:312 - 319.

［45］中国中西医结合学会消化系统疾病专业委员会.溃疡性结肠炎中西医结合诊疗共识意见 (2017 年)［J］.中国中西医结合消化杂志,2018,26(2):105 - 111,120.

［46］田代华,刘更生,整理.黄帝内经·灵枢经.北京:人民卫生出版社,2005:73

［47］王新月,王建云.溃疡性结肠炎中医药治疗的关键问题与优势对策［J］.中华中医药杂志, 2012,27(2):263 - 267.

［48］郑凯,沈洪,叶柏.衷中参西试论溃疡性结肠炎诊治思路［J］.江苏中医药,2019,51(3): 14 - 16.

［49］李琳,滕佳林,王加锋.枳实、枳壳本草考证［J］.西部中医药,2015,28(6):36 - 38.

[50] 陈梦梦,朱曙东.黄芪多糖对溃疡性结肠炎大鼠结肠黏膜组织再生、修复的影响[J].中医临床研究,2019,11(31):1-6.

[51] Jian Sun, Hong Chen, Juan Kan, et al. Anti-inflammatory properties and gut microbiota modulation of an alkali-soluble polysaccharide from purples weetpotato in DSS-induced colitis mice[J]. International Journal of Biological Macromolecules, 2020, 153:708-722.

[52] 缪志伟,叶柏.从瘀毒论治溃疡性结肠炎验证心得[J].江苏中医药,2019,51(11):44-46.

[53] Ahmed Nader, Sven Stodtmann, Anna Friedel, et al. Pharmacokinetics of Up adacitinib in Healthy Subjects and Subjects With Rheumatoid Arthritis, Crohn's Disease, Ulcerative Colitis, or Atopic Dermatitis: Population Analyses of Phase1 and 2 Clinical Trials[J]. J Clin Pharmacol, 2020, 60(4): 528-539. doi: 10.1002/jcph.1550. Epub 2019 Nov 7. PMID: 31701537.

[54] 王昊,吴万春,韩真,等.心理应激对溃疡性结肠炎病情及疗效的影响[J].中国临床药理学与治疗学,2006(1):86-90.

[55] Amanda Israel, Britt Christensen, Katia El Jurdiet al. Follow-Up of Patients With Ulcerative Colitis and Histological Normalization[J]. Clinical Gastroenterology and Hepatology, 2020, 18(4): 987-988.

[56] 沙静涛.论脏腑与肛肠疾病发病的关系[J].陕西中医,2000(6):288.

[57] 易义成,沙静涛.沙静涛治疗溃疡性结肠炎经验[J].湖北中医杂志,2020,42(2):19-22.

[58] Han Wei, Xu Jian-Ming, Hu Nai-Zhong, et al. Early predictors of responses and clinical outcomes of corticosteroid treatment for severe ulcerative colitis[J]. Scandinavian journal of gastroenterology, 2014, 49(4):424-433.

[59] 马清林,臧凯宏,孙敏,等.乌梅丸治疗溃疡性结肠炎研究进展[J].甘肃中医药大学学报,2019,36(6):79-83.

[60] 刘朝峰.中西医结合治疗溃疡性结肠炎的临床疗效分析[J].中国肛肠病杂志,2019,39(11):30-31.

[61] 甄建华,黄光瑞.溃疡性结肠炎中医病名、病因、病机的古今比较和回顾[J].环球中医药,2019,12(8):1286-1289.

[62] 周红丽,白光.白光教授扶阳法治疗溃疡性结肠炎缓解期临床经验浅析[J].中国中西医结合消化杂志,2020,28(8):628-630,634.

[63] 李春雨.肛肠病学[M].北京:高等教育出版社,2013:198-203.

[64] 陈智耶,金照,金定国.葛仙汤保留灌肠治疗肛窦炎湿热内蕴证46例临床观察[J].浙江中医杂志,2016,51(12):900.

[65] 陆金根.中西医结合肛肠病学[M].北京:中国中医药出版社,2009:186-187.

[66] 糜凯君,尹江荣.补中益气汤配合微波腔内理疗治疗功能性肛门直肠痛30例[J].浙江中医杂志,2014,49(8):580.

[67] 陈敏,黄德铨,康健,等.中西医结合外治法干预肛门慢性湿疹疗效比较研究[J].辽宁中医杂志,2014,41(6):1235-1237

[68] Wacker J, Hartschuh W. Differential diagnosis of chronic perianal dermatitis. Premalignant and

malignant disorders[J]. Hautarzt, 2004, 55:266 - 272.

[69] 李日庆.中医外科学[M].北京:中国中医药出版社,2007:166 - 167

[70] 杨志波.湿疹的中医诊疗方案[C].中华中医药学会皮肤科分会第五次学术年会.北京:中华中医药学会,2008.

[71] 陈步强,常忠生,石伟等.中药坐浴加局部封闭治疗肛门湿疹 30 例[J].结直肠肛门外科,2015,21(4):262 - 264.

[72] 李春雨,汪建平.肛肠外科手术学[M].北京:人民卫生出版社,2015:747 - 750.

[73] 周阿成.中西医结合治疗肛周坏死性筋膜炎 10 例体会[J].贵阳中医学院学报,2015,37(1):35 - 36.

[74] 周青,徐超,张丹,等.陈玉根对肛周坏死性筋膜炎的中医病名探讨[J].中国中医基础医学杂志,2016(8):1022 - 102.

[75] 王爱华,宾东华.王爱华肛肠科医案集[M].北京:中国中医药出版社,2018:213 - 220.

[76] 陆金根.中西医结合肛肠病学[M].北京:北京中医药出版社,2009:312 - 319.

[77] 张东铭.结直肠盆底外科解剖与手术学[M].合肥:安徽科学技术出版社,2013.

[78] 何永恒,凌光烈.中医肛肠科学[M].2 版.北京:清华大学出版社,2012.

[79] 李春雨,张有生.实用肛门手术学[M].沈阳:辽宁科技出版社,2005.

[80] 肛门直肠狭窄的诊断依据、证候分类、疗效评定——中华人民共和国中医药行业标准《中医内科病证诊断疗效标准》(ZY/T001.1 - 94)[J].辽宁中医药大学学报,2017,19(3):40.

[81] 张传举.肛门直肠狭窄的中西医结合治疗效果体会[J].中国实用医药, 2016, 11(11):200 - 201.

[82] 陈华,陈泓磊,万星阳,等.早期扩肛预防环状混合痔术后肛门狭窄的临床疗效[J].中国医学创新,2016,13(17):123 - 125.

[83] 李华山,李宇飞,刘素琴.医源性肛门直肠狭窄的原因与预防策略探讨[J].结直肠肛门外科,2015,21(2):73 - 75.

[84] 李坤,廖婧云,安阿玥.安阿玥中西医结合治疗术后肛门直肠狭窄经验介绍[J].新中医,2019,51(3):308 - 309.

[85] 龙再菊,龙再秋.肛门直肠狭窄[J].中国实用乡村医生杂志,2004(6):4 - 5.

[86] 陈善国.肛门直肠狭窄的中西医结合治疗[J].中医临床研究,2011,3(21):33 - 34,36.

[87] 韩柯,张宇翔.张东岳教授治疗肛门直肠狭窄临床经验点滴[J].中国中医药现代远程教育,2008(2):129.

[88] 王伟建,马天星,于秀芝.医源性肛门直肠狭窄治疗体会[J].中国实用医药,2008(13):78 - 79.

[89] 李宇飞,王晓锋,李华山.医源性肛门直肠狭窄的诊断与治疗[J].世界华人消化杂志,2016,24(11):1632 - 1638,1621.

[90] 贾兰斯,李俊姣,范学顺.肛门狭窄的中西医诊疗研究进展[J].中日友好医院学报,2014,28(05):308 - 310.

第四章　传薪录

搔刮祛腐法在肛瘘术后创面愈合情况的疗效观察

单祖奇　　沙静涛

【摘要】目的：搔刮祛腐法在肛瘘术后治疗中的疗效观察。方法：将 60 例肛瘘术后患者随机分为观察组和对照组，治疗组 30 例在常规换药基础上对伤口搔刮治疗，对照组 30 例采用常规换药不刮拭伤口治疗，从而对比两种方法的伤口愈合时间、换药次数及复发率，并进行差异分析。结果：换药过程中对伤口进行刮拭从伤口愈合时间、换药次数、复发率，差异有统计学意义（$P <$ 0.05），治疗组的疗效明显优于对照组。结论：肛瘘术后换药过程中进行局部刮拭治疗可明显促进手术伤口愈合，减少患者住院时间，缩短换药周期，降低了肛瘘术后复发率，提升了疗效，是一种理想的治疗方法。

【关键词】肛瘘术后；创面愈合；搔刮祛腐法；疗效观察

肛瘘是肛周皮肤与肛管直肠之间的慢性、病理性管道，常于肛门直肠周围脓肿破溃或切开引流后形成，主要与肛腺感染有关。肛瘘不能自愈，手术是目前根治的唯一方法。术后创面大多为开放性切口，因多种因素影响，如换药方式不当、排便摩擦等，易导致术后创面恢复缓慢、易复发等问题。因此，我们运用搔刮祛腐法观察了 2017 年 5 月至 2017 年 10 月共 60 例肛瘘术后患者，希望从换药上摸索出一个实用有效的方法，现报道如下。

1 资料与方法

1.1 一般资料

观察病例共60例，均来自西安市中医院肛肠一病区住院肛瘘术后患者，按照随机数字表法随机分为两组：治疗组30例，男21例，女9例；平均年龄37.33（±12.15）岁。对照组30例，男26例，女4例；平均年龄41.33（±10.22）岁。两组患者的年龄、性别、病种病情分布，差异无统计学意义（$P > 0.05$）。

1.2 治疗方法

两组病例术前常规相关理化检查排除各种手术禁忌证，手术采用低位肛瘘切除术、高位肛瘘切开挂线术。两组患者术后均静滴敏感抗生素抗感染治疗2~3d；术后禁食禁饮6h后改为流食，24h后改为普食；尽量控制48h后排便，给口服聚乙二醇4000散剂或麻仁丸等润肠通便药，保持大便通畅；每日便后中药煎剂熏洗坐浴。

1.2.1 治疗组治疗

术后第3天换药，换药时用1%过氧化氢+0.9% NaCl液冲洗创面，碘附消毒后用特制刮勺或弯钳从内口由内向外搔刮伤口并清理创面分泌物及增生组织，操作过程中杜绝"猛擦、猛捅、猛塞"，康复新液纱条放至伤口底部，覆盖创面。

1.2.2 对照组治疗

术后第3天换药，换药时用1%过氧化氢+0.9% NaCl液冲洗创面，碘附消毒，康复新液纱条放至伤口底部，覆盖创面。

1.3 诊断标准及观察指标

1.3.1 诊断标准

《中华人民共和国中医药行业标准》；患者均为肛瘘术后创面有分泌物和腐肉。

1.3.2 观察指标

创面愈合时间、换药次数、复发率三项。两组患者创面愈合时间为从换药时间至创面完全愈合时间，以天为单位计算；换药次数以次为单位，术后在院换药次数加出院后换药次数；复发率为每组术后出现复发的例数在30例患者中所占的比例。

1.4 统计学方法

采用 SPSS 20.0 统计学软件进行分析，计量资料采用 $\bar{x} \pm s$ 表示，采用 t 检验，以 $P < 0.05$ 为差异有统计学意义。

2 结 果

参见表 4 - 1。

表 4 - 1 两组愈合时间、换药次数、复发率比较($\bar{x} \pm s$)

组别	例数(n)	愈合时间(d)	换药次数(次)	复发率
治疗组	30	21. 14 ± 3. 27	10. 74 ± 4. 21	0
对照组	30	26. 34 ± 5. 12	15. 10 ± 4. 65	13. 3%
t		- 5. 41	- 5. 12	
P		< 0. 05	< 0. 05	< 0. 05

3 讨 论

中医学认为，肛瘘术后肛周血脉受损，气滞血瘀，兼有湿、热邪毒浸染，其主要病机为湿、热、瘀、毒间杂为病，肛门局部气血运行不畅，经络瘀滞，秽邪留恋，创面疼痛、浊湿渗出，有碍气血生化、组织生长。现代医学则认为肛瘘开放性创面内由于 CO_2 逸散至空气中，可使创面 pH 值呈碱性，碱中毒可使组织细胞呈缺氧状态，不利于愈合；创面内的腐肉和微生物经尿素酶分解产生的氨在碱性环境下形成组织毒也会影响愈合，此外肛瘘创面一般多采取开放性伤口，神经暴露，血管淋巴循环不畅易致肉芽水肿，另外坏死组织引流排出、排便刺激及精神心理等因素，也会影响创面的愈合速度。此外，术前诊断不准确，术中内口探查错误甚至盲目暴力地制造内口，瘘管处理不当，创面引流不畅，感染物遗留，引流纱布条、线头异物残留等也是临床常见的导致肛瘘术后创面难于愈合及复发因素，尤其内口的正确处理为预防肛瘘术后复发的首要问题。

创面修复主要包括炎性渗出期、细胞增殖期、瘢痕修复期三个阶段，它在机体的调控下呈现高度的有序性、协调性、完整性和网络性，炎性反应启动并贯穿创面修复的全过程，是创面愈合的关键。肛瘘术后伤口内仍有坏死组织存留，在创面修复过程中首先要使坏死组织脱落，健康组织才能生长，因此治疗也要相应进行祛腐治疗、排出脓液，使之再生愈合。基于此，采用搔刮祛腐法可保持创面引流通畅，使创面从基底部开始生长，防止表面过早粘连，形成假性愈合，符合中医"祛腐生肌"的治疗原则。该法操作简单易行，疗效显著，有利于组织结构正常状态再生修复，能促进创面肉芽组织生长，值得推广运用。

肛瘘术后创面愈合的中医治疗进展

蔡雨芩

【摘要】肛瘘为肛肠科临床常见病、多发病，且很难自愈，手术是其最主要也是最有效的方法，术后创面的愈合是治疗过程中，除手术之外的另一大重点。为了解现阶段利于肛瘘术后创面更快愈合的治疗方法，利于临床治疗及进一步的研究，现就近年来各位临床医家对此治疗进行综述。

【关键词】肛瘘术后；创面愈合；中医药

肛瘘是指肛管或直肠与肛门周围皮肤相通的肉芽肿性管道，即肛管直肠瘘的简称，是临床常见的肛管直肠疾病之一。中医称其为"肛漏"，有云：夫痔瘘者，经久不瘥。肛瘘是一种肛肠科临床常见病、多发病，约占肛门直肠疾病的 8% ~25%，肛瘘一旦形成，很难自愈，手术是其最主要也是最有效的治疗手段。由于病灶大小、深度的不同，肛瘘术后创面可呈开放型或半开放型，局部污染与修复长期同时存在，以致术后创面呈现多种特点，创面愈合时间长、疼痛等问题困扰着患者及临床医生。因此，如何使肛瘘术后创面更快愈合，患者术后不适更为减轻，肛瘘感染更加减少成为目前首要问题。

1 治 疗

古代医家有很多宝贵的临床经验，有内治法、外治法、药膳、热敏灸及针灸疗法。

1.1 外治法

1.1.1 中药熏洗坐浴

谢飞予对照组患者凡士林纱条外敷换药治疗；治疗组使用祛腐生肌汤（苦

参 15g，白芷 15g，芒硝 15g，黄柏 15g，五倍子 15g，石榴皮 15g，蒲公英 15g，赤芍 15g，当归 15g)进行创面熏洗坐浴后，配合初期应用 15% 生肌红粉膏油纱条换药，待创面表层腐肉脱落创面泛红后，改用生肌玉红膏油纱条换药，比较两组患者创面愈合情况及肛肠动力学改变。结果显示：治疗组患者在腐肉脱落时间、创面面积减少率、创面愈合时间等方面均显著低于对照组，差异有统计学意义($P < 0.05$)。莫波、于洋等对试验组 35 例肛瘘术后患者采用自拟中药熏洗方(苦参、黄柏、生地榆、蛇床子、地肤子、苍术等)坐浴治疗，对照组 35 例患者则用常规护理治疗，比较发现经过治疗后的试验组患者的症状评分、术后疼痛持续时间、总体恢复时间、手术并发症发生率以及术后复发率明显低于同期对照组，差异有统计学意义($P < 0.05$)，创面愈合速度明显快于对照组患者，差异有统计学意义($P < 0.05$)。毕新昌设计高锰酸钾组患者术后采用高锰酸钾坐浴，中药组患者术后采用中药坐浴(马齿苋 30g，五倍子 20g，黄柏 20g，槐角 10g，蒲公英 10g，大黄 10g，茜草 10g，苦参 10g)，治疗后发现：中药组较高锰酸钾组总有效率更高，差异有统计学意义[经 χ^2 检验，差异有统计学意义($P < 0.05$)]，创口疼痛评分更低，创面愈合时间、肿胀消失时间、渗出物消失时间、疼痛消退时间更短。

1.1.2 散剂外敷

李勇予对照组患者采用常规西药换药处理；试验组患者在对照组的基础上，配合使用中药所制溃疡散(寒水石、雄黄等)进行术后换药治疗，经治疗，两组患者术后创面均愈合，相同时间内，试验组、对照组总愈合程度分别为 88.9% 和 63.9%，试验组数值显著高于对照组，差异有统计学意义($P < 0.05$)。郭培培、周云等予试验组采用凡士林油纱条填塞配合白及粉外敷换药法，对照组仅予凡士林油纱条填塞换药。经治疗发现，试验组较治疗组患者的创面愈合早、创面纵径缩小率大，差异有统计学意义($P < 0.05$)。术后患者的肉芽生长评分，治疗组较对照组患者有显著优势，差异有统计学意义($P < 0.05$)。

1.1.3 油膏剂外敷

王爱华、李帅军等将 200 例肛瘘术后患者随机分为 4 组，分别予以银灰膏(响锡、凡士林等)，九华膏，马应龙痔疮膏进行术后换药治疗，通过观察术后创面相关指征(创面愈合时间、疼痛、瘢痕等)，发现银灰膏换药的治疗效果明显优于其他 3 组，且未发现明显副作用。

1.2 内治法

田振国教授认为，肝经走后阴，肛门部为肝经循行部位，局部手术易致肝经损伤,从而影响患者的生活和工作;术后必然出现的情志活动常影响肝主疏泄、调畅气机的功能,故此类患者术后疼痛不适可从肝论治。中医治以疏肝养血健脾,理气活血化瘀,方选丹栀逍遥散(柴胡、当归、芍药、茯苓、白术、炙甘草、牡丹皮、栀子、桃仁、红花、川芎、熟地黄)加减。卢精华将肛瘘术后的123例患者,随机分为对照组59例、观察组64例,对照组患者采用康复新液纱条外敷,观察组在此基础上配合内服院内自拟生肌方(黄芪30g,当归15g,白芷15g,乳香12g,没药12g,苦参12g,黄柏12g,延胡索12g,炙甘草6g),比较两组患者临床疗效、术后创面愈合率、术后创面面积及创面愈合的时间。结果发现:治疗3周后,观察组较对照组患者临床疗效显著,差异有统计学意义($P < 0.05$)。

1.3 其 他

1.3.1 药 膳

陈宇秀、林晶等将院内中医证型为湿热下注型患者分成两组,研究组在原治疗基础上加服药膳(每日早餐温服赤小豆当归粥,晚餐温服绿豆羊肉汤),比较两组患者创缘水肿、创面疼痛时间、创面愈合率、创面渗液量等情况发现,合理的药膳能够促进湿热下注型肛瘘患者术后创面愈合,研究组和对照组疗效比较差异有统计学意义($P < 0.05$)。

1.3.2 热敏灸

罗琴雯、谢昌营等,将100例单纯性肛瘘患者随机分为两组,观察组50例和对照组50例。对照组患者术后采用中药熏洗、专科换药治疗;观察组在其基础上配合热敏灸治疗(长强穴、足三里穴、三阴交穴、局部阿是穴,依序进行回旋、雀啄、往返、温和灸四步法施灸操作)。观察两组患者的切口愈合时间、术后症状评分等。结果显示:观察组的术后症状(如疼痛、渗液、水肿、肛门坠胀等)评分低于对照组;观察组的创面平均愈合时间较对照组差异有统计学意义($P < 0.05$)。结论:热敏灸新疗法配合中医特色治疗对缓解患者术后创面疼痛、渗液等均具有积极意义。

1.3.3 针 灸

潘勇、冯群虎等将70例肛瘘术后患者随机分为对照组和观察组。治疗组40例,采用除湿活血中药、熏洗联合针灸(长强穴留针半小时,顶旁1线留针1h,每20min重复上述手法一次,疾闭针孔出针)进行治疗,而对照组30例患者采用高锰酸钾坐浴治疗,比较两组患者的治疗效果。结果显示:治疗后治疗组患者的总有效率、肉芽组织成纤维细胞数明显高于对照组患者,创面愈合时间明显缩短，差异有统计学意义（$P < 0.05$）。

2 结 语

综上所述，在促进肛瘘术后创面愈合方面，中医药有着独到的优势。虽然目前对于中医症状在不同疾病及不同阶段的改善程度和轻重尚没有严格统一的标准，而且中医药在促进肛瘘术后创面愈合的作用机制也不完全明确，但在肛肠科工作者的努力下肛瘘术后中医治疗的疗效将进一步提高。

消肿促愈汤坐浴对于肛瘘术后恢复影响的临床观察

蔡雨芩　沙静涛

【摘要】目的：通过临床观察，研究自拟方消肿促愈汤（马齿苋 30g，侧柏叶 15g，苍术 12g，防风 12g，枳壳 12g，土茯苓 20g，黄柏 20g，蒲公英 20g）坐浴对肛瘘术后创面恢复的影响。方法：选取本科室肛瘘术后患者 100 例，随机分为治疗组和对照组。其中治疗组患者每日行消肿促愈汤坐浴 3 次，每次 15~20min，配合每日 1 次专科换药；对照组患者每日温水坐浴 3 次，除坐浴方法外，两组其余治疗均相同。通过统计两组患者在同一时间段的创面愈合率、创面疼痛值、分泌物的量等来进行两种坐浴方式的效果判断。结果：治疗后，临床疗效上治疗组虽未见明显优势，但在术后创面愈合、创面疼痛及创面分泌物方面，治疗组较对照组有较大优势，差异均有统计学意义（$P < 0.05$）。结论：自拟方消肿促愈汤坐浴对肛瘘术后恢复具有十分显著的效果，值得临床应用推广。

【关键词】中药坐浴治疗；肛瘘术后；创面恢复；清热凉血；消肿

肛瘘是肛周常见病，其一旦形成，多数均需手术治疗。由于肛瘘手术创面较大，且肛周神经丰富，因此术后患者常自觉创面疼痛明显，创面分泌物旺盛，且创面愈合耗时较长，患者术后心理及生理压力均较大。如何缩短肛瘘术后患者伤口愈合所需的时间、减轻术后创面疼痛，以减轻患者及其家属的压力，已逐渐变成肛肠科临床研究的一个重要方向。目前中医临床上较为常用的治疗方法是中药熏洗坐浴治疗，通过临床观察发现，这种治疗方法减少了创面分泌物的分泌，加速了患者创口的愈合，在临床上受到广泛好评。本次临床观察的研究对象为我科室 2017 年 9 月到 2018 年 4 月收治的 100 例肛瘘患者，通过临床对比，观察消肿促愈汤坐浴对患者创面愈合的影响，为肛瘘术后的临床治疗提供一定的依据。具体如下。

1 资料与方法

1.1 一般资料

选择我科室 2017 年 9 月到 2018 年 4 月收治的年龄 18 ~ 65 岁，平均创面面积 10.56(±5.22) cm² 的 100 例肛瘘术后患者，随机分为治疗组和对照组，其中，治疗组、对照组患者各 50 例。两组患者在一般资料上基本相当，且差异无统计学意义($P > 0.05$)。

1.2 病例选择标准

诊断标准：所有患者均符合《中医病证诊断疗效标准》肛瘘诊断标准。

纳入标准：①符合上述诊断标准；②年龄在 18 ~ 65 岁；③既往无肛瘘手术史及肛门形态或功能异常者；④无手术禁忌证，并同意手术治疗者；⑤术后未使用其他与本病相关的外用药物；⑥能遵循医嘱坚持治疗并可遵医嘱定期复诊者。

排除标准：①严重造血系统疾病、心脑肝肾疾病、肛周皮肤病、贫血、营养不良、慢性腹泻、直肠脱垂、肛门直肠神经官能症，以及肿瘤放化疗、精神病患者等不能耐受手术及影响术后创面愈合的疾病。妊娠期、月经期及哺乳期妇女。②年龄 >65 岁或 <18 岁。③合并有结核、癌肿及克罗恩病者。④伴有糖尿病等代谢系统病症而影响伤口愈合者。⑤用药过程中对药物不能耐受或过敏体质、瘢痕体质者。⑥不符合纳入标准，未按时复诊，无法判定疗效或资料不全者。

1.3 试验方法

1.3.1 试验组治疗

患者在肛瘘手术后除了常规给予消炎、支持、止痛治疗之外，创面每日行消肿促愈汤坐浴三次，每次 15 ~ 20min，配合每日 1 次专科换药。具体方法如下：完整的消肿促愈汤方药，送至煎药室，煎药机煎药并封袋(每袋 250mL)。使用时，嘱患者将一袋熬制好的药物倒入专用的坐浴盆中，加开水至 2000 ~ 2500mL。待药液温度晾至 39℃ ~ 40℃ 时坐浴为宜，过热易致皮肤烫伤，过冷则达不到疗效。嘱患者坐浴前排空二便，4 周为一疗程。

1.3.2 对照组治疗

患者在肛瘘手术后除了常规给予消炎、支持、止痛治疗之外，创面每日行温水坐浴 3 次，每次 15～20min，配合每日 1 次专科换药。疗程为 4 周。

1.4 观察指标

选定肛瘘术后最常见的症状和体征即创面分泌物和创面疼痛情况作为观察指标。详细记录创面分泌物、创面疼痛症状在用药前及用药 3d、7d、10d 后的变化，并按评分标准分别记录用药后第 7、14、21、28 天创面愈合面积及创面愈合率。

1.5 疗效标准

参照国家中医药管理局制定的《中华人民共和国中医药行业标准·中医肛肠科病证诊断疗效标准》，结合临床制定疗效评定标准。痊愈：创面愈合率 100%，创面上皮完全覆盖，瘢痕坚实。显效：100% > 创面愈合率 ≥75%，创面肉芽组织新鲜，颜色鲜红。有效：75% > 创面愈合率 ≥25%，创面肉芽组织较新鲜，色红。无效：创面愈合率 < 25%，创面肉芽组织色暗，生长很少，无明显缩小趋势。

1.6 统计学方法

本研究结果将采用 SPSS 18.0 统计学软件进行统计分析，计量资料以 $\bar{x} \pm s$ 表示，采用 t 检验；计数资料以率（%）表示，采用 χ^2 检验。$P < 0.05$ 表示差异具有统计学意义。

2 结 果

2.1 临床疗效

治疗后，治疗组治愈 46 例，显效 4 例，有效 0 例，无效 0 例，其总有效率为 100%；对照组治愈 39 例，显效 6 例，有效 5 例，无效 0 例，其总有效率为 100%，比较差异无统计学意义（$P > 0.05$）。

2.2 创面疼痛情况

治疗组患者的创面疼痛均优于对照组，差异均有统计学意义（$P < 0.05$）。参见表 4 - 2。

2.3 创面分泌物情况

治疗组患者的创面分泌物均优于对照组，差异均有统计学意义（$P < 0.05$）。参见表 4 - 3。

表 4 - 2 创面疼痛评分对比 ($\bar{x} \pm s$)

组别	n	坐浴前	坐浴 3d	坐浴 7d	坐浴 10d
治疗组	50	4.23 ± 0.59	3.14 ± 0.45	1.36 ± 0.35	0.47 ± 0.62
对照组	50	4.31 ± 0.24	4.49 ± 0.28	4.32 ± 0.15	2.65 ± 0.33
P			< 0.05	< 0.05	< 0.05

表 4 - 3 创面分泌物评分对比 ($\bar{x} \pm s$)

组别	n	坐浴前	坐浴 3d	坐浴 7d	坐浴 10d
治疗组	50	3.68 ± 1.24	3.87 ± 0.84	3.05 ± 1.02	2.73 ± 1.17
对照组	50	3.59 ± 1.45	4.35 ± 1.18	4.58 ± 0.95	3.87 ± 1.67
P			< 0.05	< 0.05	< 0.05

2.4 创面愈合率

治疗组患者治疗后 7d、14d、21d、28d 的创面愈合率分别为 14.78%、18.67%、34.37%、32.18%，均优于对照组，差异均有统计学意义（$P < 0.05$）。

3 讨 论

中药熏洗法可使中药直接作用于肛门部，在热力作用下，肛门及肛周皮下血管扩张，加速局部新陈代谢，促进血液及淋巴循环，进而消肿散瘀、祛腐生肌、清热解毒、消炎止痛，加速创口愈合。自拟方消肿促愈汤是沙静涛主任医师根据其从事肛肠科多年的临床经验总结研制的经验方。方中马齿苋、黄柏、土茯苓具有清热燥湿、泻火解毒之效；蒲公英疏散风热，消肿解毒；侧柏叶消肿散毒，凉血止血；苍术、防风祛风除湿，消肿止痛；枳壳行气止痛。诸药合用，具有消肿止痛、清热燥湿、收敛生肌之功效。不仅可以清洁肛门污垢及创面的分泌物，抑制多种致病菌，并预防伤口感染、水肿，还能显著改善局部血液循环，促进创面痂皮软化，促使肉芽组织新生、坏死组织脱落，促使创面快速填充修复，加速创面的愈合。本次研究证实，该治疗办法能够促进肛瘘术后创面愈合，提高临床治疗效果，最大限度减轻患者的痛苦，提高患者的生活质量，缩短疗程，促进患者早日康复。值得临床推广。

消肿促愈汤溻渍促进肛周脓肿术后创面愈合及对血清超敏 C 反应蛋白、白介素 –6 水平的影响

雷 倩 沙静涛

【摘要】目的：观察消肿促愈汤溻渍对肛周脓肿患者术后的超敏 C 反应蛋白（hs-CPR）及血清白介素 –6（IL –6）水平的影响。方法：选取于西安市中医医院确诊为肛周脓肿，并行肛周脓肿根治术的患者 60 例为研究对象，采用随机法分为治疗组和对照组各 30 例，两组患者术后均常规给予抗炎、止血、对症、支持治疗。不同之处是：术后治疗组予消肿促愈汤溻渍，对照组予生理盐水溻渍，观察两组患者术前、术后 3d、7d 超敏 C 反应蛋白及血清白介素 –6 的水平变化，术后 7d 创面分泌物计量评分、临床疗效及创面愈合时间。结果：两组术后超敏 C 反应蛋白及白介素 –6 水平均高于术前，术后 3d 两组超敏 C 反应蛋白及白介素 –6 水平无统计学意义（$P > 0.05$），术后 7d 两组血清炎症因子均较术后 3d 明显下降，且治疗组较对照组下降明显，具有统计学意义（$P < 0.05$）；治疗组患者分泌物计量评分、临床疗效及创面愈合时间均显著优于对照组。结论：消肿促愈汤溻渍可抑制肛周脓肿患者术后促炎因子产生，减轻术后的应激性炎症，缩短创面愈合时间，疗效显著。

【关键词】肛周脓肿术后；消肿促愈汤；溻渍；超敏 C 反应蛋白；血清白介素 –6

肛周脓肿，属于中医"肛痈""盘肛痈""坐马痈"范畴，是发生于肛门直肠周围间隙的急、慢性化脓性感染疾病，常突然发病，以肛周局部突发红肿、疼痛的包块为主要症状，甚者出现发热、恶寒等全身症状，是肛肠科常见病、多发病。随着生活水平的提高及饮食复杂化，近几年肛周脓肿的发病率较前显著升高。对于健康人来说，肛周脓肿一旦形成，首选外科手术治疗。手术虽能彻底清创引流达到根治，但因其本身属于一种创伤性操作，术后巨噬细胞系统激活，促炎因子释放增多，引发应激性炎症反应；即使巨噬细胞能清除坏死物质，但炎症反应时间过长或发生炎症反应的范围过大，组织的损伤程度都将会加重，引起创面分泌物增多，创面水肿，最终影响愈合。因此如何降低肛周脓肿患者术后的应激反应及炎症反应，减少创面分泌物，加快创面愈合成为临床

医生亟须解决的问题。研究发现血清超敏 C 反应蛋白和白介素 – 6 是早期炎症反应的敏感指标，是临床常用来检测炎症反应的血清因子。

随着人们对祖国传统医学关注度的提升，近几年中医药外用促进创面愈合受到临床医生的青睐，并且取得了一定疗效。本课题研究了消肿促愈汤溻渍对肛周脓肿术后血清炎症因子水平的影响，现将研究报道如下。

1 资料与方法

1.1 一般资料

选取 2018 年 9 月至 2019 年 4 月西安市中医医院确诊为肛周脓肿，并行肛周脓肿根治术的患者 60 例为研究对象，采用随机法将 60 例患者分为治疗组和对照组各 30 例。治疗组：男性 18 例、女性 12 例，年龄 21～57 岁，病程 30(±16)d，对照组：男性 20 例、女性 10 例，年龄 18～55 岁，病程 23(±11)d。治疗组与对照组男女比例、年龄、病程长短对比差异无统计学意义($P > 0.05$)，研究具有可比性。

1.2 诊断标准

上述 60 例患者依照《中医病证诊断疗效标准》中的诊断标准，确诊为肛周脓肿。

1.3 纳入标准

①符合《中医病证诊断疗效标准》中肛周脓肿诊断标准；②年龄为 18～65 岁；③肛门功能及形态正常，之前无肛瘘及肛周脓肿手术史；④排除手术禁忌证后同意手术者；⑤术后未使用其他促进创面愈合的药物；⑥能遵嘱执行，并定期复诊者。

1.4 排除标准

①不能耐受手术者，如患有严重循环系统疾病、呼吸系统疾病、血液系统疾病、内分泌紊乱疾病、癌症肿瘤病、精神病者；患直肠黏膜内脱垂、肛门直肠神经官能症、肛周皮肤病、性病者；妊娠期及哺乳期的妇女。②因外伤引起的肛周脓肿。③18 岁以下或者 65 岁以上患者。④患有结核或肠道克罗恩病，影响创面愈合者。⑤患有糖尿病，且血糖控制不佳，影响创面愈合者。⑥用药中局部或全身出现过敏或者不舒服者。⑦抗生素使用时间≥3d。⑧不符合纳入标准，不能遵医嘱执行，未能按时复诊者。

1.5　治疗方法

1.5.1　一般准备

术前检查血尿粪常规、肝肾功能、凝血系列、输血九项、胸片及心电图，排除绝对手术禁忌证后，向患者及家属告知病情、手术详情及手术风险，患者及家属同意手术后签署手术知情同意书，常规肛周备皮及肠道准备，术前6h禁食、禁水。麻醉均采用硬腰联合麻醉，手术方式根据脓肿的范围及深度的不同采用相适宜的手术方式（肛周脓肿切除术、肛周脓肿切开挂线术、低切高挂配合支管旷置引流术）。术后交代患者去枕平卧6h，6h内禁食禁水，6h后流质饮食，2d后恢复正常饮食（禁食辛辣刺激食物），予以止血、止痛、营养支持等治疗，抗生素常规使用3d以预防感染，口服痔瘘内消丸（院内制剂）或聚乙二醇4000预防术后大便干燥、排便困难；口服地奥司明片改善肛周微循环预防创面水肿；口服致康胶囊预防术后出血。两组患者均于术后48h排便，准备治疗换药，每日1次。两组患者均对其进行依从性监督。

1.5.2　治疗组

术后第2天开始用消肿促愈汤溻渍，具体方药：马齿苋30g，侧柏叶15g，苍术15g，防风15g，枳壳15，土茯苓30g，黄柏20g，蒲公英30g，白及15g，地榆15g；上述药由本院煎药房煎制封袋（每袋250mL）。

溻渍方法：患者便后先予以消肿促愈汤药液将肛周冲洗干净，取一袋药液放入盆中，倒入开水加热至合适温度，取医用消毒纱布置于一次性消毒碗盘中，将纱布用加热好的中药药液浸湿，患者采用侧卧位双腿屈曲，将肛周创面充分暴露，护士将温度适宜、带有药液的纱布敷于创面，一般每次20~30min，其间可更换纱布，每天2次。

1.5.3　对照组

术后第2天患者便后用温水清洗干净后，予以温度适宜的生理盐水溻渍，方法同治疗组。

1.6　观察指标

1.6.1　生化指标

取两组患者入院当天、术后3d和7d空腹静脉血5mL各两管，一管测超敏C反应蛋白含量；另一管以2000r/min离心20min，使用酶联免疫吸附试验（ELISA）检测血清白介素-6的含量，操作步骤同操作规范。

1.6.2　创面分泌物计量

术后7d对两组患者进行分泌物评分。评分标准如下：0分为无分泌物，敷料无浸湿；1分为创面分泌物少量，敷料浸湿面积＜1/3；2分为创面分泌物适中，敷料浸湿面积1/3～2/3；3分为创面分泌物较多，敷料浸湿＞2/3。

1.6.3 创面愈合时间

肉眼观察从术后第1天至创面完全上皮化所需要的时间。

1.6.4 临床疗效评定

参照《中医肛肠科病证诊断疗效标准》于术后3周评价临床疗效。痊愈：临床症状、体征完全消失，创面完全上皮化。显效：临床症状、体征明显缓解，创面上皮面积缩小≥75%。好转：临床症状、体征有所缓解，创面愈合情况一般，创面上皮面积缩小25%～75%。无效：临床症状、体征无改善，创面无愈合。

1.7 统计学方法

使用SPSS 22.0统计软件进行数据分析，计量资料使用$\bar{x} \pm s$表示，使用独立样本t检验；计数资料使用χ^2检验。$P < 0.05$差异有统计学意义。

2 结 果

2.1 血清炎症因子水平

两组术前、术后不同时间点血清超敏C反应蛋白及血清白介素-6水平的比较。两组术后血清超敏C反应蛋白及白介素-6水平均高于术前，术前及术后3d治疗组与对照组炎症因子水平相比较无统计学差异，术后7d治疗组炎症因子水平较对照组明显下降，具有统计学意义（$P < 0.05$）。详见表4-4。

表4-4 治疗组与对照组手术前后各血清炎症因子水平变化比较（$\bar{x} \pm s$）

观察指标	组别	术前	术后3d	术后7d
IL-6	治疗组	18.142 ± 13.989	22.628 ± 12.667	9.739 ± 6.761*
	对照组	18.469 ± 13.137	21.659 ± 12.637	18.240 ± 9.905

注：*与对照组比较，$P < 0.05$

2.2 术后7d创面分泌物计量评分

详见表4-5。

表4-5 治疗组与对照组术后7d创面分泌物评分（χ^2，例%）

	评分			P
	1	2	3	
治疗组（$n = 30$）	18(60.00%)	10(33.30%)	11(36.67%)	0.029
对照组（$n = 30$）	11(36.67%)	9(30.00%)	10(33.33%)	

2.3 创面愈合时间

治疗组创面愈合时间 23.883(±5.509)d 较对照组 29.367(±9.929)d 显著缩短($P < 0.05$)，具有统计学意义。

2.4 两组临床疗效

详见表 4 – 6。

表 4 – 6 两组临床疗效比较(χ^2，例%)

组别	例数	痊愈	显效	好转	无效	P
治疗组	30	10(33.33%)	13(43.33%)	7(23.33%)	0(0)	
对照组	30	2(6.67%)	18(60.00%)	10(33.33%)	0(0)	0.036

3 讨 论

肛周脓肿是肛周化脓性疾病，好发于青壮年男性，针对其病因 1961 年 Parks 便提出了肛门隐窝腺感染学说，指出绝大多数非特异性的肛周脓肿是由肛腺感染和肛腺导管堵塞引发的，大多发生在肛门腺所在的括约肌间隙后部。对脓肿患者抽取的脓液进行细菌培养发现大肠埃希菌、金黄色葡萄球菌等为常见致病菌。此病起病急、病情发展迅速，若不及时治疗脓肿可沿着肌间隙蔓延至全身发展为坏死性筋膜炎或脓毒血症等，引起休克，严重者可危及生命。因此脓肿一经形成当选外科手术治疗，手术治疗原则是：及时切开排脓，引流通畅、彻底，防止感染扩散，正确处理原发感染的肛腺(内口)，尽量避免二次手术。但在手术中术者常面临两种难题，一是若切口做小，术后常达不到引流通畅、彻底，出现假性愈合或者桥型愈合，导致二次感染而复发；二是若切口做大，手术所诱发的应激反应和炎症反应明显，使得愈合时间延长，创面愈合时间一旦延长则发生愈合不良的风险也随之增高。然而评价手术质量的指标就是创面的愈合情况；因此在这两者间找到一个平衡点极为重要。

众所周知，创面愈合是组织的自我修复过程，由炎症反应期、创面修复期、组织塑形期三期组成，但炎症反应存在于整个创面愈合过程，不单单只存在于炎症反应期，炎症反应过强或者过弱均会对创面愈合产生影响，可见术后控制炎症反应对创面愈合有很重要的影响。研究发现血清超敏 C 反应蛋白和血清白介素 – 6 是早期炎症反应的敏感指标。促炎因子白介素 – 6 具有抗感染、刺激炎症细胞生长、促进细胞分化和加速细胞急性期蛋白合成的作用，当血浆中白介素 – 6 水平升高时往往反映机体出现感染、创伤等应激反应，因其敏感性高，故可作为早期诊断脓毒血症及判断愈后的指标。超敏C反应蛋白是临床实验室采用超敏检测技术，可准确检测低浓度C反应蛋白，提高临床预判的正确度，是区分低炎症状态的灵敏指标。

肛周脓肿，归属于中医学"肛痈、盘肛痈、坐马痈"，对其病因《外证医案汇编》云："肛痈者，即脏毒之类也，始起则为肛痈，溃后即为痔漏。病名虽异，总不外乎醉饱入房，膏粱厚味，炙煿热毒，负重奔走，劳碌不停，妇人生产努力，以上皆能气陷阻滞，湿热瘀毒下注，致生肛痈"，指出此病多属实证，多因过食辛辣厚腻之物，湿热毒邪内生，下注肛门所致；肛痈之治法古文言"脓成决以刀针"，可见古代中医也提倡手术治疗肛周脓肿，但"决以针刀"只是治其标，术后机体仍滞留产生疾病的致病因素加之局部气血运行不畅，因此术后创面仍存在湿、热、毒、瘀的特点，由此可见，湿热毒邪贯穿于该病的发病及术后各个病理生理过程。中医以"整体观"和"辨证论治"为指导原则，强调同一疾病因个体不同用药不同、疾病的不同阶段用药不同，对肛肠疾病手术所致的并发症如创面水肿、疼痛、愈合迟缓等问题发挥了极大作用。古代医家对于中医外科疾病的治疗总结出三大治法，分别是"消、托、补"，结合《素问·上古天真论》："实者泻之""热者寒之"的理论指导，基于上述病因病机，我们总结出肛痈患者术后应以清热燥湿、消肿止痛、收敛生肌为治疗原则，基于上述病因病机自拟消肿促愈汤。

消肿促愈汤药物组成为马齿苋、侧柏叶、苍术、防风、枳壳、土茯苓、黄柏、蒲公英、白及、地榆。方药中马齿苋、黄柏、土茯苓具有清热解毒、燥湿之效；蒲公英清热解毒，消肿散结；侧柏叶消肿散毒，凉血止血；苍术、防风运脾除湿；枳壳行气止痛。白及、地榆凉血生肌。现代药理研究发现：在马齿苋提取液中发现对志贺菌、大肠埃希菌具有很强的抑菌作用，在动物实验中发现其多糖对小鼠腹腔巨噬细胞的吞噬率和吞噬指数有明显提升，可促进淋巴细胞的转化，加强免疫力；侧柏叶提取出的挥发油在抑制细菌生长方面有很强的作用；苍术在抑菌消毒、抗炎等方面有很强作用；防风在抗菌、抗炎、解热镇痛、抗过敏等方面有很大优势；蒲公英具有抗内毒素、加强免疫力、广谱抗菌作用，研究发现其对金色葡萄球菌、表皮葡萄球菌、溶血性链球菌、卡他球菌均有明显的抑制作用。秦瑞等通过对土茯苓的水煎液研究发现，土茯苓在体外抑菌方面具有较强作用，在治疗湿疹伴发金黄色球菌感染方面有很好的疗效；殷网虎等在对土茯苓的提取液研究中发现，在抑制耐药菌生长这一方面，相对于传统的抗生素，土茯苓更具有优势，尤其是对耐药埃希大肠杆菌效果更好。付小梅等通过色谱法从枳壳中黄酮类成分分离出柚皮苷，对柚皮苷用光谱解析，发现柚皮苷对金黄色葡萄球菌、大肠杆菌、痢疾和伤寒杆菌有显著的抑制作用。张莉通过对黄柏及其复方提取物的研究，发现其对大肠杆菌的抑制效果较好，并且其复方制剂抑菌谱更广；吕燕宁等将黄柏用于小鼠实验中，发现黄柏可以抑制免疫反应，减轻炎症反应，是因为其对小鼠 DTH 有一定抑制效果；通过对野菊花的挥发油研究发现，其在体外对某些细菌有抑制作用，如金黄色葡萄球菌、大肠杆菌、白喉杆菌、结核杆菌及白色念珠菌等；同时还发现因异性蛋白引起的炎症反应，使用效果较好的是野菊花的水提取物，对化学性致炎因子引起的炎症反应，使用效果较好的是其挥发油。

上述药采用的溻渍疗法，是中医传统外治法之一，《辞海》释："演，浸，泡。"又称湿敷法，是中药熏洗疗法的一种。将饱含药液的纱布或棉絮敷于患处局部谓之溻，将患处浸泡于药液之中谓之渍，二者组合于一起谓之溻渍疗法，如《医宗金鉴》曰："软帛叠七八重，蘸汤勿令大干，复于疮上，两手轻按片时，帛温再换，如此再按四、五次，可以洗通血气，解毒止痛去瘀也。"现代研究发现溻渍原理类似于主动运动，使低浓度的渗出液流向高浓度的药液，从而使创面渗出减少或渗出停止，促进炎症的消退。

此次临床研究基于手术及术后抗炎、止血对症治疗的基础上，治疗组予自拟的消肿促愈汤溻渍创面，对照组予以生理盐水溻渍创面，通过观察发现术后炎症因子水平均高于术前，术后 3d 各炎症因子水平均呈下降趋势，但用消肿促愈汤溻渍的治疗组较对照组下降更快，且治疗组的分泌物评分、临床疗效及创面愈合时间显著优于对照组。由此可见肛周脓肿患者术后予消肿促愈汤溻渍能减轻术后的炎症反应，促进创面愈合，减轻患者痛苦。作用机制可能是，在中医整体观念指导下，外用中药一方面可以增强机体免疫力，激活、趋化巨噬细胞，促使巨噬细胞向伤口靠近，吞噬、溶解并清除组织坏死物质和异物，溶菌酶从血液中渗出控制感染，减轻炎症反应；另一方面消肿促愈汤中加入白及、地榆等药，可祛腐生肌、加快创面愈合。

肛周脓肿是肛肠科难治性疾病，对于脓肿的治疗，手术虽是首选治疗，但手术的结束并不代表疾病结束，术后创面的愈合情况才是决定手术成败的关键。因此在临床中我们万不可因为手术的结束而放松警惕。目前越来越多的文献及临床研究证明中医药在术后创面愈合中可起到重要作用。作为临床医生，我们应不断探索进行实践，进行更深一步研究，发扬中医药的魅力，为患者减轻痛苦。

自拟中药灌肠方剂治疗溃疡性直肠炎的疗效及对患者血清 D - 二聚体、血小板计数、血小板平均体积的影响

张　新　沙静涛　曾　进

【摘要】目的：观察自拟中药灌肠方剂治疗溃疡性直肠炎的疗效，并探讨其对患者血清 D - 二聚体(D-D)、血小板计数(PLT)、血小板平均体积(MPV)的影响。方法：选取 2017 年 1 月至 2018 年 1 月来西安市中医医院肛肠科进行治疗的 68 例溃疡性直肠炎患者为研究对象，采用随机数表法将其分为观察组和对照组，每组 34 例。对照组患者采用康复新液口服治疗，观察组采用中药灌肠方剂治疗，均连续治疗 1 个月。比较两组患者的临床疗效、治疗前后两组患者的身体各项指标(D-D、PLT、MPV)的变化，以及治疗期间出现的不良反应情况。结果：治疗后，观察组患者的治疗总有效率为 91.18%，明显高于对照组的 70.59%，差异有统计学意义($P < 0.05$)；治疗前，两组患者的 PLT、MPV、D-D 指标比较差异均无统计学意义($P > 0.05$)；治疗后，两组患者的 PLT、MPV、D-D 指标均较治疗前明显改善，且观察组改善较对照组更明显，差异均有统计学意义($P < 0.05$)；观察组患者治疗期间的不良反应总发生率为 8.82%，明显低于对照组的 32.35%，差异有统计学意义($P < 0.05$)。结论：采用中药灌肠方剂治疗溃疡性直肠炎安全且有效，值得临床推广应用。

【关键词】溃疡性直肠炎；中药灌肠方剂；临床疗效；血清 D - 二聚体；血小板计数；并发症

溃疡性直肠炎(ulcerative rectitis，UR)是一种以血性腹泻、腹痛、呕吐等为主要症状的慢性非特异性溃疡性病变，其发病原因较复杂尚未明确，现多方面研究表明其可能与遗传、心理状况、免疫系统发生病变等有关。UR 早期的临床症状是血性腹泻，还会有腹痛、便血、呕吐等症状发生，严重者甚至会出现肝功能障碍、皮肤病变等。UR 目前不仅在国外属于高发疾病，在国内也是逐年上升，引起了医学界的高度重视。5 - 氨基水杨酸(5 - ASA)制剂联合糖皮质激素或免疫抑制剂是目前常用于治疗 UR 的方式，但因其为口服类药物，毒性较大且远期疗效差。中医学认为，溃疡性直肠炎属于"肠澼""痢疾"等范畴，治疗主要以"祛湿化瘀"为原则。中药灌肠是一种局部用药方式，在临床上有明显的治疗效果。本

研究旨在观察自拟中药灌肠方剂治疗溃疡性直肠炎的疗效，并探讨其对患者血清 D–二聚体（D-D）、血小板计数（PLT）、血小板平均体积（MPV）的影响。

1 资料与方法

1.1 一般资料

选取 2017 年 1 月至 2018 年 1 月在西安市中医医院肛肠科治疗的 68 例溃疡性直肠炎患者为研究对象。所有患者均符合 2000 年中华医学会关于炎症性肠病的诊断标准，且病情均属于轻度和中度阶段。排除标准：①重度溃疡性直肠炎者；②伴有直肠息肉、直肠前凸、直肠肿瘤者；③肛门不适合进行灌肠治疗者。采用随机数表法将患者分为观察组和对照组，每组 34 例。观察组中男性 19 例，女性 15 例；年龄 28～61 岁，平均 39.4（±3.4）岁；病程 7 个月至 5 年，平均 2.5（±0.5）年。对照组中男性 18 例，女性 16 例；年龄 29～61 岁，平均 39.3（±3.5）岁；病程 7 个月至 5 年，平均 2.6（±0.3）年。两组患者的一般资料比较差异均无统计学意义（$P > 0.05$），具有可比性。本研究经本院医学伦理委员会批准，所有患者均签署知情同意书。

1.2 治疗方法

对照组患者采用康复新液（生产企业：四川好医生攀西药业，国药准字：Z51021834）口服，每次 10mL，每天 3 次，连续服用 1 个月。观察组采用本科室自行拟定的中药灌肠方剂，药方由马齿苋、败酱草、蒲公英、白头翁、野菊花、黄芩、黄柏混匀熬制。使用方法：在患者将大小便排空的基础上，中药灌肠方剂小火加热到 38℃ 左右，取患者胸膝位，略微高于臀部。将 50mL 生理盐水与 50mL 中汤药混合，吸入输液器里，使用去掉针头的输液器，末端涂抹润滑剂，插入患者肛门至直肠，进行缓慢滴注，直至混合液滴注完。在灌肠结束后，患者保持左侧卧位或平卧位，将臀部略微抬高休息 1h 左右，使灌肠液充分吸收。连续治疗 1 个月。两组患者治疗期均补充充足营养，多食用易消化、富含维生素食物，以流食为宜。

1.3 观察指标

比较两组患者的临床疗效、治疗前后两组患者的身体各项指标（D-D、PLT、MPV）的变化，以及治疗期间出现的不良反应情况，其中不良反应包括肛门坠胀、腹胀腹痛、呕吐、药液保留不足、黏液脓血便等。

1.4 疗效评价标准

有效：通过结肠镜检查，临床症状得到控制，身体恢复正常。好转：通过结肠镜检查，临床症状减轻，身体有了明显好转。无效：通过结肠镜检查，身体或症状未好转，甚至加重。总有效率＝有效率＋好转率。

1.5 统计学方法

应用 SPSS 17.0 统计学软件进行数据分析，计量资料以均数 ± 标准差($\bar{x}$ ± s)表示，组间比较采用 t 检验；计数资料比较采用χ^2检验。以 $P < 0.05$ 表示差异有统计学意义。

2 结 果

2.1 两组患者的临床疗效比较

治疗后，观察组患者的治疗总有效率为 91.18%，明显高于对照组的 70.59%，差异有统计学意义($\chi^2 = 4.660$，$P = 0.031 < 0.05$)，参见表 4 - 7。

表 4 - 7 两组患者的临床疗效比较(例)

组别	例数	有效	好转	无效	总有效率
对照组	34	4	20	10	70.59%
观察组	34	9	22	3	91.18%

2.2 两组患者治疗前后的 PLT、MPV、D-D 水平比较

治疗前，两组患者的 PLT、MPV、D-D 指标比较差异均无统计学意义($P > 0.05$)；治疗后，两组患者的上述指标与治疗前比较均有明显改善，且观察组改善优于对照组，差异均有统计学意义($P < 0.05$)，参见表 4 - 8。

表 4 - 8 两组患者治疗前后的 PLT、MPV、D-D 水平比较($\bar{x}$ ± s)

组别	例数	时间	PLT($\times 10^9$/L)	MPV(fL)	D-D(mg/L)
对照组	34	治疗前	314.3 ± 30.4	7.46 ± 0.55	0.37 ± 0.05
		治疗后	251.1 ± 26.6	10.59 ± 0.48	0.28 ± 0.06
		t	5.706	6.301	6.445
		P	0.031	0.023	0.022
观察组	34	治疗前	313 ± 26.1	7.51 ± 0.64	0.38 ± 0.04
		治疗后	225 ± 22.3[a]	11.63 ± 0.32[a]	0.24 ± 0.06[a]
		t	7.883	6.779	7.336
		P	0.009	0.019	0.011

与对照组治疗后比较，[a]$P < 0.05$

2.3 两组患者治疗期间不良反应比较

观察组患者疗期间不良反应的总发生率为 8.82%，明显低于对照组的 32.35%，差异有统计学意义（$\chi^2 = 5.757$，$P < 0.05$），参见表 4 - 9。

表 4 - 9　两组患者治疗期间不良反应比较

组别	例数	肛门坠胀	腹胀腹痛	呕吐	药液保留不足(2h 内)	黏液脓血便	总发生率
观察组	34	1	0	0	2	0	8.82%
对照组	34	4	2	1	3	1	32.35%

3　讨　论

医学上将直肠发生的炎症统称为直肠炎，其中 UR 属于常见的一种，属于慢性溃疡性病变。其症状表现的主要根源是肠功能发生了紊乱，影响肠胃代谢，最终导致排便不畅。UR 早期直肠或小肠会出现间歇性出血、便秘等。继续恶化会出现少量血便、左下腹痛等。根据国家癌症部门统计显示，我国大肠癌发病率和死亡率均比较高，而 UR 是引起大肠癌的重要因素。所以 UR 一定要在早期进行治疗，否则患者的肠黏膜很容易进一步受到损伤，最终影响到患者的肠蠕动功能。这样癌变概率会升高，可能会发展成肠癌，对患者的生命安全造成严重威胁。目前关于 UR 的发病机制及发病因素尚不完全明确。随着研究的深入，不少学者认为 UR 的发生与遗传因素、免疫因素、环境变化、血液状态、肠道菌群分布等密切相关。

有研究表明，UR 产生的腹泻症状易造成肠道菌群生态平衡发生紊乱，肠道黏膜屏障损害会加速腹泻等症状，有害菌及其产生的毒素刺激肠黏膜引发或加重结肠炎，所以肠道菌群失衡是产生 UR 的重要病因。为了改善溃疡症状，重建肠道菌群环境是治疗的重要一步。在传统治疗过程中，长时间服用抗生素类药物，不仅会杀灭有益菌、刺激肠黏膜，而且长期或过量服用副作用加大，对患者身体产生巨大的损害。中药的药效虽然慢，但副作用小，对患者的肠道损害小。同时手术治疗也存在诸多弊端，因为直肠末端出口部位就是肛门，如果患者癌组织离肛门太近，手术治疗会对肛门产生严重的损害，术后影响正常排便。研究表明，在 UR 发生时血液会呈现高凝状态，血流减慢，导致肠黏膜发生坏死而形成溃疡，故凝血异常可能是 UR 发病的重要因素。国内外研究表明，当凝血发生异常、血流速度减缓会导致肠黏膜缺血坏死，部分有溃疡情况产生，因此血液高凝会加重直肠炎的溃疡，故改善血液的黏稠程度是治疗 UR

的关键。在本研究所选指标中，D-D 是血栓前状态的重要指标，其含量升高可作为血液高凝的标志。血小板是止血或血栓形成过程重要的递质，UR 活动期间 MPV 含量会减小。本研究显示，治疗后，两组患者与治疗前比较均明显改善且观察组优于对照组（$P < 0.05$），与高宗跃等的研究结果一致。对 UR 如何影响 PLT、MPV、D-D 等指标的含量，机制尚不十分明确，有待进一步研究。

中药灌肠相比较药物口服治疗可以直达患病部位发挥治疗作用，高浓度的药物可以直接作用于病灶。可通过直肠下静脉丛进行吸收，减少通过肝脏的路径，提高药物利用率，最终提高药效，避免消化液中的酶或因子对药物的影响。赵书刚研究显示，中药灌肠联合皮内针治疗的总有效率可达到 88.68%，与本文研究结果 91.18% 很接近，基本一致。中药灌肠可使药物充分作用于疾患处，药物的吸收率较高，临床疗效更佳。中医认为，UR 在临床上以"脾虚湿热"最常见，湿热胶着，病情复杂，治疗时间长，反复发作，难以治愈。UR 病位在大肠，与脾胃等功能关系密切，因此 UR 治疗以健脾益气，清热祛湿为主。本研究对观察组患者采用中药灌肠方剂，药方中蒲公英与败酱草可解食毒，散滞气，化热毒，消恶肿；马齿苋全草主治赤白痢疾、赤白带下、肠炎、淋病；当归补血又活血；白头翁清热解毒，凉血止痢，燥湿杀虫；黄芪补气；黄芩不仅止血收湿，还具有抗血小板大量凝集的作用；黄柏可清热解毒，泻火燥湿，主治急性细菌性痢疾、急性肠炎、泌尿系统感染等炎症。诸药相合，可清热祛湿、活血化瘀。降低了肛门坠胀、大出血、呕吐、药液保留不足、黏液脓血便等不良反应的发生。本研究显示观察组的不良反应发生率由 32.35% 降至 8.82%，促进直肠溃疡黏膜修复，促进了患者恢复。表明本次使用的自拟中药灌肠方剂不仅对内可以活血化瘀，改善 UR 患者血液的高凝状态，降低了血液的黏稠度，且治疗过程中安全性更高，吸收率更好，达到了标本兼治的疗效。

综上所述，中药灌肠方剂治疗溃疡性直肠炎，能够明显提高临床疗效，降低不良反应发生率，改善血液高凝状态，促进患者恢复。

益气养血汤联合痔炎冲洗灵治疗肛周脓肿合并糖尿病患者切开对口引流挂线术后创面愈合的影响

张 新

【摘要】目的：探讨益气养血汤加减方内服联合痔炎冲洗灵局部熏洗对肛周脓肿合并糖尿病患者切开对口引流挂线术后创面愈合的影响。方法：采用抽签方式将100例肛周脓肿合并糖尿病患者分为两组。对照组50例术后选择高锰酸钾溶液进行局部熏洗治疗；观察组50例患者术后采用痔炎冲洗灵局部熏洗与益气养血汤加减方内服的方式进行联合治疗。记录两组患者术后疼痛和瘙痒消失、腐肉脱落、新生上皮出现、创面渗液分泌物消失和创面愈合时间；对比两组术后7d、14d、21d创面面积缩小率及临床效果。结果：与对照组比，观察组术后康复治理后疼痛消失、瘙痒消失、腐肉脱落、新生上皮出现时间及不同大小创面渗液分泌物消失和创面愈合时间均明显缩短，术后康复治疗第7、14、21天创面面积缩小率显著增大，组间差异具有统计学意义（$P<0.05$）。术后康复治疗21d，观察组临床效果显著优于对照组，组间差异具有统计学意义（$P<0.05$）。结论：痔炎冲洗灵局部熏洗与益气养血汤加减方内服可更好地加速肛周脓肿合并糖尿病切开对口引流挂线术后腐肉脱落，促进新生上皮组织生长及创面愈合。

【关键词】肛周脓肿；糖尿病；切开对口引流挂线术；益气养血汤；中药熏洗；创面愈合

肛周脓肿是肛肠科常见急症，是肛腺及肛窦受细菌感染，从而导致肛门直肠及肛管周围软组织化脓的疾病，发病率达3%～5%。切开对口引流挂线术是临床治疗肛周脓肿的主要术式，可一期完成脓肿治疗。但也有报道显示，多数接受该术式治疗的患者易并发肛瘘，二次手术率高，不仅增加患者身体痛苦，而且增加其家庭经济负担；然该术式属于开放型手术，创面较大，加之排便影响，导致创面易发生感染，创面愈合时间延长，不利于患者术后康复。报道显示，糖尿病属于肛周脓肿诱发因素之一，患者免疫力低下，因此更易发生各类感染，且肛周脓肿合并糖尿病患者术后创面愈合较慢，术后并发症多。如何促进术后创面愈合、预防术后并发症、缩短患者康复时间是肛肠科医生的努力方向。长期研究发现，中医药在肛肠疾病治疗中具有独特优势，中药口服、坐浴、熏洗、针灸等均具有良好效果。笔者总结在阅读大量文献资料、总结大量临床经验的基础上，采用术后中药内服联合局部熏洗方式进行术后康复治疗，并取得较好效果。

1 资料与方法

1.1 一般资料

选择 2017 年 1 月至 2018 年 1 月在西安市中医医院肛肠科一病区接受诊治的肛周脓肿合并糖尿病患者 100 例作为研究对象。按照随机抽签方式对入选者进行分组，每组 50 例。对照组：男 31 例，女 19 例；年龄 25 ~ 72 岁，平均 45.75（±5.16）岁；病程中肛周脓肿 5d 至 3 个月，平均 25.36（±4.46）d，糖尿病 10 个月至 12 年，平均 7.01（±1.22）年；创面纵径 <2cm 7 例、2 ~ 5cm 28 例、>5cm 15 例。观察组：男 28 例，女 22 例；年龄 23 ~ 75 岁，平均 45.47（±5.32）岁；病程中肛周脓肿 8d 至 3 个月，平均 25.01（±4.66）d，糖尿病 8 个月至 12 年，平均 7.15（±1.20）年；创面纵径 <2cm 9 例、2 ~ 5cm 28 例、5cm 以上 13 例。

两组患者基线资料分布差异无统计学意义（$P > 0.05$），不影响研究结果。患者均符合《中国 2 型糖尿病防治指南》对糖尿病的定义标准，同时患者临床症状、体征符合中华中医药学会制定的《中医肛肠科常见疾病诊疗指南》中对肛周脓肿的定义标准，即肛周局部出现红肿、疼痛，有压痛感和波动感等。

纳入标准：符合糖尿病及肛周脓肿诊断标准；符合手术指征；无凝血功能障碍；无药物过敏史；研究开始前 3 个月内未接受过其他药物治疗者；治疗依从性良好，能配合研究进行者。

排除标准：合并严重肝肾功能异常；合并恶性肿瘤、心脑血管及其他感染性疾病者；妊娠或哺乳期女性；中途退出研究者。

1.2 治疗方法

入选者入院后均接受切开对口引流挂线术实施肛周脓肿治疗，同时在手术前后均使用降糖药物控制血糖。术后 6h 内禁食，6h 后恢复半流质食物，2d 后恢复正常饮食；常规抗生素抗感染用药 3d，同时进行常规外科换药。对照组患者术后均选择 1∶5000 的高锰酸钾溶液进行局部熏洗坐浴治疗：取 0.4g 的高锰酸钾溶于 2000mL 的开水中；之后将混合均匀的溶液放置于坐浴架上，先对患处进行 5min 左右的熏洗治疗，待坐浴溶液降至 36℃左右时，开始坐浴冲洗，持续 10min，坚持每日 1 次。观察组患者则选用痔炎冲洗灵进行局部熏洗坐浴治疗：野菊花 30g，青黛 6g，花椒 20g，朴硝 9g，大黄和硼砂各 3g，冰片 0.5g，白矾和儿茶各 1 钱。取上述中药用纱布包好，放入浴盆中，加入 2000mL 开水浸泡 15min；随后将浴盆置于坐浴架上，先对患处熏洗 5min 左右，待药液降至 36℃ 左右时，开始坐浴冲洗，持续 10min，坚持每日便后和睡前各 1 次。同时，在此期间每天坚持服用益气养血汤加减方剂。主方：炙黄芪 30g，党参和山药各 20g，当归、熟地黄、丹参、川芎、白芷各 15g，白及 10g，炙甘草 6g。血瘀证者加红花、桃仁；湿热甚者加薏苡仁、黄连、黄柏、苍术。加入煎煮至 200mL，分早晚两次服用，每日 1 剂。

1.3 疗效评价标准

记录两组患者术后疼痛及瘙痒消失时间、腐肉脱落时间、新生上皮出现时间、创面渗液分泌物消失时间和创面愈合时间。两组患者术后 7d、14d、21d 创面面积缩小率对比，创面面积缩小率 =（初始创面面积 − 当日面积）/初始创面面积×100%。依据文献报道肛周脓肿疗效评价标准对两组患者术后康复治疗 21d 临床效果进行评价。痊愈：创面上皮完全覆盖，瘢痕坚实，且后期 7d 内未发现创面溃烂。显效：创面缩小 75%，存在新鲜的肉芽组织，症状得到缓解。有效：创面缩小 25%，存在较新鲜肉芽组织，症状有所改善。无效：与治疗前比，创面虽新鲜，但面积缩小 < 25%，且新生肉芽组织少，症状未完全得到缓解。

1.4 统计学方法

数据分析选择 SPSS 17.0 统计学软件，以例数（%）形式表示等级计数资料，组间对比行 Kruskal-Wallis 检验；以 $\bar{x} \pm s$ 表示计量资料，组间对比行独立样本 t 检验。检验水平 $\alpha = 0.05$，均以 $P < 0.05$ 为差异具有统计学意义。

2 结 果

2.1 两组患者术后康复期疼痛缓解情况对比

与对照组相比，观察组术后康复治疗后疼痛消失、瘙痒消失、腐肉脱落及新生上皮出现时间均明显缩短，组间对比差异具有统计学意义（$P < 0.05$），参见表 4 − 10。

表 4 − 10　两组患者术后康复期疼痛缓解时间（d）

组别	n	疼痛消失	瘙痒消失	腐肉脱落	新生上皮出现
对照组	50	12.58 ± 2.23	6.85 ± 2.15	3.58 ± 0.63	7.84 ± 1.45
观察组	50	8.12 ± 1.26	4.45 ± 1.77	2.44 ± 0.33	6.51 ± 1.17

2.2　两组患者术后创面渗液和分泌物情况比较

与对照组比，观察组患者术后不同大小创面渗液分泌物消失时间和创面愈合时间均明显缩短，差异均存在统计学意义（$P < 0.05$），参见表4 – 11。

表4 – 11　两组患者术后创面渗液分泌物消失时间和创面愈合时间比较（d）

组别	创面渗液分泌物			创面愈合		
	<2cm	2～5cm	>5cm	<2cm	2～5cm	>5cm
对照组	8.01 ± 2.11	11.86 ± 2.26	15.92 ± 2.85	16.21 ± 1.41	23.75 ± 2.26	30.34 ± 2.75
观察组	5.97 ± 1.53	8.77 ± 2.32	11.18 ± 3.02	12.32 ± 2.26	18.18 ± 1.75	25.57 ± 1.96

2.3　两组患者术后康复治疗期间创面面积缩小率对比

与对照组比，观察组术后康复治疗第7、14、21天创面面积缩小率显著增大（$P < 0.05$），参见表4 – 12。

表4 – 12　两组术后康复治疗期间创面面积缩小率对比（%）

组别	n	第 7 天	第 14 天	第 21 天
对照组	50	15.14 ± 2.26	44.58 ± 2.64	69.08 ± 5.72
观察组	50	21.32 ± 2.78	55.58 ± 4.22	78.53 ± 6.33

2.4　两组肛周脓肿合并糖尿病患者术后康复效果比较

术后康复治疗21d，观察组患者临床效果显著优于对照组（$Z = -2.020$，$P < 0.05$），参见表4 – 13。

表4 – 13　两组肛周脓肿合并糖尿病患者术后康复效果比较

组别	n	痊愈	显效	有效	无效
对照组	50	4（8.00%）	43（16.00%）	3（6.00%）	0
观察组	50	9（18.00%）	41（82.00%）	0	0

3　讨　论

现代医学认为肛周脓肿是肠道细菌感染所致，其中葡萄球菌和链球菌为主要的致病菌。患者肛腺受致病菌侵袭后，炎症会波及肛门直肠周围的结缔组织。目前治疗肛周脓肿最为有效的方式为手术，而手术治疗是否彻底的关键在于原发感染病灶的发现与否，然而由于肛周脓肿位置的特殊性、病原菌的多样性和切口的敞开性，导致患者病程中发生以创口为中心的肛周滋水淋漓瘙痒、创面渗液、肉芽组织水肿、创面停止生长等现象，不仅会导致患者术后创面愈合缓慢，治疗费用增加；而且会增加患者痛苦，影响患者生活质量。

术后创面愈合是一个复杂的过程，包括肉芽组织形成、炎症反应、凝血、胶原合成和细胞在创口部位的增殖等，任何一个环节受损均会导致创面迁延不愈。中医对肛周脓肿病因病机论述较多，《灵枢·痈疽》中载有："寒气客于经脉之中则血泣……热胜则肉腐，肉腐则为脓。"中医认为，肛周化脓为湿热毒邪下注引起，术后患者局部气血运行受阻，不通则痛，久则化热，最终导致术后创面愈合缓慢，影响患者术后康复。鉴于此，笔者对在本科室进行手术治疗的患者术后辅以中药局部熏洗及中药内服联合治疗。直接对患处予以药物熏洗，在温热和药物双重作用下，患处血管扩张，不仅能加速局部血液和淋巴循环，而且能通过对神经和血管系统的刺激，达到舒经活络、调养气血的功效。痔炎冲洗灵方中野菊花具有消肿解毒、疏风散热的功效，可增强毛细血管完整性，提高抵抗力；青黛抗炎，抗菌消肿，镇痛；大黄止血镇痛，消炎抗菌；硼砂、白矾、儿茶均有抗菌效应；花椒含有的挥发油具有很好的止痛止痒功效，同时对金黄色葡萄球菌、肺炎双球菌等具有一定的抑制作用。诸药合用可发挥消肿止痛、抗炎抗菌之功效，以缓解患者术后疼痛及创面愈合过程中的瘙痒感，同时抑制病灶区域细菌生长，加速创面的愈合，提高临床治疗效果。内服的益气养血汤加减方中黄芪、党参、茯苓、白术及甘草为补气之药，可资助化元，摄津生肌。其中黄芪素以"补气之最"著称，为补气之司令、补血之精华，可敛创生肌、托毒排脓，增强机体免疫力；党参具有补益中气、生津养血之功效；当归可补血止痛，生肌长肉，同时具有凉润之功效，与黄芪、党参等合用，使之补而不热；山药补而不滞，健脾补气，养精益胃；地榆凉血止血，清热收敛；白芷生肌止痛，排脓活血；白及消肿生肌。上述诸药联合，共奏阴阳气血并补、敛创生肌、消肿止痛之效。同时辨证加红花、桃仁以活血；薏苡仁、黄连、黄柏和苍术以祛湿散热。研究表明，黄芪、人参、炮姜、当归及川芎等中草药炮制而成的生肌膏具有促进溃疡创面细胞增殖、参与创面血管再生的作用。李伟等报道称，活血通络生肌方可促进糖尿病足溃疡面的愈合，具有改善局部炎症反应的作用。研究结果显示，与术后常规康复治疗的对照组相比，观察组术后康复治理后疼痛消失、瘙痒消失、腐肉脱落、新生上皮出现时间及不同大小创面渗液分泌物消失和创面愈合时间均明显缩短，术后康复治疗第7、14、21天创面面积缩小率显著增大，且术后康复治疗21d，观察组临床效果显著优于对照组。总之，术后辅以中药内服加中药局部熏洗治疗不仅能更好地改善症状，减轻患者伤痛，同时可促进上皮细胞增殖分化，加速创面愈合。

中药熏洗法联合针灸治疗痔疮临床观察

张　新　曾　进　沙静涛

【摘要】目的：观察中药熏洗法联合针灸治疗痔疮湿热壅滞证的临床疗效，以及对患者血清中白细胞介素－6(IL－6)、IL－1 和肿瘤坏死因子－α(TNF－α)水平的影响。方法：将 82 例痔疮患者按随机数字表法分为对照组和治疗组，每组 41 例。对照组外用复方双金痔疮膏治疗，每天 3 次。治疗组在对照组治疗的基础上加用中药熏洗法联合针灸疗法治疗。两组患者均连续治疗 2 周。观察两组患者症状评分、症状消失时间和临床疗效，记录两组患者治疗期间不良反应发生情况，并检测两组患者血清中 IL－1、IL－6 和 TNF－α 水平。结果：治疗后治疗组症状评分明显低于对照组，差异有统计学意义($P < 0.01$)；治疗组的疼痛、水肿和脱出物消失时间明显短于对照组，差异有统计学意义($P < 0.01$)；治疗组有效率为 95.12%，明显高于对照组的 75.61%，差异有统计学意义($P < 0.05$)；两组患者治疗期间均未出现明显不良反应；治疗后治疗组血清中 IL－6、IL－1 及 TNF－α 水平显著低于对照组，差异有统计学意义($P < 0.01$)。结论：中药熏洗法联合针灸治疗痔疮湿热壅滞证疗效显著，且能下调患者血清中 IL－6、IL－1 和 TNF－α 水平。

【关键词】痔疮；湿热壅滞证；中药熏洗法；针灸疗法；复方双金兰疮膏；中医药疗法

痔疮是临床常见外科疾病，调查显示，任何年龄段人群均有可能发病，且随着年龄增长病情会逐渐加重。痔疮以肛门处出现水肿、疼痛、出血、瘙痒甚至脱肛等为主要临床表现，可分为内痔、外痔、混合痔三类，且呈现反复发作、难以治愈等特点，对患者的工作、生活造成严重的影响。目前，临床治疗痔疮的疗法多样，但需遵循的原则是无症状的痔疮无须治疗，有症状的痔疮以减轻或消除症状为治疗目的。

近年来，中药治疗痔疮取得了显著疗效，不良反应较少，且中药外用、内服等疗法具有操作方便简单、患者痛苦少等优点。文献报道中药联合针灸对痔疮的治疗效果优于单纯中药干预，且复发率低。本研究采用中药熏洗联合针灸治疗痔疮湿热壅滞证疗效显著，现报道如下。

1 资料与方法

1.1 一般资料

所有患者均为2015年1月至2017年1月西安市中医医院就诊的痔疮患者82例，随机分为对照组和治疗组，每组41例。对照组：男26例，女15例；年龄27~62岁，平均40.44（±5.76）岁；病程1~4年，平均2.26（±0.35）年；外痔17例，内痔15例，混合痔9例。治疗组男28例，女13例；年龄29~65岁，平均39.81（±5.82）岁；病程1~5岁，平均2.30（±0.26）年；外痔16例，内痔15例，混合痔10例。两组患者一般资料比较，差异无统计学意义（$P > 0.05$），具有可比性。

1.2 诊断标准

1.2.1 痔疮诊断标准

根据《中药新药临床研究指导原则（试行）》标准制定。症状：①间歇性便时见肛门部出血，如大便带血、染纸、滴血或射血；②大便或者劳累后，有囊性肿块脱出外，能自行复位或需手法复位或不能复位；③肛门部异物感，伴坠胀不适及疼痛。体征：①齿线以上见红色囊性肿块，常位于右后、左侧、右前，表面黏膜充血、糜烂或伴纤维化病变；②肛管及肛缘处有暗紫色囊性肿块，或突发皮下血肿或血栓形成。外痔诊断：具备症状③和体征②。内痔诊断：具备症状①、②和体征①者。混合痔诊断：齿线上下囊性肿块连为一体，并符合全部症状者。

1.2.2 湿热壅滞证诊断标准

依据《中医内科常见病诊疗指南》标准。主症：肛门肿胀，大便时滴血，舌红苔腻，脉滑。次症：咽干口苦，食欲不振，便干或秘结，小便色黄。

1.3 病例纳入标准

①符合痔疮诊断标准者；②符合湿热壅滞证者；③年龄20~65岁；④近1个月未采用中医或其他西药治疗者；⑤患者知情，且签署知情同意书者。

1.4 病例排除标准

①妊娠或哺乳期女性；②对多种药物过敏及过敏体质者；③心、肝、肾及

造血系统等严重疾病者；④精神病者；⑤炎性外痔和结缔组织外痔者；⑥直肠息肉或直肠肿瘤或肠道感染性疾病者。

1.5 治疗方法

1.5.1 对照组

外用复方双金痔疮膏（昆明本草制药有限公司，国药准字 B20020629）适量涂于患处，每天 3 次，外痔以胶纸布贴覆，内痔用专用注射管涂药。

1.5.2 治疗组

在对照组治疗的基础上加用中药熏洗法联合针灸疗法治疗。中药熏洗药方：金银花 9g、白芷 6g、贝母 10g、防风 12g、赤芍 9g、当归尾 9g、皂角刺 12g、穿山甲 9g、天花粉 10g、乳香 9g、没药 9g、陈皮 9g、甘草 9g。随症加减：湿重瘙痒者加蛇床子 20g，枯矾 25g；肛门灼烧痛者加薄荷 12g，冰片 12g；内痔脱出嵌顿引发水肿症状者加五倍子 12g，制乳香 12g，土茯苓 15g，苦参 20g；炎性外痔者加紫花地丁 15g，蒲公英 25g。将上述药物用 2500mL 水煎至 2000mL 药液后趁热先熏，等药液温度降至 40℃ 左右坐浴 30min，每天 1 剂，早晚各 1 次。针灸治疗：取穴次髎、承山、会阳、承扶、大肠俞、二白。具体操作：以上穴位常规消毒，毫针进针，采用泻法，以出现酸麻胀感觉为得气，得气后留针 30min，间隔 10min 行针 1 次，每天 1 次，每周 5 次。两组患者均连续治疗 2 周。

1.6 观察指标

1.6.1 两组患者症状评分

根据《中药新药临床研究指导原则（试行）》症状分级量表制定。评价指标为便血、脱出、疼痛、还纳情况及肛门不适，按照症状严重程度计分为正常（0 分）、轻度（1 分）、中度（2 分）及重度（4 分），在治疗前后评定。

1.6.2 两组患者症状消失时间

记录两组患者的疼痛、水肿及脱出物消失时间。

1.6.3 两组患者不良反应

记录两组患者治疗期间药物产生的不良反应情况。

1.6.4 两组患者血清中 IL－6、IL－1 和 TNF－α 水平

于清晨抽取患者的静脉血约 3mL，离心提取血清，－80℃ 保存备检，于治疗前后分别采用酶联免疫吸附法测定。

1.7 疗效判定标准

根据《中药新药临床研究指导原则（试行）》标准制定。治愈：症状体征基

本消失，症状评分下降≥95%，实验室指标基本正常。显效：症状体征显著改善，症状体征评分下降≥70%，实验室指标显著好转。有效：症状体征有所改善，症状体征积分下降≥30%，实验室指标有所好转。无效：症状体征未见好转，症状体征积分下降<30%，实验室指标未见好转。

$$有效率 = (临床治愈 + 显效 + 有效)/n \times 100\%$$

1.8 统计学方法

采取 SPSS 19.0 统计软件包进行统计分析，计量资料以均数±标准差($\bar{x} \pm s$)表示，采取 t 检验；计数资料采用 χ^2 检验。$P < 0.05$ 为差异有统计学意义。

2 结 果

2.1 两组痔疮湿热壅滞证患者症状评分比较

治疗后两组患者症状评分均明显降低，差异有统计学意义($P < 0.01$)。治疗后治疗组症状评分明显低于对照组，差异有统计学意义($P < 0.01$)。参见表4-14。

表4-14 两组痔疮湿热壅滞证患者症状评分比较

组别	n	时间	便血	脱出	疼痛	还纳情况	肛门不适
对照组	41	治疗前	3.08±0.34	3.06±0.38	3.12±0.37	2.98±0.32	3.10±0.37
	41	治疗后	1.49±0.17*	1.44±0.18*	1.43±0.17*	1.51±0.19*	1.48±0.18*
治疗组	41	治疗前	3.11±0.35	3.03±0.39	3.10±0.36	2.96±0.34	3.13±0.39
	41	治疗后	0.71±0.10*#	0.65±0.10*#	0.62±0.09*#	0.61±0.09*#	0.59±0.08*#

注：与本组治疗前比较，*$P < 0.01$；与对照组治疗后比较，#$P < 0.01$

2.2 两组痔疮湿热壅滞证患者症状消失时间比较

治疗组患者疼痛、水肿和脱出物消失时间明显短于对照组，差异有统计学意义($P < 0.01$)。参见表4-15。

表4-15 两组痔疮湿热壅滞证患者症状消失时间比较

组别	n	疼痛	水肿	脱出物
对照组	41	5.78±0.72	4.96±0.61	8.09±0.87
治疗组	41	3.25±0.39*	3.29±4.06*	7.19±0.77*

注：与对照组比较，*$P < 0.01$

2.3　两组痔疮湿热壅滞证患者临床疗效比较

治疗组有效率为 95.12% ，明显高于对照组的 75.61% ，差异有统计学意义（$P < 0.05$）。参见表 4 – 16。

表 4 – 16　两组痔疮湿热壅滞证患者临床疗效比较

组别	n	临床治愈	显效	有效	无效	有效率
对照组	41	11	5	15	10	75.61%
治疗组	41	15	12	12	2	95.12%*

注：与对照组比较，*$P < 0.01$

2.4　两组痔疮湿热壅滞证患者血清中 IL – 6、IL – 1 及 TNF – α 水平比较

治疗后两组患者血清中 IL – 6、IL – 1 和 TNF – α 水平显著下降，差异有统计学意义（$P < 0.01$）。治疗后治疗组患者血清中 IL – 6、IL – 1 和 TNF – α 水平显著低于对照组，差异有统计学意义（$P < 0.01$）。参见表 4 – 17。

表 4 – 17　两组痔疮湿热壅滞证患者血清中 IL – 6、IL – 1 及 TNF – α 比较

组别	n	时间	IL – 1（ng/mL）	IL – 6（ng/mL）	TNF – α（ng/mL）
对照组	41	治疗前	17.21 ± 2.71	31.65 ± 3.62	6.22 ± 0.71
	41	治疗后	8.01 ± 1.03*	15.57 ± 1.96*	4.04 ± 0.56*
治疗组	41	治疗前	17.15 ± 2.77	31.72 ± 3.81	6.34 ± 0.75
	41	治疗后	4.55 ± 0.63*#	11.26 ± 1.80*#	1.62 ± 0.19*#

注：与本组治疗前比较，*$P < 0.01$；与对照组治疗后比较，#$P < 0.01$

2.5　两组痔疮湿热壅滞证患者不良反应比较

两组患者治疗期间均未出现明显不良反应。

3　讨　论

据报道，痔在所有肛肠疾病中约占 52.1% ，男女均可发病，其中女性患病率约为 67% ，高于男性的 53.9% 。现代医学认为，痔疮的发病机制是多方面的，根本原因是由于直肠末端黏膜下及肛管皮肤下静脉丛迂曲，而不规律作息、过食辛辣之品以及便秘等均可增加痔疮的发生率，引起柔软静脉团形成而致病。痔疮具有病情易反复的特点，若不及时治疗可引起肛周长期湿疹、直肠脱垂、贫血及各种肛管疾病等，治疗不彻底易引起其他并发症。

痔疮为肛肠血管病变，中医学认为其发病因素有内因和外因。外因包括

湿、热、风、燥之邪，以及情志、饮食起居等，但尤以风、燥、湿、热更为密切，内因有阴阳失调、脏腑气血虚损等，内外因相合使人体气血不通，或中气下陷，引起气滞血瘀，湿热内生，脉络瘀阻，瘀血、浊气下注肛门而发病。故临床以清热解毒、利湿消肿止痛、化瘀止血法治疗。

本研究将辨病与辨证相结合，采取中药外治法干预。方中金银花为疮疡圣药，最善清热解毒疗疮；当归尾、乳香、没药、赤芍、陈皮行气活血通络，消肿止痛；气机阻滞导致液聚成痰，故用贝母、天花粉清热化痰散结；防风、白芷合用通滞而散其结，使热毒从外透解；穿山甲、皂角刺通行经络，透脓溃坚；甘草清热解毒，调和诸药。诸药合用共奏清热解毒、消肿散结、活血止痛之功。现代药理学研究证实，金银花的化学成分按结构主要包括黄酮类、三萜及三萜皂苷类、环烯醚萜类、有机酸类及挥发油等，具有解热抗炎、抗菌、抗病毒、抗氧化等作用；白芷中的香豆素类具有解热、镇痛抗炎作用，可扩张血管、降血压、抗血小板凝集；贝母的主要化学成分是生物碱类化合物，属甾体生物碱，其提取物在抗炎、抗肿瘤、镇痛及抗氧化等方面有显著的药理活性；赤芍总提物和赤芍脂溶性提取物有较好抑制炎症渗出的作用，赤芍总提物可显著抑制血小板聚集；防风的主要活性成分为色原酮、挥发油、香豆素等，具有解热、镇痛和抗炎等作用；当归的主要化学成分为苯酞类及其二聚体、多糖、酚酸类、黄酮等，具有抗血小板聚集、抗肿瘤、镇痛等作用；皂角刺主要化学成分为三萜及皂苷、刺囊酸糖苷、黄酮、香豆素等，皂角刺具有抗病毒、抑菌、提高免疫力、抗凝血、氧化、抑制血栓形成与静脉血管内皮细胞增殖等作用；穿山甲有扩张血管、促进血液循环及促进核酸代谢等作用；天花粉具有抗肿瘤、抗炎、抗病毒等作用；乳香主要含有五环三萜、四环三萜、大环二萜等萜成分，具有抗炎、抗氧化等药理活性；没药为没药属植物树皮渗出的油胶脂状物质，具有抗凝血、镇痛等效果；陈皮主要含挥发油、黄酮类化合物等，有抗过敏、抗动脉硬化、抗血栓及抗菌等作用。本研究将上述中药煎液通过熏洗疗法使药物成分随水分子渗入组织间隙，促进局部组织新陈代谢及血液循环，进而利于水肿和瘀血消散，以发挥缓解局部疼痛、促进创面愈合等效果。

在针灸疗法中，选用次髎、承山、会阳、承扶、大肠俞、二白穴。其中次髎、承山为足太阳膀胱经穴，深刺二穴可疏导膀胱经气，发挥疏通经络、清热解毒之功；承扶、会阳、大肠俞可疏导膀胱经气而消瘀滞，疏通经络气血，清泻肛肠湿热；针刺二白能化瘀止血。本组观察显示，中药熏洗法联合针灸治疗痔疮湿热壅滞证，可显著改善患者的便血、脱出、疼痛、还纳情况，以及肛门不适症状，可明显缩短上述症状的治疗时间。治疗组有效率为 95.12%，明显高于对照组的 75.61%，差异有统计学意义（$P < 0.05$）。此外，中药熏洗配合针灸疗法具有并发症少、成本低等优点，是一种临床治疗痔疮疗效高、安全性好的疗法。

痔疮患者体内存在严重炎症反应，IL-1、IL-6 和 TNF-α 与炎症反应联系密切，其高表达与痔疮患者体内的炎症破坏及反应的严重程度呈正相关。研究显示，上述细胞因子能够刺激血管内皮细胞，增加其通透性，进而加重痔疮组织炎性细胞浸润和炎性水肿等病理变化。本研究观察发现，治疗后，治疗组血清中 IL-6、IL-1 和 TNF-α 水平显著低于对照组，差异有统计学意义（$P < 0.01$）。提示了中药熏洗法联合针灸治疗痔疮湿热壅滞证的疗效，可能与其改善患者 IL-6、IL-1 及 TNF-α 所致炎性反应有关。

综上所述，中药熏洗法联合针灸治疗痔疮湿热壅滞证疗效显著，且能下调患者血清中 IL-6、IL-1 和 TNF-α 水平。本研究不足之处是纳入病例数较少，为单中心随机对照研究，尚需较大样本及多中心研究进一步验证。

针刺八髎穴联合黄芪润肠汤
治疗出口梗阻型便秘的疗效观察

黄 蓓

【摘要】目的：探讨黄芪润肠汤联合针刺八髎穴治疗出口梗阻型便秘的疗效。方法：选取出口梗阻型便秘患者 76 例，按照随机数字表法随机分为观察组及对照组各 38 例。对照组采用黄芪润肠汤进行治疗，观察组采用黄芪润肠汤联合针刺八髎穴进行治疗，观察两组疗效。结果：治疗后两组患者大便性状、排便次数及费力程度较治疗前均有明显改善。治疗后观察组大便性状、排便次数评分较对照组明显降低；两组费力程度比较无统计学意义。结论：黄芪润肠汤联合针刺八髎穴可有效改善出口梗阻型便秘的临床症状。

【关键词】便秘；中医药疗法；黄芪润肠汤；针刺

出口梗阻型便秘又称为直肠型便秘，是指肛门周围的器官或组织发生功能性改变，引起粪便滞留肛门处，导致排便困难。既往临床上均使用内科导泻药物治疗出口梗阻型便秘，但效果不佳。近年来由于对其认识不断增多，出现了生物反馈、肉毒素等新的治疗方法，虽然较过去的单一治疗方法效果有一定提高，但整体治疗效果仍不佳，复发率较高。本研究采用黄芪润肠汤联合针刺八髎穴治疗出口梗阻型便秘，效果显著，现报道如下。

1 临床资料

选取我院自 2013 年 11 月至 2015 年 11 月收治入院的出口梗阻型便秘患者 76 例，将所有患者按照随机数字表法分为观察组及对照组各 38 例。观察组：男 25 例，女 13 例；年龄 34 ~ 78 岁，平均 53.3（±17.5）岁；病程 1 ~ 24 年，平均 7.42（±6.71）年。对照组：男 24 例，女 14 例；年龄 37 ~ 78 岁，平均 51.9（±14.0）岁；病程 1 ~ 21 年，平均 8.11（±5.97）年，两组患者在年龄、性别、病程等比较上差异无统计学意义，具有可比性（$P > 0.05$）。

2 纳入及排除标准

所有患者均符合中华医学会外科学分会结直肠肛门外科学组 2013 年制定的《中国慢性便秘诊治指南》中出口梗阻型便秘的诊断标准。排除混合型便秘，慢传输型便秘；钙离子拮抗剂、吗啡等临床药物引起的便秘；排除因尿毒症、甲状腺功能减退、糖尿病、肛裂、肠粘连等并发的便秘。

3 治疗方法

所有患者均避免食用冷、生、油腻或辛辣等刺激性食物，并改变不良排便习惯，对照组采用黄芪润肠汤进行治疗，组方：黄芪、当归各 9g，大黄（后下）、麻仁、蜂蜜各 6g，桃仁 3g，煎水 400mL，分两次服用。观察组在对照组的基础上采用针刺八髎穴进行治疗。八髎穴是指患者的背骶部双侧膀胱经的 8 个相关穴位，包括两侧的上髎、次髎、中髎、下髎穴，针灸操作方法为：皮肤消毒，无菌操作，毫针按照上髎、次髎、中髎、下髎左右交替依次直刺进针，入骶后孔 0.5 ~ 1 寸后以捻转补泻手法施用，得气后出针，每天 1 次，7d 为一疗程。

4 疗效标准

1 个疗程后观察两组患者排便情况。大便性状，根据 Bristol 分类表进行评分：分离硬团状为 6 分，团块状 4 分，干裂成条状粪便 2 分，柔软成条状便或软团块，水样便等 0 分。排便次数：每周自主排便 > 3 次为 0 分，每周 2 次为 2 分，每周 1 次为 4 分，每周 0 次为 6 分。排便费力程度：排便费力，需其他方法辅助排便为 6 分；排便不尽或肛门阻塞感，努力可排便为 4 分；排便费力，但用力即可排出为 2 分；自然排便 0 分。参照中华医学会肛肠外科学会分会的《便秘症状及疗效评估》中的标准进行疗效相关判定。

按照尼莫地平法的评定标准，疗效指数 = (治疗前积分 − 治疗后积分)/治疗前积分 × 100%。临床痊愈：排便次数增加到每天 1 ~ 2 次，其他相关症状消失，大便形状正常，排便无困难，便后无残存感；疗效指数 ≥ 90%。显效：便秘明显改善，排便基本无困难，便后基本没有残存感；疗效指数 ≥ 60% ~ 90%。有效：便秘症状有所改善，排便有一定困难，但便后基本无残存感；疗效指数 30% ~ 90%。无效：便秘症状无明显改善，疗效指数 ≤ 30%。有效率 = (痊愈人数 + 显效人数 + 有效人数)/总人数。

5 统计学方法

采用 SPSS 16.0 软件进行统计学分析，计数资料应用 χ^2 检验，计量资料应用 t 检验，$P < 0.05$ 被认为差异具有统计学意义。

6 治疗结果

6.1 大便性状、排便次数及费力程度比较

两组患者治疗前大便性状、排便次数及费力程度评分比较差异均无统计学差异 ($P > 0.05$)；治疗后两组大便性状、排便次数及费力程度较治疗前均有明显改善，治疗后观察组大便性状、排便次数评分较对照组明显低 ($t = 5.82$、2.73，$P < 0.05$)，但治疗后两组费力程度比较上差异无统计学意义 ($t = 1.29$，$P > 0.05$)。参见表 4 – 18。

表 4 – 18　两组大便性状、排便次数及费力程度比较(分)

组别	n	时间	大便性状	排便次数	费力程度
观察组	38	治疗前	4.21 ± 1.74	3.68 ± 1.10	4.02 ± 2.05
		治疗后	1.47 ± 1.25	1.89 ± 0.73	1.84 ± 0.81
对照组	38	治疗前	1.16 ± 1.69	3.81 ± 1.27	3.98 ± 1.73
		治疗后	3.13 ± 1.08	2.36 ± 0.92	2.01 ± 1.27

6.2 两组疗效比较

观察组临床痊愈 15 例，显效人数为 16 例，有效 5 例，仅 3 例无效，有效率为 92.1%；对照组临床痊愈 11 例，显效人数为 10 例，有效 9 例，8 例无效，

有效率为 78.9% 。观察组较对照组有效率明显升高，差异具有统计学意义（$\chi^2 = 4.76$，$P < 0.05$）。

7 讨 论

祖国医学认为出口梗阻型便秘是由气血虚弱导致的。一方面，气血虚弱可引起脾胃运化水谷功能下降，另一方面可引起肛门周围组织出现衰退迹象，导致排便不畅。黄芪润肠汤主要成分为黄芪、大黄、当归、麻仁、蜂蜜、桃仁等，方中以血气双补为主，辅以润通缓泻，当归、黄芪益补气血，大黄以利通下，桃仁、麻仁、蜂蜜可安神、理血，补中润肠。八髎穴属于膀胱经穴位，用于治疗盆腔疾病，刺之可通经活络，调理下焦，明显改善患者的肠道功能。国内文献大多仅采用针刺八髎穴治疗出口梗阻型便秘或仅应用黄芪润肠丸进行治疗，二者联用目前仍未见报道，但针刺八髎穴与黄芪润肠汤联合应用可补气血兼泻，明显改善患者便秘症状。本研究结果提示黄芪润肠汤联合针刺八髎穴可明显改善出口梗阻型便秘临床症状，这与国内研究结果基本一致。喻少雷等的研究结果表明，黄芪润肠丸可有效改善便秘患者的肠道菌群紊乱，使粪便更易软化，从而治疗便秘。邹洋洋的研究结果显示，针刺八髎穴可提高血清胆囊收缩素水平，提高神经节内板状末梢从而改善机械扩张的敏感性，抑制交感神经中枢的兴奋性等途径治疗出口梗阻型便秘。袁保等研究结果发现，以补益药（补气补血等）及泻下药物（润肠攻下）等联合可有效治疗便秘，达到健脾补气、养血润肠的功效。但王丽娟等在应用针刺中髎、下髎穴时发现针刺穴位不当时可能出现神经损伤、出血等，易给患者造成一定的危险，但王丽娟等研究采用深刺中髎、下髎穴入针 2.5 寸 ~ 3 寸，本研究仅入 1 寸左右，未发现出血、神经损伤等不良反应。

近年来国内有研究采用电针八髎穴治疗便秘，且长期疗效较为显著。本研究未对患者长期疗效进行观察，在未来仍需进一步研究证实其长期疗效。本研究结果对于所有患者均进行排便习惯教育，改变患者长时间排便或排便用力努挣等情况，对患者的疗效提高可能有一定影响。但本研究发现针刺八髎穴不能改善排便费力程度，这可能由于出口梗阻型便秘患者部分直肠黏膜脱垂，针刺八髎穴尽管对肠道蠕动方面有所影响，但不能改善其黏膜脱垂症状。出口梗阻型便秘如治疗效果不佳，需考虑应用消痔灵注射、直肠黏膜结扎、挂线、生物反馈治疗仪等方式进行治疗。

四磨汤加减联合普济痔疮栓
对混合痔术后疗效及康复进程的影响

黄 蓓

【摘要】目的：观察四磨汤加减联合普济痔疮栓对混合痔术后疗效及康复进程的影响。方法：抽选2013年3月至2014年7月在我院接受混合痔外剥内扎术治疗的患者230例，随机法分为观察组和对照组，观察组术后给予四磨汤加减煎服联合普济痔疮栓纳肛治疗，对照组术后单用普济痔疮栓纳肛治疗。比较两组患者治疗1周时临床疗效及疼痛、水肿、出血症状消退时间，比较两组患者创面愈合时间及用药安全性。结果：观察组总有效率为90.43%，对照组总有效率为77.39%，两组比较差异有统计学意义（$P > 0.05$）。观察组疼痛、水肿、出血消退时间及创面愈合时间与对照组比较均显著缩短，差异有统计学意义（$P < 0.05$）。两组患者术后当天IL－6水平较术前显著上升，差异有统计学意义（$P < 0.05$）；观察组术后1周IL－6水平65.33（±4.21）ng/L显著下降，且较对照组71.34（±5.29）ng/L明显降低，差异有统计学意义（$P < 0.05$）。观察组出现2例大便偏稀，对照组7例轻微腹泻，两组不良反应发生率无显著差异（$P > 0.05$）。结论：混合痔术后给予四磨汤加减联合普济痔疮栓治疗可显著提高临床疗效，使患者疼痛、水肿、出血症状迅速消退，创面快速愈合，加快康复进程。

【关键词】四磨汤；普济痔疮栓；混合痔；术后康复

痔疮是指人体直肠末端黏膜下和肛管皮肤下静脉丛扩张和迂曲形成的静脉团，是一种慢性疾病，也是临床最多发的肛肠疾病。痔的发生与人们生活方式、生活习惯密切相关。现代社会职业分工精细，大部分人群存在久站、久坐的状态，加上饮食习惯不佳等因素，我国痔疮发病率高达50%。临床上对于非手术治疗无效的混合痔采用外剥内扎术治疗，但该病创口解剖位置特殊，需防止患者因惧痛而形成便秘、腹胀等并发症，延缓术后康复。既往对痔疮术后给予普济痔疮栓的研究较多，但中药预防方面的研究报道较少。本研究对我院230例混合痔患者展开了随机对照观察，旨在探索四磨汤加减联合普济痔疮栓对该类患者的临床疗效及对康复进程的影响，现报道如下。

1 诊断与标准

1.1 西医诊断标准

参照《中西医结合肛肠病诊治》中混合痔诊断标准，以齿状线上、下分为内痔、外痔和混合痔。内痔为肛垫的支持结构、血管丛及动静脉吻合发生的病理性改变和移位，以大便鲜血和痔核脱出为主要症状；外痔为齿状线远侧皮肤下血管丛扩张、血流淤滞、血栓形成或组织增生，临床症状为肛门部软组织团块、肛门不适、潮湿瘙痒、异物感、疼痛；混合痔是内痔和相应部位的外痔血管丛相互融合，内外相连、无明显分界，临床兼有内、外痔症状，主要为便血、痔块脱垂、疼痛、瘙痒、黏液外溢。

1.2 中医诊断标准

参照《中医病证诊断疗效标准》：便血及肛门部肿物，可有肛门坠胀、异物感或疼痛；可伴有局部分泌物或瘙痒；肛管内齿线上下同一方位出现肿物，连成整体，质柔软；舌质淡红，苔薄黄，脉数。

2 临床资料

抽选 2013 年 3 月至 2014 年 7 月在我院接受混合痔外剥内扎术治疗的患者 230 例，均满足中西医诊断标准，临床症状主要为便血色鲜，大便秘结，肛门坠胀疼痛、水肿、渗液。将 230 例患者按照随机数字表法分为观察组（$n=115$）和对照组（$n=115$）。观察组中男 59 例，女 56 例；年龄 20～68 岁，平均 45.21（±10.74）岁；病程 2～17 年，平均 8.44（±4.67）年。对照组中男 57 例，女 58 例；年龄 19～65 岁，平均 46.18（±11.24）岁；病程 2～18 年，平均 8.95（±4.26）年。两组患者年龄、性别、病程、主要症状等一般资料比较，差异无统计学意义（$P>0.05$），有可比性。

3 治疗方法

3.1 手术治疗

两组患者均由同一组医生完成混合痔外剥内扎术，术前肠道准备，鞍麻下扩肛，弯钳提起外痔基底部，放射状分离外痔组织至齿线上 0.5cm 左右，行梭形切口，大弯钳钳夹内痔，结扎内痔组织，修剪手术切口，结扎止血，油纱条纳肛，术毕包扎固定。术后 24h 控制排便。

3.2 术后治疗

3.2.1 对照组治疗

术后抗生素抗感染治疗 2d，创面每天换药 1 次，换药时给予普济痔疮栓（山东新时代药业有限公司，国药准字 Z20030093）直肠纳入，每次 1 颗。持续治疗 1 周。

3.2.2 观察组治疗

术后换药同对照组，同时给予四磨汤煎服，方药组成：乌药、人参、沉香各 10g，槟榔 15g。4 药分别磨汁、微火合煎，取汁 300mL，早晚温服，每日 1 剂。大便秘结、腹痛者，加大黄、枳实各 10g；腹胀气结者去人参，加木香、枳实。

4 观察指标

疗效评价采用尼莫地平法评估。治愈：症状消失，痔核消失或全部萎缩，疗效指数[（治疗前积分 − 治疗后积分）/治疗前积分 × 100%] ≥95%；显效：症状改善明显，痔核明显缩小或萎缩不全，疗效指数 ≥75%；有效：症状轻度，痔核略有缩小或萎缩不全，疗效指数 ≥30%；未愈：症状体征均无变化或手术创面未愈合，疗效指数 <30%。总有效率 = 治愈率 + 显效率 + 有效率。

记录两组患者术后疼痛、水肿、出血消退时间及创面愈合时间，创面愈合时间为术后第 1 天至创面完全上皮化的时间。

分别于术前、术后当天、术后 1 周检测患者血清白介素 −6(IL −6)水平。

5 统计学方法

选用统计学软件 SPSS 19.0 对研究数据进行分析和处理，计数资料以率（%）表示，计量资料以 $\bar{x} \pm s$ 表示，组间对比分别进行 χ^2 检验和 t 值检验，$P < 0.05$ 表示有显著性差异和统计学意义。

6 治疗结果

6.1 两组临床疗效比较

观察组总有效率显著高于对照组，差异有统计学意义（$P > 0.05$）。参见表 4 −19。

表 4 - 19 两组临床疗效比较[n(%)]

组别	治愈	显效	有效	未愈	总有效率
观察组(n = 115)	35(30.43%)	51(44.35%)	18(15.65%)	11(9.57%)	90.43%
对照组(n = 115)	15(13.04%)	27(23.48%)	47(40.87%)	26(22.61%)	77.39%

6.2 两组临床症状消退时间及创面愈合时间比较

观察组疼痛、水肿、出血消退时间及创面愈合时间均短于对照组,有显著性差异($P < 0.05$)。参见表 4 - 20。

表 4 - 20 两组临床症状消退时间及创面愈合时间比较($\bar{x} \pm s$, d)

组别	疼痛消退时间	水肿消退时间	出血消退时间	创面愈合时间
观察组(n = 115)	11.48 ± 1.29	11.06 ± 2.94	5.06 ± 1.48	12.04 ± 0.57
对照组(n = 115)	13.85 ± 1.94	17.14 ± 3.94	7.82 ± 2.67	14.96 ± 0.86
t	10.909	13.469	9.695	30.350
P	< 0.05	< 0.05	< 0.05	< 0.05

6.3 两组用药前后 IL - 6 水平比较

两组术后当天 IL - 6 水平较术前显著上升,差异有统计学意义($P < 0.05$)。观察组术后 1 周 IL - 6 水平显著下降,且明显低于对照组,差异有统计学意义($P < 0.05$)。参见表 4 - 21。

表 4 - 21 两组用药前后 IL - 6 水平比较($\bar{x} \pm s$, ng/L)

组别	术前	术后当天	术后 1 周
观察组(n = 115)	71.64 ± 2.61	86.12 ± 9.24[*]	65.33 ± 4.21[#]
对照组(n = 115)	72.08 ± 2.54	85.97 ± 9.56[*]	71.34 ± 5.29[#]

注:与术前比较, * $P < 0.05$;与术后当天比较,# $P < 0.05$

6.4 不良反应比较

本研究中观察组出现 2 例大便偏稀,其中 1 例系与既往慢性肠炎有关;对照组 7 例轻微腹泻,可能与纳肛后药物刺激齿线附近排便感受器有关。两组不良反应发生率比较无统计学差异($\chi^2 = 2.891$, $P > 0.05$)。

7 讨 论

混合痔古称里外痔,多因Ⅱ、Ⅲ期内痔发展而来,或因妊娠分娩、负重远行致筋脉横解，气血瘀滞不散而发病；或长期便秘，或泻痢日久，或临厕久蹲，或饮食不节导致脏腑功能失调，湿热风燥下迫，气血瘀滞阻于魄门，结而不散生痔；或气血亏虚，摄纳无力，气虚下陷而痔核脱出。目前临床主要以手术治疗为主，术后佐以中药行气降逆，解痉镇痛，助患者早日康复。

四磨汤由人参、槟榔、沉香、乌药组成，《严氏吉盛坊》卷二方之人参、沉香、乌药各 6g，槟榔 9g 以破滞降逆，扶正顺气。方中乌药药性辛温，归肺、脾、肾、膀胱经，可行气止痛、开胸解郁、消炎止痢、消肿止痛；沉香味辛、苦，归脾、胃、肾经，可行气止痛；槟榔行气破滞，辛散破气易损伤人体正气，而患者本正气不足，故人参补其不足，使正气不伤，诸药相辅相成使气滞可行，正虚可补，气逆可降。《医方解集》曰：气上宜降之，故用槟榔、沉香，槟榔性如针石，沉香入水独沉，故皆能下气；气逆宜顺之，故用乌药；加人参者，降中有升，泻中带补，恐伤其气也。《证治准绳》六磨汤，为本方加木香、枳壳，主治气滞腹急便秘。《医方集解》五磨饮子，为本方去人参，加木香、枳实，主治气厥或气郁之实证。

混合痔术后经络受损，正气亏虚，气滞血瘀，气血不足，不通则痛、不荣则痛；且术后创面直接暴露易受邪侵袭，疼痛坠胀；患者惧痛久忍，大便则燥热伤津，大便干涩，刺激创面；燥热血瘀，血脉损伤，血不利则为水，故便血、水肿。术后并发症将直接导致创口愈合缓慢。普济痔疮栓由熊胆粉、冰片、猪胆粉组成，起清热解毒、凉血止血之效，用于混合痔肿胀具有显著疗效。本研究中观察组联合使用四磨汤、普济痔疮栓，以四磨汤促进患者胃肠平滑肌收缩、缓解痉挛性收缩，发挥乌药对胃肠动力的双向良性调节，加用大黄可刺激肠道，促进肠液分泌和肠道蠕动，达到减轻术后腹胀、预防便秘，减少便质硬结对创口刺激，缓解疼痛、水肿、出血等并发症的功用。本研究结果显示观察组创口愈合时间（12.04 ± 0.57d）较对照组（14.96 ± 0.86d）明显较短；术后 7d 观察组临床总有效率为 90.43% 显著高于对照组，IL - 6 水平也较对照组恢复快。提示联合用药能加速创面愈合，对缩短康复进程具有积极作用。

综上所述，四磨汤加减联合普济痔疮栓用于混合痔术后，患者临床疗效确切，疼痛、水肿、出血等症状消退迅速，创面愈合快，能显著缩短该类患者术后康复进程。但本研究未对患者长期疗效进行随访评价，对此还需进一步研究。

地奥司明片联合中药熏洗对混合痔急性期患者疼痛评分及疗效的影响研究

黄　蓓

【摘要】目的：探讨地奥司明片联合中药熏洗对混合痔急性期患者疼痛评分及疗效的影响。方法：收集我院收治的 68 例混合痔急性期患者，随机分为试验组和对照组，每组 34 例。对照组患者给予地奥司明片口服；试验组患者在对照组的基础上给予自拟方剂中药熏洗，连续 14d。治疗结束后对患者的疼痛程度、便血程度、肛门水肿程度及临床疗效进行检测并比较。结果：与治疗前相比，治疗后两组患者的疼痛程度、便血程度、肛门水肿程度评分均下降（$P < 0.05$）；与对照组相比，试验组患者的疼痛程度、便血程度、肛门水肿程度评分较低（$P < 0.05$），试验组患者的临床治疗总有效率较高（$P < 0.05$）。结论：地奥司明片联合中药熏洗能够降低混合痔急性期患者的疼痛、便血、肛门水肿等症状的程度，临床疗效较好，对临床有指导意义。

【关键词】地奥司明；中药熏洗；混合痔；疼痛程度；临床疗效

痔疮（hemorrhoids）是临床上最常见的疾病之一，是直肠末端肛管皮下静脉丛发生扩张或迂曲形成的静脉团、增生的结缔组织或肛管下端血栓。以疼痛、便血和水肿为主要临床症状，严重影响了人们的日常工作和生活，因此临床上对于痔的研究显得十分重要。痔疮在临床有内痔、外痔及混合痔之分；混合痔是由内痔与外痔相互融合成一个整体而形成的痔疮类型。

传统医学认为，外感风邪、久坐、久立、负重远行、辛辣或便秘及妊娠多产等都是其发病的重要危险因素。中医较早就对痔疮有了较为深刻的认识。《东医宝鉴》中就有"风邪乘虚下注，轻则肠风下血，重则发为痔瘘"的记载。另外，《疮疡经验全书》也有"饮食不节，醉饱无时，恣食肥腻，胡椒辛辣，乃生五痔"的论述，对痔疮的病因有了较为详尽的论述。痔疮临床上多采用手术方法进行治疗，中药熏洗疗法为治疗痔疮的重要方法，通过借助药气的蒸腾作用，再将药汤趁热淋洗患处，对患处进行熏洗，依靠其中药的药力以及热力直接作用于病变部位，使病变部位气行血畅，腠理疏通，从而达到清热活血、行气止痛、除湿消肿的功效。中药熏洗促进血液循环以及淋巴回流，减少创面出血，缓解创面疼痛，促进创面肉芽生长。采用中药熏洗治疗具有较好的抗炎镇痛作用、临床效果显著、用药方便、副作用小的特点，可以被广泛应用。本研究采用地奥司明片联合自拟中药熏洗方剂，通过观察混合痔急性期患者疼痛评分及疗效的影响，探讨其对于混合痔急性期患者的治疗效果，现报道如下。

1　资料与方法

1.1　临床资料

收集 2014 年 1 月至 2015 年 12 月于我院肛肠科就诊或住院治疗的 68 例混合痔急性期患者，随机分为试验组和对照组，每组 34 例。试验组男 19 例，女 15 例，患者平均年龄 39.27（±1.53）岁；对照组男 20 例，女 14 例，患者平均年龄 40.14（±1.27）岁。所有患者均符合中华医学会肛肠分会《痔临床诊治指南（2006）版》中关于混合痔诊断标准，并按《中医肛肠科常见病诊疗指南》中的标准进行中医辨证分型。

1.2　纳入标准

所有患者均符合混合痔的临床诊断标准：患者合并有内痔、外痔，多见疼痛、便血及肛门肿物脱出及异物感，检查可见齿线上下同一方位相互沟通融合的肿物，连成整体。所有入选对象年龄在 18～49 岁，性别不限，所有患者均无重要脏器的重大疾病，无肝肾功能不全，患者均未进行过相关痔疮手术，无肛周其他疾病；患者在试验前均未进行过相关中药的内服、外用治疗，对试验药物无过敏，患者无恶性肿瘤，无感染性疾病，所有对象均同意接受试验干预措施，并签署知情同意书。

1.3　排除标准

排除不符合诊断标准及不符合纳入标准的患者，排除年龄在 60 岁以上以及 18 岁以下的患者；排除妊娠及哺乳期妇女；排除混合痔合并发炎、水肿的患者；排除患有心脑血管疾病以及肝肾功能不全的患者；排除患有肛裂、肛周尖锐湿疣及肛周脓肿等其他肛周疾病的患者；排除既往有过肛门手术的患者；排除接受过类似治疗措施以及对本试验措施过敏的患者；排除不愿接受试验措施的患者以及精神病患者。

1.4　方　法

1.4.1　治疗方法

患者入院后均给予相应对症治疗。对照组患者给予地奥司明片（马应龙药业集团股份有限公司，国药准字：H20066737）1g，每天 2 次，口服，自第 4 天后改为 0.5g，每天 2 次，口服，连续 14d；试验组患者在对照组的基础上给予自拟方剂中药熏洗，方剂中含黄芪、当归、大黄、黄柏、苦参、蒲公英、鱼腥草、槐花，煎煮后加热水稀释至 1500mL，待水温降至 40℃左右时，嘱患者进行肛门局部熏洗，每次 20 ~ 25min，每天 2 次，连续 14d。

1.4.2 患者疼痛程度检测

所有患者于治疗前后根据视觉模拟评分（VAS）表对患者的疼痛程度进行评估，疼痛程度以 10 分为度，患者无疼痛为 0 分，轻度疼痛为 1 ~ 3 分，患者中度疼痛为 4 ~ 6 分，患者重度疼痛为 7 ~ 10 分。

1.4.3 患者便血程度比较

治疗前后，对患者的便血情况进行检测，采用 4 级评分法。患者无便血为 1 分；仅在便时有少量便血或手纸染血为轻度便血，为 2 分；患者便时或便后出血、点滴而下为中度便血，为 3 分；患者便鲜血，量多，血呈喷射状为重度便血，为 4 分。

1.4.4 患者肛门水肿程度比较

治疗前后，对患者的肛门水肿情况进行检测，采用 4 级评分法。患者无水肿发生，为 1 分；患者嵌顿痔为轻度水肿，可以手法还纳为轻度水肿，为 2 分；患者嵌顿痔明显水肿、疼痛为中度水肿，为 3 分；患者嵌顿痔明显水肿伴疼痛、内痔黏膜糜烂以及坏死为重度水肿，为 4 分。

1.4.5 患者治疗效果评价

治疗结束后对患者的临床疗效进行评价。患者肛旁肿物、疼痛、水肿、便血及肛门不适感觉消失为痊愈；患者肛旁肿物变小，便血基本消失，疼痛缓解，肛门坠胀感减轻为有效；患者治疗后症状无明显改善为无效。

1.5 统计学分析

计量数据以均数 ± 标准差（$\bar{x} \pm s$）表示，计数资料采用率（%）表示。采用 SPSS 19.0 统计软件进行分析。所有数据比较，$P < 0.05$ 认为有统计学意义。

2 结 果

2.1 患者治疗前后疼痛程度比较

治疗后，两组患者的疼痛程度评分与治疗前均下降（$P < 0.05$），与对照组相比，试验组患者疼痛程度评分较低（$P < 0.05$），具体参见表 4 – 22。

表4-22　治疗前后患者疼痛程度评分

组别	治疗前	治疗后	t	P
试验组	5.22 ± 1.79	2.01 ± 0.97	2.426	0.018
对照组	5.27 ± 1.65	2.77 ± 1.15	3.126	0.002
t	1.664	2.442		
P	0.061	0.009		

2.2　患者治疗前后便血程度比较

治疗后，两组患者的便血程度评分与治疗前比较均下降（$P < 0.05$），与对照组相比，试验组患者疼痛程度评分较低（$P < 0.05$），具体参见表4-23。

表4-23　患者治疗前后便血程度评分

组别	治疗前	治疗后	t	P
试验组	2.32 ± 0.98	1.01 ± 0.38	2.724	0.006
对照组	2.29 ± 1.02	1.47 ± 0.49	3.122	0.002
t	1.425	2.039		
P	0.074	0.022		

2.3　患者治疗前后肛门水肿程度比较

与治疗前相比，治疗后两组患者的肛门水肿程度评分均下降（$P < 0.05$），与对照组相比，试验组患者肛门水肿程度评分较低（$P < 0.05$），具体参见表4-24。

表4-24　患者治疗前后肛门水肿程度评分

组别	治疗前	治疗后	t	P
试验组	2.12 ± 0.68	0.97 ± 0.41	2.435	0.012
对照组	2.09 ± 0.58	1.12 ± 0.58	2.719	0.007
t	1.301	3.346		
P	0.105	0.001		

2.4　患者临床疗效比较

治疗后，两组患者治疗效果相比，试验组（96.06%）的治疗总有效率与对照组（88.24%）相比较高（$P < 0.05$），具体参见表4-25。

表 4 -25　患者临床疗效比较

组别	痊愈	有效	无效	总有效
试验组	21(61.76%)	12(35.29%)	1(2.94%)	33(96.06%)*
对照组	16(47.06%)	14(41.18%)	4(11.76%)	30(88.24%)*

注：与对照组相比，*P<0.05

3　讨　论

　　痔是肛肠科疾病中的一种常见病、多发病。据统计，痔疮的发病率占所有肛肠疾病的59.1%。痔中又以混合痔所占的比例最大。混合痔患者常出现便血、脱出、肛门坠胀、肛门瘙痒等症状的发生，患者疼痛难忍，严重影响患者的生活质量。现代医学提出肛垫学说，认为肛垫在肛门的闭合及排便方面起着重要的作用。正常肛垫呈三叶状排列，以保证肛门的正常闭合，在肛内压增高、肛垫下移等情况发生时，肛垫肿大，脱出肛门导致痔的形成，以此确立对痔的治疗原则。"痔"古时写作"寺"。古代认为上一世代和下一世代的交界点为"寺"，肛门是九窍之一，也是移行、变迁的部位，所以发生于肛门直肠的疾病都称为"寺"。在《医学纲目·痔》中就有关于痔比较直观的论述："肠澼为痔，如大泽之中有小山突出为峙，人九窍中，凡有小肉突出皆为痔。"经后世历代医家的发挥，又对痔的治疗也有了较为详尽的论述。如《外科启玄》所云："凡治疮肿，初起一二日之间，宜药煎汤洗浴熏蒸，不过取其开通腠理，血脉调和，使无凝滞之意，免其痛苦，亦清毒耳。"中医学认为，痔疮的病因病机为气机阻滞、血行不畅、结滞不散，而致湿热下迫大肠，邪热与血瘀结滞，郁积而成痔。因此，在治疗上多采用活血凉血、清热解毒除湿之品。

　　本试验采用自拟中药熏洗方，由黄芪、当归、大黄、黄柏、苦参、蒲公英、鱼腥草、槐花组成。方中黄芪能够益气升提、生肌敛疮。当归既可活血又能养血，兼有治疗血虚便秘的功效。早在《神农本草经》中就有"主咳逆上气，温疾寒热洗洗在皮肤中。妇人漏下绝子，诸恶疮疡，金创"的记载。《日华子本草》中也有"主治一切风，一切血，补一切劳，破恶血，养新血及主癥癖"的论述。大黄具有清热解毒、攻积导滞、消肿止痛、泻火凉血、活血化瘀的功用。黄柏能清热燥湿、泻火解毒。《神农本草经》云："主五脏肠胃中结热、黄疸、肠痔、止泻痢、女子漏下赤白、阴伤蚀疮。"苦参亦能清热解毒、燥湿利尿、泻火解毒、安五脏、轻身定志。其功效与黄柏相似，而苦参其燥尤烈，故对于湿热有更好的疗效。蒲公英擅长清热解毒、消疮排脓。鱼腥草为治疗疮疡肿毒、痔疮便血之要药，能够清热解毒、消肿疗疮。槐花为治疗便血的常用药，用于大肠湿热引起的痔出血，具有凉血止血、清肝泻火的作用。诸药合用，共奏清热泻火、除湿排毒、化瘀止痛的功效。本试验结果表明，治疗后两组患者的疼痛、便血、肛门水肿症状评分均下降，与对照组相比，试验组患者疼痛、便血、肛门水肿症状评分较低，表明本试验所用的中药熏洗方法对于患者混合痔的症状缓解具有较好的作用。试验所用药物，经现代研究证实其中多种药物均有抗炎、解热镇痛及抗内毒素等作用，对混合痔急性期患者的各症状均有较好的治疗作用。

本试验通过探讨地奥司明片联合中药熏洗对混合痔急性期患者疼痛评分及疗效的影响，证实了地奥司明片联合中药熏洗能够降低混合痔急性期患者的疼痛、便血、肛门水肿等症状的程度，临床疗效较好，在下一步研究中，我们将对本试验得出的结论进行深入探讨，为本试验的结果做出进一步论证。

升清化浊方口服联合
中药保留灌肠治疗肛窦炎的临床研究

范丽颖　沙静涛　曹　凯

【摘要】目的：观察升清化浊方口服联合中药保留灌肠治疗肛窦炎的临床疗效。方法：将160例肛窦炎患者按照随机数字表法分为4组，对照组40例予普济痔疮栓及微波治疗，升清化浊方口服组40例在对照组治疗基础上加升清化浊方口服治疗，中药保留灌肠组40例在对照组治疗基础上加中药保留灌肠治疗，升清化浊方口服＋中药保留灌肠组40例在对照组治疗基础上加升清化浊方口服＋中药保留灌肠治疗。4组均以7d为1个疗程，治疗2个疗程。比较4组疗效；比较4组治疗前后肛门症状及专科检查评分变化。结果：对照组总有效率52.5%（21/40），升清化浊方口服组总有效率为70.0%（28/40），中药保留灌肠组总有效率为82.5%（33/40），升清化浊方口服＋中药保留灌肠组总有效率为95.0%（38/40），升清化浊方口服＋中药保留灌肠组疗效优于对照组、升清化浊方口服组、中药保留灌肠组（$P < 0.05$），中药保留灌肠组疗效优于升清化浊方口服组（$P < 0.05$）。4组治疗后肛门疼痛、肛门下坠、肛门潮湿

及专科检查评分均较本组治疗前降低($P<0.05$)；治疗后升清化浊方口服组、中药保留灌肠组、升清化浊方口服 + 中药保留灌肠组肛门疼痛、肛门下坠、肛门潮湿及专科检查评分均低于对照组($P<0.05$)；升清化浊方口服 + 中药保留灌肠组治疗后肛门疼痛、肛门下坠、肛门潮湿及专科检查评分低于升清化浊方口服组、中药保留灌肠组($P<0.05$)；中药保留灌肠组治疗后肛门疼痛、肛门下坠、肛门潮湿及专科检查评分均低于升清化浊方口服组($P<0.05$)。结论：升清化浊方口服联合中药保留灌肠治疗肛窦炎临床疗效显著，可缓解患者临床表现，安全可靠。

【关键词】肛窦炎；升清化浊法

　　肛窦炎(anal cryptitis，AC)又称肛隐窝炎，是肛门瓣、肛窦及肛门腺内发生的急、慢性炎症性疾病，易发生肛周脓肿、肛瘘、肛裂等肛门疾病，破坏正常组织，严重影响患者生活质量。由于肛窦特殊的解剖结构，很多学者认为肛窦炎是肛周的一种潜在感染性病灶，约85%肛门直肠病变与肛窦感染有关。AC临床表现各种各样，常表现为肛门坠胀不适或伴有灼热感、肛内疼痛，疼痛可牵涉到臀部和股后侧。有些患者表现为里急后重，排便次数增多和排便不尽感，肛门潮湿、瘙痒等。因该病具有易反复、缠绵难愈及临床治疗难度大等特点，导致患者长期受此病折磨，往往出现焦虑、抑郁症状。2017年6月至2020年3月，我们单纯应用普济痔疮栓及微波治疗40例作为对照组，在对照组治疗基础上应用升清化浊方口服联合中药保留灌肠治疗肛窦炎40例，应用升清化浊方口服治疗40例，应用中药保留灌肠治疗40例，现将结果报告如下。

1　资料与方法

1.1　病例选择

1.1.1　诊断标准

参照《中西医结合肛肠病学》中肛窦炎的诊断标准。①肛门部不适：排便不尽感，肛门内有异物感和下坠感，严重者可伴有里急后重感；②疼痛：时有灼热、刺痛，排便后加重；③肛门潮湿、分泌物：粪便常带少量黏液及血液，肛门潮湿、瘙痒；④指诊肛门口有紧缩感及灼热感。病变肛隐窝处有明显压痛、硬结或凹陷，可触及肿大、有压痛的肛乳头。肛门镜检查可见病变肛隐窝及肛门瓣部位充血、水肿、肛乳头肥大，隐窝口有脓性分泌物或有红色肉芽组织。

1.1.2　纳入标准

符合上述诊断标准；年龄 18～65 岁；本研究经医院医学伦理委员会审批通过，患者签署知情同意书。

1.1.3　排除标准

不符合诊断及纳入标准者；妊娠期、哺乳期妇女；对本研究药物过敏或不适宜本治疗方案者；合并严重的心脑血管、肝、肾、造血系统疾病及精神疾病者。

1.2　一般资料

全部 160 例均为我院肛肠科住院患者，按照随机数字表法分为 4 组。对照组 40 例，男 19 例，女 21 例；年龄 27～55 岁，平均 40.13（±8.49）岁；病程 1～7 年，平均 3.83（±1.48）年。升清化浊方口服组 40 例，男 20 例，女 20 例；年龄 25～65 岁，平均 44.58（±11.83）岁；病程 1～5 年，平均 2.83（±1.20）年。中药保留灌肠组 40 例，男 20 例，女 20 例；年龄 29～60 岁，平均 40.55（±8.19）岁；病程 1～6 年，平均 2.95（±1.30）年。升清化浊中药口服＋中药保留灌肠组 40 例，男 18 例，女 22 例；年龄 25～60 岁，平均 40.15（±7.47）岁；病程 1～5 年，平均 2.98（±1.19）年。4 组一般资料比较差异均无统计学意义（$P > 0.05$），具有可比性。

1.3　治疗方法

1.3.1　对照组予普济痔疮栓及微波治疗

患者每日便后温水坐浴，肛内留置普济痔疮栓（山东新时代药业有限公司，国药准字 Z20030093），每日 2 次。应用微波治疗仪（ECO－100C 型，南京亿高微波系统工程有限公司），患者侧卧或仰卧位，微波功率为 25～35W，用探头对准肛门患部，距离 3～5cm 照射，时间 20min，每日 1 次。

1.3.2　升清化浊方口服组

在对照组治疗基础上加升清化浊方口服。药物组成：炙黄芪 20g，太子参 15g，当归 12g，柴胡 12g，枳壳 15g，升麻 6g，焦三仙（麦芽、山楂、神曲）各 15g，炒白术 15g，陈皮 15g，半夏 12g，延胡索 12g，白芷 12g，炙甘草 6g。湿偏重者，加茯苓 12g，泽泻 12g，薏苡仁 30g；热重于湿者，加马齿苋 15g，蒲公英 15g，野菊花 15g；气滞血瘀者，加桃仁 10g，红花 10g，川芎 10g。每日 1 剂，水煎 2 次取汁 500mL，分早、晚饭后 30min 口服。

1.3.3　中药保留灌肠组

在对照组治疗基础上加中药保留灌肠。药物组成：马齿苋 30g，蒲公英

15g，野菊花10g，延胡索12g，桃仁10g，红花10g，白芷12g，牡丹皮12g，当归12g，赤芍12g，败酱草12g。每日1剂，水煎取汁200mL，汤药温度控制在37℃左右。患者排便后，左侧卧位，将灌肠液用一次性输液器缓慢滴入直肠，使药物在直肠内保留30min左右，每日1次。

1.3.4 升清化浊方口服＋中药保留灌肠组

在对照组治疗基础上加升清化浊方口服＋中药保留灌肠，方法同1.3.2＋1.3.3。

1.3.5 疗程及其他

4组均7d为一个疗程，治疗2个疗程。治疗期间对患者进行健康宣教，使其了解本病发生的原因、发展规律，告知本病易反复发作。密切观察患者的病情及心理变化，解除其思想顾虑。及时治疗患者便秘、腹泻等疾病。忌饮酒，忌食辛辣刺激之物及羊肉等温燥之品。

1.4 观察指标及方法

观察4组患者治疗前后肛门症状及局部专科检查评分变化。①肛门疼痛：无疼痛（0分）；便时及劳累后隐痛，休息后缓解，可耐受，不影响睡眠（2分）；持续性隐痛，休息后不能缓解，基本不影响睡眠（4分）；持续性疼痛，休息后不能缓解，影响睡眠，需口服一般镇痛药物方可缓解（6分）。②肛门下坠：无下坠（0分）；肛门轻度下坠，不影响日常工作及生活（2分）；肛门下坠，卧床休息方能缓解，影响日常工作及生活（4分）；肛门下坠严重，伴有里急后重感，不能起床需卧床休息者（6分）。③肛门潮湿：肛门无潮湿瘙痒、无分泌物（0分）；肛门轻度潮湿瘙痒，温水清洗后缓解（2分）；肛门潮湿瘙痒，局部有分泌物，温水清洗后无改善，肛门局部皮肤湿疹样变（4分）；肛门潮湿瘙痒，局部分泌物多，肛门局部皮肤湿疹样变，夜间影响睡眠，粪便常带少量黏液及血液（6分）。④肛门局部专科检查情况：指诊肛门口无紧缩感及灼热感，肛隐窝处无压痛、硬结或凹陷，肛门镜检查无肛隐窝及肛门瓣部位充血、水肿（0分）；指诊肛门口有轻度紧缩感及灼热感，病变肛隐窝处有轻度的压痛、硬结或凹陷，患者对压痛感觉不强烈，肛门镜检查可见病变肛隐窝及肛门瓣部位轻度充血、水肿，或伴有肛乳头肥大，隐窝口有少许分泌物（2分）；指诊肛门口有紧缩感及灼热感，病变肛隐窝处有明显的压痛、硬结或凹陷，可触及肿大、有压痛的肛乳头，肛门镜检查可见病变肛隐窝及肛门瓣部位充血、水肿，肛乳头肥大，隐窝口有分泌物（4分）；指诊肛门口紧缩，患者对检查抗拒，灼热感明显，病变肛隐窝处压痛、硬结或凹陷明显，不敢触碰，肛门镜检查可见病变肛隐窝及肛门瓣部位充血、水肿，肛乳头肥大，隐窝口有脓性分泌物或有红色肉芽组织(6分)。

1.5 疗效标准痊愈

症状消失,指诊病变部位齿线区压痛消失,肛门镜检查肛窦充血水肿、破损恢复正常;好转:症状减轻,指诊病变部位齿线区压痛减轻,肛门镜检查肛窦仍有少许充血水肿;未愈:症状无改善,指诊及肛门镜检查无变化。以痊愈+好转统计总有效。

1.6 统计学方法

应用 SPSS 18.0 统计软件包进行统计学分析,计量资料用均数±标准差($\bar{x} \pm s$)表示,采用 t 检验;计数资料以率表示,组间比较采用 χ^2 检验。$P < 0.05$ 为差异有统计学意义。

2 结 果

2.1 4组患者疗效。

由表4-26可见,升清化浊方口服+中药保留灌肠组总有效率高于对照组、升清化浊方口服组、中药保留灌肠组($P < 0.05$),升清化浊方口服+中药保留灌肠组疗效优于对照组、升清化浊方口服组、中药保留灌肠组。升清化浊方口服+中药保留灌肠组总有效率高于升清化浊方口服组、中药保留灌肠组($P < 0.05$),中药保留灌肠组疗效优于升清化浊方口服组。

表4-26 4组疗效比较

组别	n	痊愈	好转	未愈	总有效率
对照组	40	1	20	19	52.5%
升清化浊方口服组	40	6	22	12	70.0% * △
中药保留灌肠组	40	10	23	17	82.5% * △#
升清化浊方口服+中药保留灌肠组	40	17	21	2	95.0% *

与对照组比较,*$P < 0.05$;与升清化浊方口服+中药保留灌肠组比较,△$P < 0.05$;与升清化浊方口服组比较,#$P < 0.05$

2.2 4组患者治疗前后肛门症状及局部专科检查评分比较

由表4-27可见,4组患者治疗后肛门疼痛、肛门下坠、肛门潮湿及专科检查评分均较本组治疗前降低($P < 0.05$)。治疗后升清化浊方口服组、中药保留灌肠组、升清化浊方口服+中药保留灌肠组肛门疼痛、肛门下坠、肛门潮湿及专科检查评分均低于对照组($P < 0.05$);升清化浊方口服+中药保留灌肠组治疗后肛门疼痛、肛门下坠、肛门潮湿及专科检查评分低于升清化浊方口服

组、中药保留灌肠组（$P < 0.05$）；中药保留灌肠组治疗后肛门疼痛、肛门下坠、肛门潮湿及专科检查评分均低于升清化浊方口服组（$P < 0.05$）。

表 4-27 4 组治疗前后观察指标评分比较

	对照组($n=40$)		升清化浊方口服组 ($n=40$)		中药保留灌肠组 ($n=40$)		升清化浊方口服 + 中药保留灌肠组($n=40$)	
	治疗前	治疗后	治疗前	治疗后	治疗前	治疗后	治疗前	治疗后
肛门疼痛	2.25±0.59	1.95±0.71*	2.05±0.71	1.63±0.84*△#	2.13±0.65	1.27±0.78*△#○	2.40±0.55	0.73±0.64*△
肛门下坠	2.35±0.58	1.98±0.69*	2.50±0.56	1.50±0.88*△#	2.30±0.72	1.23±0.83*△#○	2.33±0.69	0.78±0.73*△
肛门潮湿	2.15±0.70	1.78±0.73*	2.23±0.66	1.60±0.78*△#	2.17±0.68	1.53±0.68*△#○	2.40±0.63	0.98±0.66*△
专科检查	2.45±0.55	1.73±0.64*	2.25±0.63	1.33±0.76*△#	2.15±0.66	1.02±0.73*△#○	2.20±0.65	0.60±0.55*△

与本组治疗前比较，$*P < 0.05$；与对照组治疗后比较，$\triangle P < 0.05$；与升清化浊方口服 + 中药保留灌肠组治疗后比较，$\#P < 0.05$；与升清化浊方口服组治疗后比较，$\bigcirc P < 0.05$

3 讨 论

肛窦炎的发生与解剖结构及特殊的客观条件密不可分。肛窦是由肛门瓣及直肠柱围成的小隐窝，呈开口向上的漏斗状，易藏污纳垢，故在腹泻时易积存粪便，大便干燥时易受损，引发肛窦炎。中医学对肛窦炎无详细记载，根据临床表现属中医学"脏毒"范畴。《外科全生集》就有"脏毒者，醇酒厚味，勤奋辛苦，蕴毒流注肛门"的记载。

中医学认为，肛窦炎发病多因恣食生冷、辛辣、醇酒、厚味，日久损伤脾胃，运化失司，湿浊内生，久而化热，湿热蕴结。湿热之邪留驻魄门，气血凝滞，肛门局部气机运行不利，导致肛窦炎急性发作。治疗不及时或失治、误治，湿热困阻脾胃，脾胃受损，脾失健运，气血生化乏源，清阳不升。气血相依，气行则血行，气虚则血瘀。脾虚则全身水液代谢受阻，加重湿邪。湿热之邪又可阻碍中焦脾胃气机，形成恶性循环。病情迁延日久，患者饱受疾病折磨，忧思伤脾，加重脾胃受损。慢性肛窦炎的致病因素为湿、热、血瘀、气虚、血虚、饮食不节、情志内伤等，这些致病因素互相交织、搏结，致清阳不升，浊阴不降，肛门局部气机瘀滞而发病。总之，肛窦炎病因病机为本虚标实，气虚为本，湿热、血瘀等浊邪为标。治疗采用升清化浊、活血、行气、利湿之法。升清化浊方升脾之清阳，重健脾益气以升清，方中黄芪、太子参、柴胡、升麻、白术升清，陈皮、焦三仙健运醒脾。降浊分为两方面，一方面药选辛苦主通主降之品，如枳壳、半夏、枳实、木香等；另一方面考虑在下之浊阴病机复杂，湿、热、瘀血、湿热互结因素相互夹杂，故又针对浊阴的具体类型分别选用除湿、活血化瘀、清热燥湿、清热泻火等药物，如薏苡仁、泽泻、茯苓、马齿苋、蒲公英、野菊花、延胡索、桃仁、红花、白芷、川芎等。早在张仲景所著《伤寒论》中就有关于中药直肠给药的记载，肺主行水，朝百脉，主治节，肺气以宣发肃降为基本运动形式；大肠主传化糟粕，主津，肺与大肠通过手阳明大肠经与手太阴肺经构成相互表里的属络关系，药物经大肠吸收后，通过经脉复归于肺，通过宣发肃降输布于五脏六腑、四肢百骸，从而达到整体治疗作用。若病位在肠腑，灌肠则使药物直达病所，最大限度发挥药效。本研究中药保留灌肠药物中马齿苋、蒲公英、野菊花清热解毒，延胡索、桃仁、红花、赤芍、白芷活血祛瘀，行气止痛，牡丹皮、当归清热养血活血，黄柏、黄芩清热燥湿，祛除肛门湿、热、瘀血等"浊邪"。全方共奏清热燥湿、活血解毒、行气止痛之效。本研究结果表明，4组患者治疗后肛门疼痛、肛门下坠、肛门潮湿及专科检查评分均较本组治疗前降低；治疗后升清化浊方口服组、中药保留灌肠组、升清化浊方口服＋中药保留灌肠组患者肛门疼痛、肛门下坠、肛门潮湿及专科检查评分均低于对照组，升清化浊方口服＋中药保留灌肠组患者治疗后肛门疼痛、肛门下坠、肛门潮湿及专科检查评分最低。说明在普济痔疮栓及微波治疗基础上应用升清化浊方口服＋中药保留灌肠治疗肛窦炎，能调节机体脏腑、气血、阴阳平衡，清阳升，浊阴降，气机升降有常，则明显可改善患者肛门下坠、疼痛、潮湿症状，减轻或改善肛门局部体征，达到降低复发率、提高患者生活质量的目的，值得临床推广应用。

中医治疗慢性便秘的研究进展

刘慧敏　沙静涛　杨香燕

【摘要】慢性便秘是临床常见疾病，该病除引起消化系统症状外，还常引起急性心脑血管疾病、肛门直肠疾病及心理精神疾病。目前，现代医学对慢性便秘的病理生理机制尚无明确阐述，临床上多对症治疗，但西药的副作用限制了其使用范围。中医治疗慢性便秘方法众多，如中药口服、针刺推拿、穴位贴敷、中药保留灌肠等，通常能取得较好疗效。兹就近年来中医治疗慢性便秘研究进展做一综述。

【关键词】便秘；中医疗法；慢性病；综述

慢性便秘是临床常见疾病，具有难治性、易复发的特点，常表现为病程6个月以上的排便次数减少（每周排便次数少于3次）、排便困难（或需用手帮助）或大便干硬。该病越来越成为影响人们生理、心理健康的疾病，且成为心脑血管疾病的诱发因素。目前，对慢性便秘的病理生理机制尚无明确阐述，现代医学多对症治疗，因其副作用众多而影响了应用范围和使用时限，长期使用某些西药易导致肠道神经受损、结肠黑变病、电解质紊乱等。中医治疗慢性便秘方法众多，如中药口服、针刺、推拿、穴位贴敷、中药保留灌肠等，往往取得较好疗效。兹将中医治疗慢性便秘研究进展综述如下。

1 病因病机

1.1 中焦不足

《内经》言："魄门亦为五脏使。"脾主升清，将水谷中的精微物质上输至肺，散布周身，濡养五脏六腑，五脏六腑生理功能协调则魄门可正常启闭。胃主降浊，将胃中浊气下输肠道。若胃之降浊功能失调，则导致浊气不下，气机失调，糟粕难出。李郑生主任医师认为，慢性便秘以中焦不足为主要原因，以健脾疏肝为总治则，再根据证型不同加减用药。同时强调不可妄用峻下逐水药，否则损伤脾土，加重病情。唐学贵教授认为，老年慢性便秘病机在于脾胃不足，不能正常发挥其传导功能，升降失常，治疗关键在于升清降浊，恢复脾胃运化功能。许尤佳教授认为，幼龄儿童慢性便秘主要是由于脾胃功能不足，加上饮食积滞，导致脾胃功能受损，肠道无气以授，推动乏力。根源为中气亏虚，兼阴虚燥热，治疗时应着重补中益气，结合小儿阳常有余、阴常不足的生理特点兼补养阴血。汤瑞珠等认为，脾胃为后天之本，运化水谷精微，化生气血滋养肠腑，使得肠中糟粕得以排出顺畅，主张任何以虚为主的便秘均可用补脾益气法，且该法对便秘还有预防作用。李廷荃教授认为，脾胃居中焦，为气机升降出入之枢纽。而当代人嗜食肥甘的饮食习惯易损伤脾胃，致气机升降失常，清气不升，浊气不降，使糟粕的产生和推动不足，发生便秘。

1.2 肝失疏泄

肝主疏泄，调节人体气机，对五脏六腑及经脉气机升降出入起重要作用。肝气疏泄正常，有利于大肠气机通畅，从而传导肠中糟粕。若肝失疏泄，血液、津液不能被有效运输至大肠，肠内津液匮乏，则粪便排出艰涩。同时肝通过其疏泄功能对情志进行调节。若肝失疏泄，肝气郁滞，或肝气上逆，则身体的多种功能不能正常发挥，会出现烦躁易怒的情志病表现。因此，临床实践中有部分医家重视情志对慢性便秘的影响。邓正明主任医师在临床工作中发现，大部分便秘患者常伴一定的心理精神状况异常，心理精神问题与便秘的发生、发展和预后关系密切，强调治疗便秘时除针对其病因病机进行治疗外，还应兼顾情志的疏导。杨向东教授重视情志因素在慢性便秘中的作用，认为便秘与情志失调二者相互影响，互为因果，应用小柴胡方加减治疗慢性便秘，并取得一定疗效。曹爽等治疗便秘着重从肝主疏泄的生理功能入手，重视肝在便秘论治中的作用。肝失疏泄致气机不畅，不能推动粪便，导致便秘的产生，同时还会对情志产生影响；郁而化热在影响气机的同时又可灼伤津液，导致肠中干涩，糟粕难行。

1.3 肾虚为本

《内经》曰"肾开窍于二阴"，指出魄门开阖依赖肾脏元阴元阳的滋养。肾为五脏六腑之本，主一身之阴阳。大肠生理功能的正常发挥依赖于肾阴的濡养与肾阳的温煦。贺平教授认为，人体在不同年龄阶段肾的生理功能有所不同，老年慢性便秘病因病机不离肾虚。肾生理功能正常则二阴开阖正常，水液充沛，肠道濡润，糟粕行之通畅。肾阳亏虚，肠道失于温煦，不能推动糟粕下行。因此，治疗老年慢性便秘强调调理肾脏以达目的。蔡淦教授认为，老年便秘主要以肾虚为本，继而引起全身气血津液不足，具有病程长、病因复杂、虚实并存的特点，治疗上应结合老年人本虚的特点，用药宜缓和，不可过量使用大黄、芒硝等泻下峻猛药物，否则伤其根本，加重病情。林爱珍教授认为，老年慢传输型便秘的病机不外乎脾肾阳虚，肾阳虚肠腑失于温煦导致肠中阴寒凝滞，粪便推动乏力，不能顺利排出。治疗时紧扣其本虚标实的病机，攻其实、补其虚两法同施，不可单攻或单补，否则加重病情。

1.4 气血失和

中医学认为，气血同源，二者相互滋生。血虚则肠道干涩，无水行舟；气虚则动力不足，推动乏力，终致便秘发生。张中旭认为，慢性便秘常致气血关系失调，二者互为因果，应着重调理气血阴阳，不可盲目使用攻伐之力峻猛的药物，也不可盲目使用苦寒泻下药或西药渗透性泻药，否则更伤正气，加重病情。杜林等认为，气血阴阳失调是造成老年便秘的重要原因，血虚不润、气虚不推、阳虚寒凝等因素共同导致了粪便久滞于肠，排出艰涩。刘红利认为，女性便秘多与血虚、血瘀相关，血虚不润，导致糟粕难行，血瘀阻滞气机，不能推动。而血为气之母，血虚导致气虚更使推动乏力，多方面因素导致便秘发生。

2　临床治疗

2.1　中医内治

2.1.1　从脾论治

吴攀将 67 例脾肾阳虚型慢性便秘患者随机分为两组，治疗组 33 例予益火补土活血方（药物组成：肉苁蓉、熟地黄、山药、牡丹皮、当归、茯苓、锁阳、核桃仁、桃仁、枳实、牛膝、泽兰）口服治疗，对照组 34 例予琥珀酸普芦卡必利片口服治疗。结果显示，两组患者排便困难状况均得到改善；治疗组复发率低于对照组（$P < 0.05$）；治疗组能有效改善患者手足不温、腰膝酸软等肾阳虚症状。项玉将 60 例功能性便秘患者随机分为两组，治疗组 30 例予理气健脾方（药物组成：木香、槟榔、乌药、生大黄、枳壳、柴胡、牛膝、肉苁蓉、杏仁、生白术）口服治疗，对照组 30 例予槟榔四消丸口服治疗。结果显示，治疗组较对照组更能缓解患者排便困难症状及胸胁满胀、焦虑不安等气机不畅之症。刘新茹将 72 例脾虚气滞型功能性便秘患者随机分为两组，治疗组 36 例予枳术升降汤（药物组成：枳实、生白术、荷叶、杏仁、升麻）口服治疗，对照组 36 例予聚乙二醇 4000 散口服治疗。结果显示，治疗组总有效率为 94.29%，短期复发率为 16.67%，对照组总有效率为 87.50%，短期复发率为 43.48%，治疗组总有效率高于对照组（$P < 0.05$），短期复发率低于对照组（$P < 0.05$），且治疗组在改善患者排便乏力、腹胀、饮食不振等方面的疗效优于对照组（$P < 0.05$）。张中枢将 80 例功能性便秘脾气虚型患者随机分为两组，治疗组 40 例予枳术肃降汤（药物组成：生白术、枳实、瓜蒌、火麻仁、杏仁、紫苏子、槟榔、甘草）口服治疗，对照组 40 例予生活方式干预 + 乳果糖口服液口服治疗。结果显示，治疗组总有效率为 91.4%，对照组总有效率为 68.5%，治疗组总有效率高于对照组（$P < 0.05$），治疗组疗效优于对照组，且治疗组改善气短、纳呆等脾虚兼证方面效果优于对照组。

2.1.2　从肝论治

国外有研究表明，青少年功能性便秘中很大一部分具有不同程度的心理问题，国内亦有研究表明，功能性便秘人群较普通人更易产生焦虑情绪，且女性便秘患者更明显。现代医学的焦虑、抑郁等精神、心理症状对应中医气机不畅导致的情志抑郁。肝主疏泄，调畅气机，临床上通过疏肝理气来调理精神、心理症状取得良好效果，因此许多医家通过疏肝理气治疗慢性便秘。周盼等将 65 例慢性便秘患者随机分为两组，治疗组 33 例在通便汤（药物组成：麦冬、南沙参、玄参、熟地黄、白术、枳壳、厚朴、杏仁、瓜蒌子、郁李仁、火麻仁、莱菔子、灯心草、绿豆衣）基础上加用柴胡疏肝散口服治疗，对照组32例单纯应用通便汤口服治疗。结果显示，两组治疗后便秘相关症状均减轻，治疗组汉密尔顿抑郁量表（HAMD）评分、汉密尔顿焦虑量表（HAMA）评分、症状自评量表（SCL-90）评分均低于对照组（$P < 0.05$）。徐颖将70例便秘型肠易激综合征肝郁气滞型患者随机分为两组，治疗组35例予调肝导滞汤（柴胡、炒白芍、生白术、枳壳、薤白、瓜蒌子、陈皮、醋香附、黄芩、火麻仁、茯苓、蒲公英、莱菔子、生姜、甘草）口服治疗，对照组35例予聚乙二醇4000散口服治疗。结果显示，治疗组总有效率94.1%，对照总有效率78.8%，治疗组在改善患者胁胀、嗳气、呃逆等气机郁滞相关症状方面优于对照组，治疗组疗效优于对照组（$P < 0.05$）。

2.1.3 从肾论治

胡志飞等应用滋补肾阳方剂加减（药物组成：肉苁蓉、牛膝、肉桂、淫羊藿、白术、山药、郁李仁、厚朴、枳壳、桑椹）治疗脾肾阳虚型慢性便秘，能明显缓解患者排便困难症状，减轻患者手足不温、小便清长等症状。韦静将52例脾肾阳虚型功能性便秘患者随机分为两组，治疗组26例予苁蓉四逆汤（药物组成：肉苁蓉、附子、干姜、炙甘草、牛膝、火麻仁、枳壳）口服治疗，对照组26例予复方聚乙二醇电解质散（Ⅳ）（A剂＋B剂）口服治疗。结果显示，治疗组总有效率92.31%、复发率20.83%，对照组总有效率69.23%、复发率55.56%，且治疗组在改善患者脘腹冷痛、腰膝酸软等症状方面优于对照组，治疗组疗效优于对照组（$P < 0.05$）。史彦超将60例脾肾阳虚型便秘患者随机分为两组，治疗组30例予酚酞片＋济川煎加减（药物组成：肉苁蓉、当归、枳壳、怀牛膝、白术、升麻）口服治疗，对照组30例予酚酞片口服治疗。结果显示，治疗组总有效率96.67%，对照组总有效率80.00%，且治疗组中医证候积分低于对照组（$P < 0.05$），治疗组疗效优于对照组。

2.1.4 从气血论治

公凡杰将60例功能性便秘气血两虚型患者随机分为两组，治疗组30例予益气养血通便汤（药物组成：黄芪、当归、党参、生白术、熟地黄、白芍、肉苁蓉、火麻仁、莱菔子、炒枳实、炙甘草）口服治疗，对照组30例予复方聚乙二醇电解质散（Ⅱ）口服治疗。结果显示，治疗组总有效率93.33%、复发率14.29%，对照组总有效率83.33%、复发率40.00%，治疗组疗效优于对照组（$P < 0.05$）。范云将60例气虚型功能性便秘患者随机分为两组，治疗组30例予芪麻润舒汤（药物组成：黄芪、党参、生白术、当归、火麻仁、桃仁、郁李

仁、杏仁、厚朴、枳实、桔梗、甘草）口服治疗，对照组 30 例予枸橼酸莫沙必利分散片口服治疗。结果显示，治疗组总有效率 93.3%，对照组总有效率 76.6%，治疗组疗效优于对照组（$P < 0.05$），且治疗组在改善患者排便频率、排便困难、腹胀等方面优于对照组。林唐唐等将 62 例气虚肠燥型功能性便秘患者随机分为两组，治疗组 31 例予茶油清润合剂（药物组成：生黄芪、莱菔子、山茶籽、生地黄、麦冬、生白术、厚朴、枳壳、白芍、甘草）口服治疗，对照组 31 例予麻仁丸口服治疗。结果显示，治疗组治疗后便秘积分、症状积分、大便性状积分均低于对照组（$P < 0.05$），治疗组短期疗效优于对照组。林浩将 75 例血虚型功能性便秘患者随机分为两组，治疗组 35 例予养血通便方（药物组成：熟地黄、当归、白芍、川芎、杏仁、牛膝、火麻仁、肉苁蓉、枳实、厚朴、大黄）口服治疗，对照组 40 例予乳果糖口服溶液口服治疗。结果显示，治疗组总有效率 90.91%，对照组总有效率 69.70%，治疗组疗效优于对照组（$P < 0.05$）。

2.2 中医外治

2.2.1 针刺推拿

唐欧风等认为，穴位是与淋巴、血管、神经、肌肉密切联系的复杂综合结构，通过针刺相关穴位，可将这种物理刺激转换为神经冲动传入结肠，引起结肠慢波改变，达到治疗目的。Lv JQ 等研究表明，电针天枢、上巨虚穴在缓解慢性便秘症状、增加完全自发性排便次数方面优于单纯针刺天枢、上巨虚穴。陈丽针刺天枢、足三里穴治疗功能性便秘 34 例，结果发现患者大脑多个边缘系统升高的低频振荡振幅信号降低，从而纠正脑功能紊乱状态，且边缘系统对内脏活动具有反馈调节作用，可见针刺通过特定途径可改善胃肠活动相关脑区的异常信号，从而达到缓解便秘的作用。田丰等将 90 例老年慢性便秘患者随机分为两组，治疗组 45 例予针刺推拿治疗，取上巨虚、天枢、支沟、气海、关元、照海、肾俞穴针刺治疗，配合一指禅推中脘及足太阳膀胱经诸穴。对照组 45 例予乳果糖口服溶液口服治疗。结果显示，治疗后治疗组外周血胃泌素（GAS）、胃动素（MLT）均高于对照组（$P < 0.05$）。治疗组疗效优于对照组。杨永刚等将 60 例老年慢性便秘患者随机分为两组，治疗组 30 例予针刺双侧脾俞、胃俞、肝俞加腹部推拿治疗。对照组 30 例予通便灵胶囊口服治疗。结果显示，两组均对便秘有缓解作用，治疗组总有效率 86.7%，对照组总有效率 73.3%，两组总有效率比较差异有统计学意义（$P < 0.05$），治疗组疗效优于对照组，且治疗组临床症状评分低于对照组（$P < 0.05$）。说明腹部诸穴是肠道在

体表的投影，推拿腹部可发挥穴位的近治作用，且将机械外力作用于肠道，进一步增加胃肠蠕动，加速肠中糟粕排出。

2.2.2 穴位贴敷

穴位贴敷具有持续给药、避免被消化酶破坏，以及药物、穴位双重刺激的优势。将药物贴敷于相应穴位上刺激局部皮肤黏膜，达到调畅经脉、气血阴阳的作用，操作方便，毒副作用小。李月丽等将60例功能性便秘患者随机分为两组，治疗组30例予生大黄粉贴敷神阙穴联合麻子仁丸口服治疗，对照组30例予乳果糖口服溶液口服治疗。结果显示，治疗组总有效率93.3%，对照组总有效率70.0%，两组总有效率比较差异有统计学意义（$P < 0.05$），治疗组疗效优于对照组。徐艳萍将82例老年慢性便秘患者随机分为两组，治疗组予耳穴贴压联合复方大黄贴（药物组成：大黄、芒硝、枳实、冰片、肉苁蓉）穴位贴敷治疗；耳穴贴压取穴：便秘点、直肠下、小肠、大肠、脾、胃、肺、三焦；复方大黄贴穴位贴敷取穴：神阙、双侧天枢穴。对照组41例予乳果糖口服溶液口服治疗。结果显示，治疗组总有效率87.8%，对照组总有效率73.2%，两组总有效率比较差异有统计学意义（$P < 0.05$），治疗组疗效优于对照组。

2.2.3 中药保留灌肠

马善军将90例习惯性便秘患者随机分为3组，中药保留灌肠组30例予中药（药物组成：丹参、丁香、厚朴、枳实、当归、肉苁蓉、生地黄、生白术等）保留灌肠；温水灌肠组30例予单纯温水保留灌肠；西药组30例予西沙必利片口服治疗。结果显示，中药保留灌肠组总有效率93.33%，温水灌肠组总有效率73.33%，西药组总有效率66.67%，中药保留灌肠组总有效率高于温水灌肠组、西药组（$P < 0.05$）。中药保留灌肠组复发率30.00%，温水灌肠组复发率53.33%，西药组复发率56.67%，中药保留灌肠组复发率低于温水灌肠组、西药组（$P < 0.05$）。于姣等将70例便秘型肠易激综合征患者随机分为两组，治疗组35例予乳果糖口服溶液口服 + 中药（药物组成：白及、炒白芍、木瓜、大血藤、地榆炭、延胡索、败酱草、生山药、槐米）保留灌肠治疗，对照组35例予乳果糖口服溶液口服治疗。结果显示，治疗组总有效率91.4%，对照组总有效率77.1%，两组总有效率比较差异有统计学意义（$P < 0.05$），治疗组疗效优于对照组。治疗组治疗后腹部疼痛症状较对照组缓解明显，且外周血中性粒细胞/淋巴细胞比值（NLR）低于对照组（$P < 0.05$）。

3 结 语

中医治疗慢性便秘更注重整体协调性，强调人体阴阳平和、五脏生理功能协调，在治疗疾病同时要兼顾他症，对并发症如腰膝酸软、畏寒肢冷、精神心理疾病等亦有较好的治疗效果。但也存在诸多不足，如慢性便秘是一个长期性疾病，大多数临床试验缺乏长期随访，不能有效评价长期疗效；临床试验纳入的样本量较少，不具备成为大范围推广的试验数据；目前的临床试验是对某些药物或方剂的有效性研究，但具体的作用机制往往不明。针对上述不足，今后临床医生在诊治慢性便秘时应采取中西医结合、多学科联合干预的方法，对患者实行个体化治疗，才能取得更好的远期疗效。

肛周坏死性筋膜炎误诊为褥疮感染的临床分析

杨志倩 　沙静涛

【摘要】报道 1 例误诊为褥疮感染的老年肛周坏死性筋膜炎（PNF）患者。患者女性，75 岁，为老年截瘫患者，长期卧床，肛周局部患有褥疮。因肛周红肿伴反复高热 1 周入院，病初误诊为褥疮感染，治疗后未有好转，病情反复且加重，后转至我院；肛周、会阴及双侧大阴唇可见广泛红肿，肛缘皮损处有稀薄恶臭渗出液，疮底晦暗，部分皮下按压有捻发音。诊断为 PNF。截瘫后压力性溃疡表面无神经支配，受体位制动，常久溃难收，极易导致 PNF，对于褥疮感染常规治疗效果不佳者，应警惕 PNF 的发生，以减少或避免漏诊误诊。

【关键词】坏死性，筋膜炎；褥疮；误诊

肛周坏死性筋膜炎（PNF），是一种发生于肛门周围及会阴三角区由多种细菌协同作用（包括需氧菌和厌氧菌）引起的暴发性重症感染性疾病。此病多以真皮、皮下组织及筋膜大面积进行性坏死而不累及肌肉为临床特征，起病急骤，病情进展迅速，感染极易向会阴部、腹部甚至全身蔓延，最终导致脓毒血症、感染性休克及多器官功能衰竭（MODS）等并发症，病死率高达 9% ~ 25%，甚至更高。PNF 的发病多与肛管直肠周围感染和损伤、女性会阴生殖区皮肤损伤、腹腔感染、男性尿道生殖区感染和损伤等有关。肛周脓肿、截瘫后褥疮感染均为其最常见的诱发因素。PNF 早期发病隐匿，其病初临床表现与肛周感染性疾病的症状相似，极易发生漏诊误诊，从而延误初始清创及确定性治疗。早期彻底的清创手术干预是提高 PNF 患者存活的关键。现回顾分析我院收治的

PNF 1 例患者的临床资料，并复习相关文献，探讨其误诊原因，以提高临床对该病的认识，减少漏诊误诊率。

1 临床资料

患者女性，75 岁，长期卧床。家属 1 周前为其清理卫生时发现患者肛周出现红肿，伴高热（体温达 39.2℃），先后就诊于多家医院，均诊断为褥疮感染并给予褥疮局部处理及抗感染治疗（具体用药不详），症状未见明显缓解，且逐渐加重，反复出现高热且红肿向会阴区及骶尾部蔓延，肛旁局部出现流脓，伴有恶臭。自发病以来，4d 未解大便，导尿管通畅，急诊收入我院肛肠科。患者有糖尿病病史 20 余年，血糖控制欠佳。高血压病史 20 余年，血压控制尚可。患者 4 年前因胸脊膜瘤术后并发症出现胸以下感觉丧失，2 年前因长期卧床出现压疮，久治未愈。否认其他慢性病病史、传染病病史等。

入院体格检查：体温 36.5℃，脉搏 69/min，呼吸 19/min，血压 124/70mmHg。患者轮椅推入病房，神志清，精神差，急性病面容。全身皮肤黏膜无黄染，未见皮下出血及蜘蛛痣，全身浅表淋巴结未触及肿大，口唇无发绀，心肺检查未见异常；腹部叩诊为鼓音，无压痛，肠鸣音 1min 内未闻及。胸廓畸形，胸椎 7~9 可见手术瘢痕，双上肢活动尚可，肌力 5 级，胸椎以下感觉丧失，不能自主活动，双下肢肌力 0 级。专科检查（截石位）：视诊—肛周、会阴及双侧大阴唇（以右侧为主）广泛红肿，7 点距肛缘 3cm、10 点距肛缘 4cm 处分别可见大小约 3cm×5cm 溃破口，有稀薄恶臭渗出液，疮底晦暗，深约 4cm，5 点距肛缘 4cm 处，皮肤晦暗，溃破，右侧坐骨结节处有褥疮，大小约 3cm×5cm。指诊—溃破口周围按压可见稀薄恶臭渗出液流出，红肿区质软，部分皮下按压有捻发音，肛门括约肌张力下降，指套退出未见染血及染脓。查血白细胞 11.2×10⁹/L，红细胞 3.84×10¹²/L，血红蛋白 109g/L，血小板 171×10⁹/L；尿素 3.32mmol/L，肌酐 47μmol/L，血清尿酸 109μmol/L；钠 134mmol/L，钾 3.5mmol/L，钙 1.81mmol/L；铁 3.5mmol/L；凝血酶原时间 17s，凝血酶原标准化比值 1.42，凝血酶原时间活动度 49%，活化部分凝血活酶时间 28.4s，纤维蛋白原测定 3.95g/L，纤维蛋白原降解产物测定 9.5μg/mL，凝血酶时间测定 15.3s、D−二聚体 3.3μg/mL。B 型尿钠肽 360.6pg/mL。血糖 10.2mmol/L。查尿：谷氨酸（+）4mmol/dL，白细胞（+−）。胸部 CT：右肺中叶渗出，双侧胸腔积液；左肺下叶条索灶，纵隔淋巴结肿大，主动脉钙化；胸椎内固定术后，请结合临床。心电图未见明显异常。初步诊断：肛周脓肿并 PNF；2 型糖尿病；高血压 3 级；脊膜瘤术后（高位截瘫）。

综合评估患者病情后，予以急诊行手术治疗，术前给予亚胺培南抗感染治疗，以降低术后感染风险。积极完善术前检查，排除手术禁忌证后，于手术室全身麻醉下行坏死性筋膜炎清创术。术中可见肛周及会阴两侧肿胀明显，右侧会阴肿胀范围平耻骨联合，肛周 7 点及 10 点溃破口有大量脓性分泌物，指诊脓腔向两侧及向上蔓延至大阴唇，按压肿胀，可闻及捻发音。以感染严重区为中心，逐渐向外清除感染坏死组织，直至可见新鲜无感染的筋膜，并间断性做多处切口，搔刮剔除坏死组织，并在各切口间松挂橡皮筋以辅助引流，对感染累及深部的腔隙予以置管引流。彻底探查伤口的边缘及深度，确保完全清除坏死组织。修剪皮缘，充分止血后，予以 0.9% 氯化钠注射液及 3% 过氧化氢冲洗创面，油纱条加压包扎。术后转重症监护室行后续治疗。予静脉滴注亚胺培南联合利奈唑胺抗感染，静脉滴注葡萄糖、氨基酸、脂肪乳营养支持治疗，静脉滴注泮托拉唑预防应激性溃疡，皮下注射胰岛素以控制血糖。术后 3d 开始专科换药，防止二次感染并促进伤口愈合。术后 4d，患者分泌物培养回报为：奇异变形杆菌，产超广谱 β 内酰胺酶（ESBL），对亚胺培南西司他汀、头孢他啶敏感，停用利奈唑胺，并检测感染指标变化。术后 6d 复测患处分泌物培养，结果同上，根据药敏结果，降阶梯使用头孢哌酮舒巴坦。术后 9d 转出重症监护室，于我科继续当前治疗，术后持续换药治疗 24d，患者病情稳定，创面生长良好，安排其出院，随访至今，伤口已愈合。

2 讨 论

PNF 早期症状不典型，早期漏诊误诊率高达 66%～85% 及以上。病初常见肛周皮肤红斑、肿胀及疼痛。截瘫患者肛周组织无神经支配，失去感觉及运动能力，其早期症状更依赖护理人员的发现与反馈，漏诊率较其他 PNF 患者更大。随着病情发展，患处皮肤开始坏死，皮肤表面可见不规则、散在的含血性液体的水疱或大疱，疼痛加重伴全身中毒症状，病程晚期会出现皮肤发黑，皮下组织和浅、深筋膜大面积坏死液化，致洗肉水样恶臭渗出液产生，皮下组织内产生捻发音。局部坏死组织活检其结果为 PNF 早期确诊的金标准。PNF 早期症状与肛周其他感染性疾病如肛周脓肿、皮下气肿、气性坏疽等类似，易发生误诊漏诊，临床中应重点鉴别。PNF 有起病急骤、发展迅速、破坏力强、致死率高等特点，相关文献报道其病死率约为 12%～35%。PNF 临床较为罕见，该病在人群中的发病率约为 1:（7500～75 万）。平均发病年龄 50.9 岁，PNF 常见的高风险因素包括糖尿病、免疫抑制剂治疗、晚期肾功能衰竭、肝功能不全、恶性肿瘤、长期使用糖皮质激素、外周血管病、肥胖、外伤、营养不良等。PNF 治疗的要点在于早诊断与及时的确定性治疗。把握 PNF 清创手术的时机至关重要。国外有研究表明，年龄和首次清创的延迟，是引起高病死率的独立危险因素。该病的治疗原则包括：早期清创手术、广谱抗生素的应用，纠正酸碱平衡及电解质紊乱；全身支持治疗及高压氧舱等。在本病例中，截瘫后压力性溃疡受体位制动，常久溃难收，其感染后极易导致 PNF，但临床上此类报道罕见，病初常发生漏诊误治。加之此类患者免疫力低下，基础疾病较多，术后创面失神经支配，虽患者可避免术后换药疼痛的影响，但其伤口愈合困难，预后常欠佳。临床医生应对老年截瘫患者的肛周局部感染引起高度重视，提高对 PNF 疾病的认识，尽可能避免老年截瘫患者 PNF 误诊误治的发生。

揿针联合生物反馈治疗功能性便秘的
疗效及对症状和生活质量的影响

杨香燕　　沙静涛

【摘要】目的：观察揿针联合生物反馈治疗功能性便秘(FC)的疗效及对症状和生活质量的影响。方法：将 220 例患者按照随机数字表法分为 3 组，揿针组 73 例(最终完成 66 例)予揿针治疗，生物反馈组 73 例(最终完成 69 例)予生物反馈疗法，联合组 74 例(最终完成 70 例)予揿针联合生物反馈治疗。3 组均 2 周为 1 个疗程，治疗 2 个疗程。比较 3 组疗效；观察 3 组治疗前后主要症状评分、便秘患者生活质量自评量表(PAC-QOL)评分变化。结果：揿针组总有效率 77.27%(51/66)，生物反馈组总有效率 79.71%(55/69)，联合组总有效率 90.00%(63/70)，联合组疗效优于揿针组和生物反馈组($P<0.05$)。3 组治疗后主要症状评分均较本组治疗前降低($P<0.05$)，联合组治疗后主要症状评分均低于揿针组和生物反馈组($P<0.05$)。3 组治疗后 PAC-QOL 各项评分及总评分均较本组治疗前降低($P<0.05$)；联合组治疗后 PAC-QOL 各项评分及总评分均低于揿针组和生物反馈组($P<0.05$)。结论：揿针联合生物反馈治疗 FC，可改善患者排便情况，提高患者生活质量。

【关键词】便秘；埋针；生物反馈；心理学

功能性便秘(functional constipation，FC)是门诊常见的消化系统疾病，功能性便秘长期不愈，会给患者带来焦虑、抑郁等心理问题，虽然不会威胁患者生命，但严重影响患者生活质量。饮食、药物、行为方式、生活习惯，内分泌疾病、代谢性疾病、神经系统疾病、精神科疾病、胃肠道闭塞等多种疾病，以及反复使用药物等，都可导致便秘发生，排除这些原因、疾病，就可诊断为功能性便秘。2020 年 1 月至 2021 年 2 月，我们应用揿针联合生物反馈治疗功能性便秘 74 例，并与单纯应用揿针治疗 73 例、生物反馈治疗 73 例对照，观察临床疗效及对症状和生活质量的影响，结果如下。

1 资料与方法

1.1 病例选择

1.1.1 诊断标准

参照《中国慢性便秘诊治指南（2013，武汉）》中功能性便秘的诊断标准，有下列 2 项或 2 项以上可确诊：①至少 25% 的排便为干球粪或硬粪；②每周排便 <3 次；③排便感到费力至少 25%；④排便需手法辅助至少 25%；⑤排便有不尽感至少 25%；⑥排便时肛门直肠伴梗阻感和（或）堵塞感至少 25%。

1.1.2 纳入标准

符合以上诊断标准；年龄 18 ~ 70 岁，性别不限；无腹部及盆腔手术史；近 1 个月内未接受便秘相关治疗；电子肠镜检查无结直肠器质性病变；患者自愿签署知情同意书。

1.1.3 排除标准

伴心、脑、肝、肾、血液系统等疾病；甲状腺功能异常者；结肠、直肠器质性病变所致便秘者；合并肿瘤、严重感染疾病、肛门溃疡者；内分泌、代谢性、神经性及药物所致便秘者；遗传、外伤或其他原因导致的神经损伤；因便秘曾行手术或其他介入方法治疗者；妊娠期或哺乳期妇女；严重精神障碍者。

1.2 一般资料

全部 220 例均为我院肛肠科门诊患者，按照随机数字表法分为 3 组。揿针组 73 例，男 26 例，女 47 例；揿针组 73 例，男 26 例，女 47 例；年龄 31 ~ 78 岁，平均 53.51（±13.78）岁；病程 0.5 ~ 43 年，平均 6.99（± 9.09）年。生物反馈组 73 例，男 28 例，女 45 例；年龄 22 ~ 81 岁，平均 54.26（±13.48）岁；病程 1 ~ 45 年，平均 6.54（±8.96）年。联合组 74 例，男 31 例，女 43 例；年龄 21 ~ 78 岁，平均 50.90（±13.28）岁；病程 0.4 ~ 40 年，平均 5.93（±8.29）年。3 组一般资料比较差异无统计学意义（$P > 0.05$），具有可比性。

1.3 治疗方法

1.3.1 揿针组

揿针组予揿针治疗，针具为一次性无菌揿针（ZM2 - 6DL）型（杭州卓脉医疗科技有限公司），耳穴取双侧便秘，体穴取双侧天枢、大肠俞、脾俞、大横、支沟。操作方法：排空小便后，碘附棉球消毒穴位皮肤，针刺入穴，得气后留针。埋针持续 24h，每日按压 3～4 次，每次按压 1min，以患者耐受为度，2 次按压间隔 4h，24h 后取出，左右两侧穴位交替进行揿针埋针治疗，每周 5 次。

1.3.2 生物反馈组

生物反馈组予生物反馈治疗。操作方法：首先让患者排空大便，仰卧位，应用生物刺激反馈仪（南京伟思医疗科技有限责任公司），医护人员将电极感受器进行润滑后，轻柔插入患者肛门，再将另一个电极片放置于患者一侧腹前斜肌，通过提示音提示患者，从而进行治疗，锻炼肛门的收缩、放松及其他功能。每次治疗 30min，每周 5 次。

1.3.3 联合组

予揿针联合生物反馈治疗，方法同 1.3.1 和 1.3.2。

1.3.4 疗　程

3 组均 2 周为 1 个疗程，治疗 2 个疗程。

1.4 观察指标及方法

①比较 3 组治疗前后主要症状评分，评分方法参见表 4 - 28。②参照英文版便秘患者生活质量自评量表（PAC-QOL），结合中文版 PAC-QOL，从生理不适（1～3 条目）、社会心理不适（5～12 条目）、担忧（4、13～23 条目）、满意度（24～28 条目）4 个方面测评 3 组治疗前后生活质量，评分越低表明生活质量越好。

表 4 - 28　主要症状评分

主要症状	0 分	1 分	2 分	3 分
排便困难	无	偶尔	时有	经常
腹胀	无	偶尔	时有	经常
排便时间（min）	<10	10～15	15～25	>25
排便次数（每几天排便一次）	1～2d	3d	4～5d	>5d
下坠、不尽感	无症状	偶尔	时有	经常

1.5 疗效标准

显效：便秘有明显改善，间隔时间及粪质接近正常，或大便稍干，排便间隔时间 < 48h；有效：排便间隔时间缩短 1d，或便质干结改善，其他症状均有好转；无效：便秘及其他症状较治疗前无明显改善。总有效率 = (显效例数 + 有效例数)/总例数 × 100%。

1.6 统计学方法

应用 SPSS 19.0 统计软件包进行统计学分析，计量资料以均数 ± 标准差 ($\bar{x} \pm s$) 表示，采用 t 检验；计数资料以率 (%) 表示，比较采用 χ^2 检验。$P <$ 0.05 为差异有统计学意义。

2 结 果

2.1 3组病例脱落情况

撤针组 73 例，治疗好转后拒绝治疗脱落 4 例，服用其他药物脱落 3 例；生物反馈组 73 例，自行中断治疗脱落 4 例；联合组 74 例，未按疗程治疗脱落 4 例。

2.2 3组疗效比较

参见表 4 - 29。

表 4 - 29 3组疗效比较

组别	n	显效	有效	无效	总有效率
撤针组	66	31(46.97%)	20(30.30%)	15(22.72%)	77.27%*
生物反馈组	69	30(43.48%)	25(36.23%)	14(20.29%)	79.71%*
联合组	70	48(68.57%)	15(21.43%)	7(10.00%)	90.00%

与联合组比较，*$P < 0.05$

由表 4 - 29 可见，联合组总有效率高于撤针组、生物反馈组 ($P < 0.05$)，撤针组与生物反馈组总有效率较差异无统计学意义 ($P > 0.05$)。

2.3 3组治疗前后主要症状评分比较

参见表 4 - 30。

表 4 - 30　3 组治疗前后主要症状评分比较(分)($\bar{x} \pm s$)

项目	揿针组($n = 66$)		生物反馈组($n = 69$)		联合组($n = 70$)	
	治疗前	治疗后	治疗前	治疗后	治疗前	治疗后
排便困难	1.67 ± 0.70	0.63 ± 0.51 *#	1.60 ± 0.61	0.69 ± 0.55 *#	1.94 ± 0.73	0.67 ± 0.68 *#
腹胀	1.12 ± 0.59	0.56 ± 0.35 *#	1.08 ± 0.67	0.62 ± 0.50 *#	1.34 ± 0.71	0.43 ± 0.58 *#
排便时间	1.44 ± 0.58	1.01 ± 0.72 *#	1.18 ± 0.70	0.65 ± 0.53 *#	1.48 ± 0.61	0.51 ± 0.56 *#
排便次数	1.48 ± 0.64	0.98 ± 0.63 *#	1.45 ± 0.58	0.78 ± 0.55 *#	1.64 ± 0.71	0.67 ± 0.61 *#
下坠、不尽感	1.34 ± 0.76	0.65 ± 0.12 *#	1.42 ± 0.58	0.57 ± 0.55 *#	1.54 ± 0.68	0.36 ± 0.68 *#

与本组治疗前比较，$* P < 0.05$；与联合组治疗后比较，$\# P < 0.05$

由表 4 - 31 可见，3 组治疗后主要症状评分均较本组治疗前降低($P < 0.05$)；联合组治疗后主要症状评分均低于揿针组和生物反馈组($P < 0.05$)；揿针组与生物反馈组治疗后主要症状评分比较差异无统计学意义($P > 0.05$)。

2.4　3 组治疗前后 PAC-QOL 评分比较

参见表 4 - 31。

表 4 - 31　3 组治疗前后 PAC-QOL 评分比较(分)($\bar{x} \pm s$)

项目	揿针组($n = 60$)		生物反馈组($n = 69$)		联合组($n = 70$)	
	治疗前	治疗后	治疗前	治疗后	治疗前	治疗后
生理	7.24 ± 2.27	4.71 ± 2.19 *#	7.42 ± 1.81	4.13 ± 1.70 *#	7.50 ± 2.30	3.53 ± 1.81 *#
社会心理不适	13.41 ± 4.16	8.74 ± 4.06 *#	13.61 ± 3.29	9.53 ± 3.08 *#	13.08 ± 4.14	6.50 ± 3.41 *#
担忧	21.69 ± 6.76	14.12 ± 6.56 *#	22.36 ± 5.28	15.44 ± 4.89 *#	20.56 ± 6.68	10.03 ± 5.44 *#
满意度	9.29 ± 2.87	6.05 ± 2.81 *#	9.61 ± 2.31	6.66 ± 2.16 *#	9.45 ± 2.84	4.03 ± 2.40 *#
总评分	51.71 ± 16.12	33.62 ± 15.64 *#	53.14 ± 12.48	34.68 ± 11.70 *#	50.67 ± 15.53	25.33 ± 12.69 *#

与本组治疗前比较，$* P < 0.05$；与联合组治疗后比较，$\# P < 0.05$

由表 4 - 31 可见，3 组治疗后 PAC-QOL 各项评分及总评分均较本组治疗前降低($P < 0.05$)；联合组治疗后 PAC-QOL 各项评分及总评分均低于揿针组、生物馈组($P < 0.05$)；揿针组与生物反馈组治疗后 PAC-QOL 各项评分及总评分比较差异无统计学意义($P > 0.05$)。

3　讨　论

功能性便秘病程长，且临床病因不明确，大部分患者为快速缓解痛苦，选择服用泻药排便，泻药虽可快速软化大便，但长期服用会导致电解质紊乱、结肠传输功能减退及大肠黑变病等。因此，探究外治法治疗功能性便秘具有积极意义。

中医学认为，便秘病位在大肠，与脾胃、肾、肺等脏腑密切相关，五脏六腑协调配合，使气机的升降出入正常、从而保证人体的正常生命活动。《素问·生气通天论》说："阳不胜其阴，则五脏气争，九窍不通。"《素问·举痛论》谓："热气留于小肠，肠中痛，瘅热焦渴，则坚干不得出，故痛而闭不通矣。"《诸病源候论》指出："大便不通者，由三焦五脏不和，冷热之气不调，热气偏入肠胃，津液竭燥，故令糟粕痞结，壅塞不通也。"可见便秘多因外感六淫、内伤七情、饮食不节、劳倦内伤等导致脏腑功能失调，大肠传导失常，或肠内燥屎不通，或气滞郁积不行，或气虚传送无力，或血虚肠道干涩，或寒邪侵袭，阴寒凝结而发生大便秘结，排便不畅。中医治疗功能性便秘方法多样，其中针刺应用较广，本研究选用揿针治疗。五脏皆通于耳，选耳穴便秘穴，通过耳部相应穴位刺激调节五脏功能，达到阴阳调和效果，亦可通过刺激耳部穴位，持续调节人体交感和副交感神经活动，进而改善胃肠道活动。天枢为手阳明大肠经之募穴，是大肠之经气在腹部聚集之处，对于肠道气机郁滞、通降失常、传导失职导致的便秘，临床疗效良好；大肠俞为大肠之背俞穴，主治腹胀、便秘、腹泻等胃肠疾病。俞募穴配伍，一阴一阳，在平衡状态下，恢复肠道正常传导功能，使腑气得通，大便得下。脾俞益气养血，健脾和胃；支沟为治疗便秘的常用穴位，大横为脾经之穴，与天枢相配，可调理肠道气机。各穴位相互配合，对穴位进行持久刺激，可促进经络气血运行，协助肠道排便。揿针较常规针刺留针时间久，长久刺激可调节全身气血津液，从而激发胃肠道功能。有研究表明，揿针治疗可增强便秘患者肠道平滑肌的张力及兴奋性，促进肠道蠕动；也可通过刺激脑源性神经营养因子（BDNF）加速肠蠕动，改善肠道传输功能，增强肠动力。肠道中水分减少也是便秘的重要因素之一，针刺可通过减少结肠水分重吸收，调节水分转运并修复结肠黏膜超微结构，从而增加粪便含水量，改善便秘症状。

现代医学认为，功能性便秘主要是由于结直肠转运功能降低、盆底功能障碍所致。生物反馈疗法作为治疗功能性便秘的新型方法，因其非侵入性、易耐受、无依赖性、无不良反应被广泛应用于临床。生物反馈是一种行为疗法，结合了运动、重复和模拟排便，正确协调腹部和盆底肌肉收缩，从而促进肠道传输功能，改善便秘。

功能性便秘虽不危及生命，但排便困难、腹胀、排便时间久、排便间隔时间长、便不尽感等症状出现会严重影响患者生活质量。本研究结果发现，3 组治疗后主要症状评分和 PAC-QOL 各项评分及总评分均较本组治疗前降低（$P < 0.05$）；联合组治疗后主要症状评分和 PAC-QOL 各项评分及总评分均低于撳针组、生物反馈组（$P < 0.05$）；撳针组治疗后主要症状评分和 PAC-QOL 各项评分及总评分与生物反馈组比较差异无统计学意义（$P < 0.05$）。说明撳针联合生物反馈治疗功能性便秘对患者症状的改善优于单纯应用撳针或生物反馈治疗，随着患者临床症状改善，其生理、社会心理不适、担忧、满意度均得到相应改善，从而提高患者生活质量。

综上所述，撳针联合生物反馈治疗功能性便秘，能克服传统药物疗法产生的药物依赖，提高临床疗效，缓解患者便秘症状，进而改善患者生活质量，且治疗安全可靠，值得临床推广应用。

参考文献

［1］Liu X, Liu Y, Chen J, et al. Effectiveness and safety of light vegetarian diet and Qingjiang Tiaochang Recipe for functional constipation：An exploratory study protocol for randomized controlled trial［J］. Medicine（Baltimore），2020，99（39）：e21363.

［2］Jeong Eun Shin, Kyung Sik Park, Kwangwoo Nam. Chronic Functional Constipation［J］. Korean J Gastroenterol, 2019, 73（2）：92 - 98.

［3］中华医学会外科学分会结直肠肛门外科学组, 中华医学会消化病学分会胃肠动力学组. 中国慢性便秘诊治指南（2013，武汉）［J］. 胃肠病学, 2013, 18（10）：605 - 612.

［4］中华中医药学会脾胃病分会. 慢性便秘中医诊疗共识意见［J］. 北京中医药, 2011, 30（1）：3 - 7.

［5］Marquis P, DeLaLoge C, Dubois D, et al. Development and validation of the Patient Assessment of Constipation Quality of Life questionnaire［J］. Scand J Gastroenterol, 2005, 40（5）：540 - 551.

［6］金洵, 丁义江, 丁曙晴, 等. 便秘患者生存质量自评量表 PAC - QOL 中文版的信度、效度及反应度［J］. 世界华人消化杂志, 2011, 19（2）：209 - 213.

［7］张耀伟. 聚乙二醇散不同药物联用方案治疗功能性便秘的效果比较［J］. 河南医学研究, 2021, 30（2）：305 - 307.

［8］任驰, 钟峰, 周思远, 等. 针刺治疗功能性便秘的随机对照实验现状分析和思考［J］. 辽宁中医杂志, 2012, 39（1）：138 - 140.

［9］洪瑞真, 郑晓莹, 苏少云. 推拿加耳穴撳针治疗婴幼儿便秘 36 例［J］. 中国民间疗法, 2018, 26（1）：38.

［10］王慧静, 马增威, 孙千惠, 等. 基于数据挖掘的针刺治疗功能性便秘选穴规律探究［J］. 中日友好医院学报, 2021, 35（5）：304 - 305.

［11］连松勇, 颜小润, 林友聪, 等. 不同针刺取穴方法治疗功能性便秘［J］. 中医学报, 2019, 34（5）：1089 - 1092.

［12］汤昌华. 针刺支沟结合推拿六腑下合穴治疗功能性便秘 30 例［J］. 中医临床研究, 2015, 7

（10）:61 – 62.

[13] 陈慧,柯晓,李春平,等. 子午流注择时八髎穴揿针治疗气滞型慢传输型便秘的临床疗效及对患者脑肠肽的影响[J]. 上海中医药大学学报,2020,34(5):26 – 30.

[14] 许明敏. 基于肠道菌群探讨针刺改善 FC 小鼠胃肠传输功能的效应机制研究[D]. 成都:成都中医药大学,2020.

[15] 宁厚旭. 针刺对 SCF/c-kit 信号通路的调控作用及其治疗慢传输型便秘的机制探讨[D]. 南京:南京中医药大学,2012.

[16] 韦静,曾思敏,罗鹏基,等. 中医治疗功能性便秘研究进展[J]. 辽宁中医药大学学报,2019,21(11):119 – 123.

[17] 陈妙媛,陈杏仪,肖柳,等. 中药热罨包联合生物反馈对功能性便秘患者的影响[J]. 内蒙古中医药,2020,39(7):120 – 122.

[18] Skardoon GR,Khera AJ,Emmanuel AV,et al. Review article:dyssynergic defaecation and biofeed back therapy in the pathophysiology and management of functional constipation[J]. Aliment Pharmacol Ther,2017,46(4):410 – 423.

[19] 贺向东,张磊. 中医治疗肛瘘临床验证工作介绍[C]/全国第十三次中医肛肠学术交流大会论文集. 2009:131 – 132,135.

[20] 国家中医药管理局. 中华人民共和国中医药行业标准[S]. 南京:南京大学出版社,1995:133.

[21] 王继承. 伤口延迟愈合 87 例原因分析[J]. 中国乡村医药,2010,17(4):33. DOI:10.19542/j.cnki.1006 – 5180.2010.04.021.

[22] 刘玲娥,李兵剑. 辨证序贯换药对肛瘘术后创面愈合的影响[J]. 医学信息,2013,26(5):74 – 75.

[23] 曹永清. 藻酸钙敷料对复杂性肛瘘术后创面愈合作用临床疗效观察[C]. 中华中医药学会肛肠分会第五届理事会换届会议暨全国肛肠学术交流大会论文集,2011:49 – 50.

[24] 胡伯虎. 大肠肛门病治疗学[M]. 北京:科学技术文献出版社,2004:312.

[25] 谢飞. 祛腐生肌汤对肛瘘术后创面愈合和肛肠动力学的影响[J]. 河南中医,2015,35(8):1912 – 1913.

[26] 莫波,于洋. 中药熏洗在肛瘘患者经挂线引流术后的临床应用[J]. 现代生物医学进展,2016,16(17):3376 – 3378.

[27] 毕书昌. 中药坐浴对肛瘘术后恢复的干预作用研究[J]. 中医临床研究,2016,8(34):107 – 108.

[28] 李勇. 溃疡散对肛瘘挂线术后创面愈合的影响[J]. 基层医学论坛,2015,19(18):2527 – 2528.

[29] 郭培培,周云,杨雪琴,等. 白芨粉外用促进肛瘘术后创面愈合的临床研究[J]. 世界最新医学信息文摘(电子版),2017,17(17):49 – 50.

[30] 王爱华,李帅军. 银灰膏对肛瘘术后例创面换药疗效观察[J]. 新中医,2003,35(4):21 – 22.

[31] 李姗姗,田振国. 田振国运用丹栀逍遥散从肝论治肛肠术后疼痛[J]. 实用中医内科杂志,2012,26(11):7 – 8.

[32] 卢精华. 自拟生肌方对肛瘘术后患者创面愈合的影响研究[J]. 四川中医, 2015, 33(5): 128 – 130.

[33] 陈宇秀, 林晶. 药膳促进湿热下注型肛瘘术后创面愈合的研究[J]. 齐齐哈尔医学院学报, 2016, 37(23): 2905 – 2906.

[34] 罗琴雯, 谢昌营, 廖成文. 腧穴热敏化艾灸在肛瘘术后创面修复中的应用[J]. 江西中医药大学学报, 2015, 27(6): 40 – 42.

[35] 潘勇, 冯群虎. 除湿活血方熏洗结合针灸促进肛瘘术后创面愈合临床观察[J]. 陕西中医, 2014, 35(3): 332 – 333.

[36] 国家中医药管理局. 中医病证诊断疗效标准[S]. 南京: 南京中医药大学出版社, 1994: 186. 19.

[37] 房栩丞. 自制清消止膏促进肛瘘术后创面愈合的临床观察[J]. 新疆中医药, 2014, 32(1): 15 – 18.

[38] 韩义红. 王嘉麟学术思想和临床经验总结及治疗疡性结肠炎的方药分析研究[D]. 北京: 北京中医药大学, 2011.

[39] 曲牟文, 李君毅, 李国栋, 等. 仁青芒觉丸联合美沙拉嗪治疗溃疡性结肠炎 34 例疗效观察[J]. 中国临床医生杂志, 2016, 4(11): 92 – 94.

[40] 赵长胜. 建中化湿汤治疗活动期溃疡性结肠炎临床研究[J]. 山东中医杂志, 2018, 37(6): 482 – 484.

[41] 刘朝霞, 金秋宇, 王海强. 谢晶日教授辨治缓解期溃疡性结肠炎经验[J]. 四川中医, 2019, 37(3): 9 – 11.

[42] 刘朝霞, 臧海艳, 荣蕾, 等. 谢晶日教授治疗活动期溃疡性结肠炎经验探妙[J]. 中国中医急症, 2019, 28(3): 525 – 527.

[43] 黄高玮, 刘行稳. 运用中医理论及经方治疗溃疡性结肠炎及其病案 3 则[J]. 湖北中医杂志, 2017, 39(10): 35 – 36.

[44] 李继明. 景岳全书集要[M]. 北京: 人民卫生出版社, 2007: 383 – 406.

[45] 郭霞珍, 王志飞. 医宗必读[M]. 北京: 人民卫生出版社, 2006: 309 – 310.

[46] 李茹柳. 白术黄芪方对溃疡性结肠炎及紧密连接相关蛋白影响的实验研究[D]. 广州: 广州中医药大学, 2006.

[47] 王英, 竹剑平, 江凌圳. 丹溪心法[M]. 北京: 人民卫生出版社, 2017: 57 – 63.

[48] 宋乃光. 素问病机气宜保命集[M]. 北京: 中国中医药出版社, 2007: 79.

[49] 梁玉杰, 张元澧, 朱立鸣. 从肝郁脾虚论治溃疡性结肠炎[J]. 时珍国医药, 2012, 23(7): 1768 – 1769.

[50] 沙静涛. 论脏腑与肛肠疾病发病的关系[J]. 陕西中医, 2000, (6): 288.

[51] 阳柳平. 研究白术的化学成分及药理作用概况[J]. 中国医药指南, 2012, 10(21): 607 – 609.

[52] 金艳, 李向. 红藤败酱白头翁汤联合美沙拉嗪缓释颗粒剂治疗大肠湿热型溃疡性结肠炎[J]. 中医学报, 2018, 33(11): 2226 – 2229.

[53] 王胜文. 中医综合疗法治疗溃疡性结肠炎 42 例[J]. 河南中医, 2016, 36(4): 643 – 645.

[54] 陈智耶, 金照, 金定国. 葛仙汤保留灌肠治疗肛窦炎湿热内蕴证 46 例临床观察[J]. 浙江

中医杂志, 2016, 51(12): 900.

[55] 雷霆, 文美珠, 宗轶. 肛窦切开引流术加中药直肠滴灌治疗慢性肛窦炎临床观察[J]. 山西中医, 2017, 33(8): 53 - 54, 56.

[56] 蒋尚玲, 史冰花, 吴志均, 等. 肛窦炎的非手术治疗进展[J]. 实用中西医结合临床, 2016, 16(6): 84 - 85.

[57] 杜炳林, 钟馨, 张燕生, 等. 张燕生教授从中医外科角度辨治肛窦炎[J]. 中医药学报, 2017, 45(1): 70 - 72.

[58] 吕小琴, 郭玉红. 刘清泉教授从"和法"解读补中益气汤[J]. 环球中医药, 2018, 11(7): 1052 - 1053.

[59] 詹先峰, 张声生. 浅谈张声生教授的脾胃观[J]. 天津中医药, 2018, 35(12): 881 - 884.

[60] 姚玉乔, 张全辉, 邓永文. 补中益气汤在肛肠病的应用举隅[J]. 江西中医药, 2014, 45(6): 46 - 47.

[61] 王晓辉. 连柏散联合中药熏洗坐浴治疗湿热下注型宫颈柱状上皮异位伴阴道炎[J]. 长春中医药大学学报, 2017, 33(5): 796 - 798.

[62] 李金元. 加味苦参汤联合保留灌肠治疗肛窦炎的临床观察[J]. 江西中医药, 2018, 49(3): 49 - 51.

[63] 糜凯君, 尹江荣. 补中益气汤配合微波腔内理疗治疗功能性肛门直肠痛 30 例[J]. 浙江中医杂志, 2014, 49(8): 580.

[64] 张凤仙. 红光治疗带状疱疹后遗神经痛的临床疗效观察[J]. 时珍国医国药, 2014, 25(2): 397 - 398.

[65] 麦嘉泳, 龚墩, 万赖思琪, 等. 基于脾胃理论结合六经辨证诊治抑郁症综合疗效评估[J]. 山东中医杂志, 2018, 37(2): 107 - 111.

[66] 左进, 赵景文. "治未病"思想在肛窦炎中的应用[J]. 辽宁中医药大学学报, 2012, 14(1): 28 - 30.

[67] 杨帆. 金黄散加减治疗肛周脓肿根治术患者 30 例疗效观察[J]. 中医药导报, 2009, 15(12): 48.

[68] 毛万宝, 张耀华. 肛肠病手术后伤口愈合缓慢 98 例原因分析及治疗[J]. 宁夏医学杂志, 2011, 33(11): 1081 - 1082.

[69] 中华中医药学会. 中医肛肠科常见病诊疗指南[M]. 北京: 中国中医药出版社, 2012: 7 - 9.

[70] 黄李, 常忠生. 肛周脓肿的病因、分类及临床诊断[J]. 中国肛肠病杂志, 2018, 38(1): 63 - 65.

[71] 宋新江, 张利萍, 严水根, 等. 肛周脓肿病原学特征的调查分析[J]. 中华医院感染学杂志, 2012, 22(22): 5038 - 5040.

[72] 郭玉琨, 程跃, 王晓林. 肛周脓肿手术治疗的进展[J]. 中国肛肠病杂志, 2008, 28(8): 56 - 58.

[73] 沙静涛, 赵伟, 曾进, 等. 肛周脓肿根治术后复发原因分析及相应对策[J]. 中国肛肠病杂志, 2018, 38(5): 30 - 31.

[74] 梅笑玲, 高善语, 迟春华, 等. 肛周脓肿手术治疗的有关问题[J]. 中国肛肠病杂志, 2012,

32(7)：76 - 77.

[75] 李青松，辜军，曾晓梅，等. 康复新液治疗对高位肛周脓肿患者炎性因子、免疫功能及氧化应激水平的影响[J]. 结直肠肛门外科，2017，23(3)：333 - 337.

[76] 张琳菡. 痔瘘洗剂促进肛瘘术后创面愈合的临床观察[D]. 郑州：河南中医药大学，2017.

[77] 李南，张轩，刘慧峰. 肛裂继发脓肿根治术后 hs - CRP 和 IL - 6 表达对疾病预后的指导意义[J]. 中国实验诊断学，2016，20(7)：1116 - 1118.

[78] 赵雪峰，魏秀华. 脓毒血症患者血清 IL - 6 以及 IL - 10 的表达及对免疫功能的影响[J]. 中国实验诊断学，2017，21(2)：279 - 281.

[79] 方征宇，潘志芸，李乾元，等. 清热活血法对肛周脓肿术后创面愈合的影响[J]. 中华全科医学，2017，15(6)：1037 - 1039.

[80] 鞠上，高瑜，杨博华，等. 中医外科溻渍法的历史源流及现实意义[J]. 北京中医药，2016，35(10)：931 - 933.

[81] 王雁南，陈柏楠，许永楷，等. 解毒洗药溻渍治疗对下肢静脉性溃疡疮周微循环的影响[J]. 中国中西医结合外科杂志，2015，21(5)：443 - 446.

[82] 王晓波，刘殿武，丁月新，等. 马齿苋多糖对小鼠腹腔巨噬细胞免疫功能作用[J]. 中国公共卫生，2005，21(4)：462 - 463.

[83] 杨磊，张延英，李卉，等. 黄柏煎剂的抗炎、抗菌作用研究[J]. 实验动物科学，2014，31(4)：14 - 17.

[84] 梁统，覃燕梅，梁念慈. 侧柏叶醇提取物抗炎作用的研究[J]. 中国药科大学学报，2001，32(3)：224 - 226.

[85] 傅力明，李华峰，姚杰，等. 中药蒲公英花提取物的抑菌性能研究[J]. 山西医药杂志，2015，44(8)：947 - 949.

[86] 王明珠，谭诗云. 溃疡性直肠炎治疗的最新进展[J]. 医学研究杂志，2015，44(8)：187 - 190.

[87] Sandborn WJ, Feagan BG, Marano C, et al. Subcutaneous golimumab induces clinical response and remission in patients with moderate-to-severe ulcerative colitis[J]. Gastroenterology, 2014, 146(1)：85 - 95.

[88] 杨锦菊，阚建科，蒋丽萍，等. 葡萄糖酸锌联合醒脾养儿颗粒治疗小儿肠炎的疗效探讨[J]. 山西医药杂志，2017，46(14)：1724 - 1725.

[89] 张健，董荣坤，汪启斌，等. 中药灌肠治疗胃肠术后腹胀疗效观察[J]. 湖北中医药大学学报，2015，17(2)：82 - 83.

[90] 张千娥，张继乔. 红金丹灌洗液治疗慢性直肠炎的疗效观察[J]. 中药材，2015，38(3)：645 - 647.

[91] 王艳华. 妇科千金片联合中药灌肠治疗慢性盆腔炎的疗效及对血液流变学和炎性因子水平的影响[J]. 河北医药，2015，37(20)：3076 - 3078.

[92] 赵书刚. 皮内针联合中药灌肠治疗溃疡性直肠炎脾虚湿热证的临床疗效及对细胞因子的影响[J]. 中国中西医结合消化杂志，2017，28(9)：686 - 689.

[93] 张景丽. 溃疡性结直肠炎患者炎性细胞因子的表达水平与紧密连接蛋白的相关性[J]. 医学临床研究，2017，34(8)：1602 - 1604.

[94] 李引会,杨锦莲. 喜炎平注射液治疗小儿轮状病毒肠炎 42 例临床观察[J]. 山西医药杂志, 2014,43(18):2196 – 2197.

[95] 石晓婷,尚菊战,钱英净. 不同插管深度对药物灌肠治疗放射性直肠炎效果的影响[J]. 中华护理杂志,2014,49(3):309 – 311.

[96] 鲁天瑜,黄红连,龚梅金,等. 美沙拉嗪栓辅助治疗对溃疡性直肠炎患者血清 TNF – α、IL – 8、IL – 10 及 DAI 水平的影响[J]. 河北医学,2017,23(11):1916 – 1920.

[97] 郑晗晗,江学良. 美沙拉秦栓每日 1 次与每日 2 次给药治疗轻中度活动期溃疡性直肠炎的临床疗效比较[J]. 中国全科医学,2016,19(11):1267 – 1271.

[98] 高宗跃,张鹏,周晓丽. 自拟中药灌肠方剂对溃疡性直肠炎患者的血清 D-D、PLT、MPV 的影响[J]. 中成药,2016,38(1):164 – 166.

[99] 吕银,孔令玲,杨林. 1518 例宫颈癌放疗患者放射性直肠炎及膀胱炎发生率的分析[J]. 安徽医科大学学报,2012,47(2):211 – 213.

[100] 赵书刚. 皮内针联合中药灌肠治疗溃疡性直肠炎脾虚湿热证的临床疗效及对 IL – 4、IL – 23 的影响[J]. 河北中医,2017,39(6):848 – 850,871.

[101] Rossen NG, Fuentes S, MJ vdS, et al. Findings from a randomized controlled trial of fecal transplantation for patients with ulcerative colitis[J]. Gastroenterology, 2015, 149(1):110 – 118. e4.

[102] 马娟,莫波,闵春明,等. 溃疡性直肠炎患者血清中 Resistin 水平及其与 CRP 和 IL – 6 的相关性研究[J]. 解剖学研究,2017,39(4):268 – 271.

[103] 邹文爽,安颂歌,熊壮,等. 中药保留灌肠治疗放射性直肠炎疗效的 Meta 分析[J]. 现代中西医结合杂志,2015,21:2309 – 2313.

[104] 江维,张虹玺,隋楠,等. 中国城市居民常见肛肠疾病流行病学调查[J]. 中国公共卫生,2016,32(10):1293 – 1296.

[105] 谢永俊,常家聪. 手术切开引流对肛周脓肿患者肛瘘形成的防治效果[J]. 中国普通外科杂志,2014,23(9):1299 – 1302.

[106] 张康为,项雄华. 溃疡散联合常规西药对肛瘘挂线术后创面愈合及术后感染的影响[J]. 中华中医药学刊,2015,33(3):740 – 742

[107] 侯一民,干安建. 溃疡散对肛瘘挂线术后创面愈合的影响[J]. 辽宁中医杂志,2014,41(1):106 – 107.

[108] 冯利,金鑫,王翔,等. 祛毒生肌汤对糖尿病合并肛周脓肿患者根治术后临床观察[J]. 陕西中医,2017,38(8):1024 – 1025

[109] 彭源荣,李升明,黄基正,等. 手术联合中医治疗肛肠脓肿的临床效果观察[J]. 中国现代药物应用,2016,10(14):252 – 253

[110] 中华医学会糖尿病学分会. 中国 2 型糖尿病防治指南[M]. 北京:北京大学医学出版社,2014:122.

[111] 中华中医药学会. 中医肛肠科常见病诊疗指南[M]. 北京:中国中医药出版社,2012:7.

[112] 王燕,麻清,丁克,等. 五味消毒饮加味保留灌肠促进肛瘘术后创面愈合的临床观察[J]. 世界科学技术 – 中医药现代化,2015,30(10):2034 – 2038.

[113] 沈江立,李娜. 挂线术联合开窗置管引流治疗肛周脓肿 150 例效果评价[J]. 陕西医学杂

志，2016，45（9）：1198，1259.

[114] 刘志. 苦劳汤灌洗联合负压闭式引流治疗肛周脓肿疗效观察［J］. 陕西中医，2017，38（7）：944，961.

[115] 徐利，葛琼翔，林国强. 内托生肌散促进糖尿病合并肛周脓肿术后创面愈合的临床研究［J］. 中成药，2016，8（3）：712－714.

[116] 訾维，翟文炜，贺向东. 痔炎冲洗灵熏洗治疗痔疮120例［J］. 陕西中医，2014，35（2）：199－200.

[117] 李东，武彦舒，王灿，等. 青黛镇痛、抗炎药效学研究［J］. 中国实验方剂学杂志，2011，17（13）：137－140.

[118] 边甜甜，司昕蕾，曹瑞，等. 花椒挥发油提取、成分分析及药理作用研究概述［J］. 中国中医药信志，2018，25（8）：129－132.

[119] 张旭辉，董建勋，李健，等. 回阳生肌方药对慢性皮肤溃疡大鼠创面愈合及炎症因子的影响［J］. 北京中医药大学学报，2013，36（3）：170－173.

[120] 李伟，王巧云，曹梅. 活血通络生肌外治法对糖尿病足患者溃疡愈合质量及血清细胞生长因子的影响［J］. 现代中西医结合杂志，2016，25（28）：3098－3100.

[121] 郭琳，王灿，刘佃温，等. 中药外用治疗痔疮特点分析［J］. 中医学报，2015，30（2）：202－205.

[122] 刘小文，王大玙，谢雅，等. 解毒活血汤内服联合复方双金痔疮膏治疗痔疮临床研究［J］. 中医学报，2017，32（3）：463－465.

[123] 孔祥运，郭海燕，张娟娟，等. 针药并用治疗痔疮60例［J］. 河南中医，2015，35（2）：412－413.

[124] 王爱华. 中药外洗治疗炎性痔疮45例［J］. 河南中医，2013，33（6）：928－929.

[125] 郑筱萸. 中药新药临床研究指导原则（试行）［M］. 北京：中国医药科技出版社，2002：285－289.

[126] 贾立刚，宋立峰，孙清晨，等. 中医药治疗痔疮的研究概述［J］. 环球中医药，2012，5（4）：317－320.

[127] 程跃，周晋. 中药熏洗疗法治疗痔疮100例疗效观察［J］. 检验医学与临床，2014，11（2）：201－202，278.

[128] 陈恋春. 中药熏洗治疗痔疮术后并发湿疹30例护理体会［J］. 中医药导报，2011，17（19）：98－99.

[129] 曹发容，刘红霞. 痔疮患者中医体质辨识及个性化药膳干预效果分析［J］. 临床医药实践，2015，24（4）：286－288.

[130] 杨凤. 痔疮的中医药治疗概述［J］. 中医临床研究，2013，5（19）：119－120.

[131] 夏伟，余永亮，杨红旗，等. 金银花化学成分及药理作用研究进展［J］. 安徽农业科学，2017，45（3）：126－127.

[132] 宋亚玲，倪付勇，赵祎武，等. 金银花化学成分研究进展［J］. 中草药，2014，45（24）：3656－3664.

[133] 周爱德，李强，雷海民. 白芷化学成分的研究［J］. 中草药，2010，41（7）：1081－1083.

[134] 王云飞，顾政一，何承辉. 贝母属植物化学成分与药理活性研究进展［J］. 西北药学杂志，

2015, 30(4): 436 – 440.

[135] 王瑞, 鲁岚, 李颖伟, 等. 赤芍与白芍的药理作用比较[J]. 中国实验方剂学杂志, 2010, 16(7): 112 – 114.

[136] 刘双利, 姜程曦, 赵岩, 等. 防风化学成分及其药理作用研究进展[J]. 中草药, 2017, 48 (10): 2146 – 2152.

[137] 李曦, 张丽宏, 王晓晓, 等. 当归化学成分及药理作用研究进展[J]. 中药材, 2013, 36 (6): 1023 – 1028.

[138] 邢峰丽, 封若雨, 孙芳, 等. 皂角刺的药理作用研究进展[J]. 环球中医药, 2017, 10(10): 1167 – 1170.

[139] 周宗元, 王建, 马骁. 穿山甲的研究进展[J]. 中药与临床, 2014, 5(1): 54 – 56, 62.

[140] 张静, 姚东云, 刘清涛, 等. 祁天花粉化学成分及药理作用研究[J]. 科技视界期刊, 2014, 22(1): 33 – 37.

[141] 常允平, 韩英梅, 张俊艳. 乳香的化学成分和药理活性研究进展[J]. 现代药物与临床, 2012, 27(1): 52 – 59.

[142] 韩璐, 孙甲友, 周丽, 等. 没药化学成分和药理作用研究进展[J]. 亚太传统医药, 2015, 11(3): 38 – 42.

[143] 赵小艳, 吕武清. 陈皮的研究概况[J]. 中国药业, 2006, 15(15): 68 – 69.

[144] 吕慧, 郭杨志, 杜娟. 痔疮外洗法浅谈[J]. 光明中医, 2014, 29(1): 166 – 167.

[145] 孙亚玲, 李晓梅. 中药熏洗治疗痔疮的进展[J]. 中国实用医药, 2014, 9(25): 234 – 235.

[146] 李汉隆, 欧阳莎. 中重度痔疮采用吻合器痔上黏膜环切术联合硬化剂注射术治疗的临床效果分析[J]. 中华临床医师杂志(电子版), 2016, 10(8): 1120 – 1123.

[147] 刘史佳, 申龙树, 戴国梁, 等. IL – 17、IL – 6、TNF – α细胞因子在痔疮患者中的表达[J]. 药学与临床研究, 2016, 24(3): 201 – 204.

[148] 陈允, 钱峻. 不同术式对Ⅲ ~ Ⅳ度痔疮的临床疗效及促炎因子变化分析[J]. 浙江创伤外科, 2017, 22(1): 54 – 56.

[149] Hedrick TL, Friel CM. Constipation and pelvic outlet obstruction. Gastroenterol Clin North Am, 2013, 42(4): 863 – 76.

[150] Li M, Jiang T, Peng P, et al. Association of compartment defects in an orectal and pelvic floor dysfunction with female outlet obstruction constipation(OOC) by dynamic MR defecography. Eur Rev Med Pharmacol Sci, 2015, 19(8): 1407 – 15.

[151] Lee AS, Hwang Y, Jung Y. Clinical Subtypes and Treatment of Pelvic Outlet Obstruction—Focus On Aged Females[J]. Korean Journal of Clinical Geriatrics, 2014, 15(1): 20 – 26.

[152] 中华医学会外科学分会结直肠肛门外科学组, 中华医学会消化病学分会胃肠动力组. 中国慢性便秘诊治指南(2013 版)[J]. 中国实用乡村医生杂志, 2014, (4): 4 – 7, 8

[153] 中华医学会外科学分会肛肠外科组. 便秘症状及疗效评估[J]. 中华胃肠外科杂志, 2012, 12(3): 214

[154] 国家中医药管理局. 中医病证诊断疗效标准[M]. 南京: 南京大学出版社, 1994: 11.

[155] 喻少雷, 苗永新, 杨爱龙, 等. 黄芪润肠丸对便秘患者肠道菌群比例调整作用的研究[J]. 中国中医药科技, 2015, 22(2): 190.

[156] 邹洋洋，丁曙晴，周惠芬，等. 八髎穴治疗出口梗阻型便秘的机制探讨[J]. 针刺研究，2015，40(5)：427－430.

[157] 袁保，缪剑辉，杨静，等. 功能性便秘中医文献研究[J]. 长春中医药大学学报，2014，30(5)：910－912.

[158] 王丽娟，王玲玲，张晨静，等. 深刺中髎、下髎穴治疗盆底失弛缓型便秘[J]. 针灸临床杂志，2010，26(1)：27－29.

[159] 贾菲，李国栋. 电针八髎穴及承山穴治疗慢传输型便秘疗效观察[J]. 现代中西医结合杂志，2015，(10)：1055－1057.

[160] 李华，党红民，席艳君，等. 生物反馈治疗仪治疗出口梗阻型便秘疗效及护理观察[J]. 陕西中医，2012，33(8)：1046－1047.

[161] 曹阳，高鹏，王翠华，等. 微创自动痔疮套扎联合改良硬化剂注射术治疗300例重度痔病[J]. 广东医学，2012，33(11)：1616－1618.

[162] 杨立民，张宏伟，石丽，等. 外剥内扎内注保留齿状线治疗混合痔230例[J]. 四川中医，2006，24(4)：77－77.

[163] 赵刚，鞠应东，孙凤体. 中西医结合肛肠病诊治[M]. 北京：科学技术文献出版社，2010：429.

[164] 国家中医药管理局. 中医病证诊断疗效标准[M]. 南京大学出版社，1994：101.

[165] 郑明康，刘婷婷，章庆华，等. 自动痔疮套扎术治疗妊娠合并痔疮的临床疗效[J]. 实用医学杂志，2015，(8)：1265－1267

[166] 潘能武. 中西医结合治疗急性嵌顿性混合痔102例探讨[J]. 中外医疗，2012，31(34)：176，178.

[167] 邵在翠，章西萍，李忠莹，等. 四磨汤口服液对妇科腹部手术后肠功能早期恢复的疗效观察[J]. 实用临床医药杂志，2011，15(12)：81－82

[168] 贾立刚，宋立峰，孙清晨，等. 中医药治疗痔疮的研究概述[J]. 环球中医药，2012，5(4)：317～320

[169] 魏照洲. 活血祛瘀法在痔疮术后并发症中的应用[J]. 四川中医，2008，26(4)：102－103.

[170] 常东，冯春霞，唐纯志，等. 自拟加味枳术四磨汤加减治疗慢性功能性便秘疗效观察[J]. 中国中西医结合消化杂志，2011，19(5)：320－322.

[171] 李辰，郭耀辉，侯毅，等. 加减四磨汤治疗慢性便秘气滞型的临床观察[J]. 中医药学报，2014，42(1)：83－86.

[172] 王生晋. 痔疮的病因分析及治疗[J]. 基层医学论坛，2013，17(05)：636－637.

[173] 李红艳，赵莲英，赵青，等. 复方角菜酸酯软膏联合湿润烧伤膏纱条在混合痔术后患者中的应用[J]. 河北中医，2014，36(1)：45－46.

[174] 于锦利. 中药熏洗联合高锰酸钾溶液坐浴治疗混合痔临床研究[J]. 河南中医，2015，35(8)：1885－1887.

[175] 程跃，周晋. 中药熏洗疗法治疗痔疮100例疗效观察[J]. 检验医学与临床，2014，11(2)：201－202，278.

[176] 中华医学会外科学分会结直肠肛门外科学组,中华中医药学会肛肠病专业委员会,中国中西医结合学会结直肠肛门病专业委员会.痔临床诊治指南(2006版)[J].中华胃肠外科杂

志, 2006, (5): 461 – 463.

[177] 徒文静, 徐桂华. 痔术后中药熏洗疗法的应用研究进展[J]. 护理学报, 2015, 22(3): 30 – 32.

[178] 谭静范, 秦澎湃. 痔的治疗技术现状与展望[J]. 中国临床医生, 2014, 42(5): 23 – 24.

[179] 曹波, 李绍堂, 李志. 关于痔的概念与分型的探讨[J]. 中国现代普通外科进展, 2009, 12(1): 69 – 70.

[180] 谭宇军, 邓秀娟, 刘俊. 大黄的不同炮制品在糖尿病中的应用[J]. 中医药导报, 2013, 19(3): 117 – 118.

[181] 董方亮. 氧化苦参碱抗慢性病毒性肝炎作用机制及临床研究概述[J]. 中国药师, 2013, 16(12): 1912 – 1914.

[182] 蒋尚玲, 史冰花, 吴志均, 等. 肛窦炎的非手术治疗进展[J]. 实用中西医结合临床, 2016, 16(6): 84 – 85.

[183] 陈笑吟, 孙婉瑾, 金实, 等. 加味苦参汤治疗肛窦炎湿热下注证临床研究[J]. 中医学报, 2017, 32(7): 1187 – 1191.

[184] 陆金根. 中西医结合肛肠病学[M]. 北京: 中国中医药出版社, 2009: 173 – 174.

[185] 林洪生. 恶性肿瘤中医诊疗指南[M]. 北京: 人民卫生出版社, 2014: 283.

[186] Eisenhauer EA, Therasse P, Bogaerts J, et al. New response evaluation criteria in solid tumours: revised RECIST guideline(version1. 1)[J]. EurJCancer, 2009, 45(2): 228 – 247.

[187] Wang TQ, Samuel JN, Brown MC, et al. Routine Surveillance of Chemotherapy Toxicities in Cancer Patients Using the Patient Reported Outcomes Version of the Common Terminology Criteria for Adverse Events(PRO-CTCAE)[J]. Oncol Ther, 2018, 6(2): 189 – 201.

[188] 倪文健, 于舒飞, 杨劲松, 等. 局部晚期食管癌根治术后放疗同步周方案化疗的耐受性研究[J]. 中华肿瘤杂志, 2019, 41(6): 415 – 420.

[189] 李赓. 调强放疗联合紫杉醇和顺铂化疗治疗局部晚期食管癌的近期疗效[J]. 临床医学研究与实践, 2018, 3(36): 44 – 45.

[190] 庞洁, 陈岚, 陈凤. 周剂量奈达铂同步后程加速超分割放疗联合体外高频热疗治疗局部晚期食管癌的临床研究[J]. 实用癌症杂志, 2018, 33(9): 1484 – 1488.

[191] 许俐文, 丁婷, 姚晓丹, 等. IMRT联合TP方案治疗局部晚期食管鳞癌疗效及安全性研究[J]. 实用癌症杂志, 2018, 33(4): 602 – 605.

[192] 刘兴祥. 紫杉醇联合顺铂同步调强放射治疗局部晚期食管癌的疗效观察[J]. 临床医药文献电子杂志, 2017, 4(A2): 20001 – 20002.

[193] 赵鑫, 陈琳琳, 叶峰, 等. 多西紫杉醇联合奈达铂同步放化疗对老年局部晚期食管癌的效果[J]. 中国老年学杂志, 2016, 36(21): 5348 – 5349.

[194] 高运红, 刘剑, 张一平. 紫杉醇联合奈达铂化疗同步适形调强放疗治疗局部晚期食管癌的疗效[J]. 肿瘤基础与临床, 2016, 29(4): 359 – 360.

[195] 黄坷坷, 刘玉珍, 陈彦民, 等. 冬凌草甲素对人食管鳞癌细胞系 KYSE – 150 和 KYSE – 450 增殖及迁移的影响[J]. 解剖学报, 2019, 50(5): 601 – 607.

[196] Chen Y, Ye J, Zhu Z, et al. Comparing paclitaxel plus fluorouracil versus cisplatin plus fluorouracilin chemoradiotherapy for locally advanced esophageal squamous cell cancer: A randomized,

multicenter, phase Ⅲ clinical trial[J]. J Clin Oncol, 2019, 37(20): 1695 - 1703.

[197] Lee SJ, Kim S, Kim M, et al. Capecitabine in combination with either cisplatin or weekly pacli-taxel as a first-line treatment form etastatic esophageal squamous cell carcinoma: a randomized phase Ⅱ study[J]. BMC Cancer, 2015, 15(1): 1 - 7.

[198] 中华医学会消化病学分会, 中华医学会外科学分会. 中国慢性便秘诊治指南(2013, 武汉)[J]. 胃肠病学, 2013, 18(10): 605 - 612.

[199] 樊文彬, 蓝海波, 谢彦鹏, 等. 慢性便秘与精神心理障碍的相关性研究[J]. 中国全科医学, 2019, 22(34): 4272 - 4276.

[200] 窦迎春, 曲海霞, 许倩倩, 等. 焦虑及抑郁评分与慢性便秘患者临床不同伴随症状关系研究[J]. 胃肠病学和肝病学杂志, 2018, 27(8): 896 - 899.

[201] Yusuke Ishiyama, Satoshi Hoshide, Hiroyuki Mizuno, et al. Constipation-induced pressor effects as triggers for cardiovascular events[J]. J Clin Hypertens (Greenwich), 2019, 21(3): 421 - 425.

[202] Jens Sundbll, Szimonetta Komjáthiné Szépligeti, Kasper Adelborg, et al. Constipation and risk of cardiovascular diseases: a Danish population-based matched cohort study[J]. BMJ Open, 2020, 10(9): 037080.

[203] 宋雪莉, 石晓如, 王玉玲, 等. 李郑生主任医师采用健脾疏肝和胃法治疗便秘经验[J]. 中医研究, 2019, 32(1): 37 - 39.

[204] 范艺缤, 唐学贵. 唐学贵升清降浊法治疗老年性便秘临证经验探析[J]. 中医药临床杂志, 2017, 29(6): 811 - 813.

[205] 吴洪升, 杜洪煊, 刘卓勋, 等. 许尤佳治疗小儿慢性便秘经验[J]. 广州中医药大学学报, 2019, 36(3): 427 - 430.

[206] 汤瑞珠, 梁婉桂, 傅晓芸, 等. 基于补脾益气法探讨便秘的防治[J]. 辽宁中医杂志, 2020, 47(8): 68 - 71.

[207] 张中枢, 王雁彬, 薛幼平, 等. 李廷荃治疗脾虚燥结型便秘经验总结[J]. 中国民间疗法, 2019, 27(20): 3 - 4.

[208] 柯敏辉, 郑鸣霄, 李雪玉, 等. 邓正明主任医师对"认知 - 协调 - 构建"心理干预治疗功能性便秘的认识[J]. 中国民族民间医药, 2020, 29(14): 79 - 82.

[209] 唐睿, 杨向东. 论柴胡类方在慢性便秘中的应用——杨向东教授便秘诊治经验[J]. 世界最新医学信息文摘, 2018, 18(98): 262 - 264.

[210] 曹爽, 孙卫, 彭珂, 等. 基于"肝主疏泄"治疗便秘的体会[J]. 中医临床研究, 2020, 12(5): 12 - 14.

[211] 邓竹芸, 肖小龙, 谢心, 等. 贺平教授从肾论治老年性便秘的经验浅析[J]. 四川中医, 2020, 38(7): 20 - 21.

[212] 林江. 蔡淦治疗老年习惯性便秘的经验[J]. 上海中医药杂志, 2005, 39(12): 26 - 27.

[213] 潘姣, 林爱珍. 林爱珍教授从脾肾阳虚论治中老年慢传输型便秘经验[J]. 中西医结合研究, 2020, 12(3): 196 - 198.

[214] 张中旭. 保和丸加减治疗便秘经验[J]. 中国临床医生, 2010, 38(3): 74 - 75.

[215] 杜林, 顾成娟, 李培. 态靶辨证在气血阴阳不足型老年便秘中的运用——增液承气汤加黄

芪、当归、肉苁蓉、火麻仁[J]. 辽宁中医杂志，2020，47(10)：4-6.

[216] 刘红利. 桃红四物汤加减治疗女性功能性便秘浅析[J]. 中国医药科学，2020，10(19)：105-107，158.

[217] 吴攀. 益火补土活血法治疗脾肾阳虚型慢传输便秘的临床疗效观察[D]. 昆明：云南中医药大学，2020.

[218] 项玉. 理气健脾通便方治疗功能性便秘(肠道气滞证)的临床疗效观察[D]. 乌鲁木齐：新疆医科大学，2020.

[219] 刘新茹. 枳术升降汤治疗功能性便秘(脾虚气滞证)的临床疗效观察[D]. 成都：成都中医药大学，2020.

[220] 张中枢. 枳术肃降汤治疗脾气虚型功能性便秘疗效的临床观察[D]. 太原：山西中医药大学，2020.

[221] Ranasinghe N, Devanarayana NM, Benninga MA, et al. Psychological maladjustment and quality of life in adolescents with constipation[J]. Arch Dis Child, 2017, 102(3)：268-273.

[222] 黄钢丁，姜海行，唐少波，等. 排便障碍的功能性便秘患者精神心理因素的研究[J]. 临床消化病杂志，2019，31(5)：308-311.

[223] 周胕，钱海华，张丹，等. 加用柴胡疏肝散治疗便秘患者心理障碍疗效观察[J]. 辽宁中医杂志，2020，47(5)：99-102.

[224] 徐颖. 调肝导滞方治疗便秘型肠易激综合征(肝郁气滞型)的临床疗效观察[D]. 成都：成都中医药大学，2020.

[225] 胡志飞，张虹玺. 浅谈从脾肾阳虚论治大肠癌患者术后便秘[J]. 辽宁中医杂志，2020，47(4)：54-57.

[226] 韦静. 苁蓉四逆汤治疗脾肾阳虚型功能性便秘的临床疗效观察[D]. 南宁：广西中医药大学，2020.

[227] 史彦超. 济川煎加减在便秘(脾肾阳虚型)患者的应用观察[J]. 实用中西医结合临床，2020，20(16)：130-131，152.

[228] 公凡杰. 益气养血通便汤治疗功能性便秘(气血两虚型)的临床研究[D]. 济南：山东中医药大学，2019.

[229] 范云. 芪麻润舒汤治疗功能性便秘(气虚型)的临床观察[D]. 哈尔滨：黑龙江中医药大学，2020.

[230] 林唐唐，郑保平，刘海华，等. 益气润肠通腑法治疗气虚肠燥型功能性便秘临床观察[J]. 中国中医药现代远程教育，2020，18(20)：90-92.

[231] 林浩. 养血通便方治疗血虚型功能性便秘的临床疗效观察[D]. 南宁：广西中医药大学，2019.

[232] 唐欧风，黄思敏，叶欣欣，等. 针灸治疗脑卒中患者便秘疗效的网状 Meta 分析[J]. 中国针灸，2020，40(9)：1011-1016.

[233] Lv JQ, Wang CW, Liu MY, et al. Observation on the Efficacy of Electroacupuncture for Functional Constipation[J]. Zhen Ci Yan Jiu, 2017, 42(3)：254-258.

[234] 陈丽. 针刺对功能性便秘患者边缘系统脑区低频振荡振幅的影响[D]. 成都：成都中医药大学，2020.

[235] 田丰，石宁，王培育. 针灸推拿对老年性便秘患者血清 MLT、GAS、SS 水平及预后的影响 [J]. 现代医学与健康研究电子杂志，2020，4(23)：66-68.

[236] 杨永刚，刘月，陈新华. 背俞穴透刺夹脊穴联合腹部推拿治疗老年性便秘的临床疗效[J]. 中国老年学杂志，2020，40(21)：4551-4553.

[237] 刘静，吴耀持. 中药穴位贴敷的临床应用现状及机制探讨[J]. 上海医药，2018，39(24)：3-5.

[238] 李月丽，殷蕾，邹烈寰. 麻子仁丸加减联合生大黄粉穴位贴敷治疗功能性便秘的疗效分析 [J]. 中外医疗，2020，39(30)：161-163.

[239] 徐艳萍. 耳穴埋豆联合复方大黄通便贴穴位贴敷治疗老年便秘 41 例[J]. 中国中医药科技，2020，27(6)：977-978.

[240] 马善军. 中药保留灌肠治疗习惯性便秘的临床经验总结[J]. 光明中医，2020，35(4)：520-522.

[241] 于姣，祁海燕，张蕾. 中药灌肠对便秘型肠易激综合征患者的临床疗效及 NLR 的影响 [J]. 中国微生态学杂志，2018，30(7)：807-809，817.

[242] 中国医师协会肛肠医师分会临床指南工作委员会. 肛周坏死性筋膜炎临床诊治中国专家共识(2019 年版)[J]. 中华胃肠外科杂志，2019，22(7)：689-693.

[243] Sartelli M, Malangoni MA, May AK, et al. World Society of Emergency Surgery(WSES) guidelines for management of skin and soft tissue infections[J]. World J Emerg Surg, 2014, 9: 57.

[244] Tiong WH, O'Sullivan B, Ismael T. Managing extensive Fournier's gangrene secondary to bilateral inguinal hernias[J]. J Plast Reconstr Aesthet Surg, 2009, 62: e533-535.

[245] Singh G, Sinha SK, Adhikary S, et al. Necrotising infections of soft tissues—a clinical profile [J]. Eur J Surg, 2002, 168: 366-371.

[246] Hadeed GJ, Smith J, O'Keeffe T, et al. Early surgical intervention and its impact on patients presenting with necrotizing soft tissue infections: a single academic center experience[J]. J Emerg Trauma Shock, 2016, 9: 22-27.

[247] Paz Maya S, Dualde Beltrán D, Lemercier P, et al. Necrotizing fasciitis: an urgent diagnosis [J]. Skeletal Radiol, 2014, 43: 577-589.

[248] 禹振华，黄忠诚. 肛周坏死性筋膜炎诊治要点浅谈[J]. 结直肠肛门外科，2019，25(4)：399-405.

[249] Sarani B, Strong M, Pascual J, et al. Necrotizing fasciitis: current concepts and review of the literature[J]. J Am Coll Surg, 2009, 208: 279-288.

[250] 王华，黄骧，钱伟强，等. 坏死性筋膜炎研究进展[J]. 中国矫形外科杂志，2015，23(17)：1594-1596.

[251] Sorensen MD, Krieger JN, Rivara FP, et al. Fournier's Gangrene: population based epidemiology and outcomes[J]. J Urol, 2009, 181: 2120-2126.

[252] 周京，吴剑箫，王彦峰，等. 肛周脓肿术后创面处理方法研究进展[J]. 世界中西医结合杂志，2012，7(3)：271-273.

[253] 周萍，李风华，曾志华. 中药熏洗法联合针灸治疗痔疮的临床观察[J]. 中成药，2016，38(1)：35-38.